U0385348

高等医药院校教材

（临床药学及药学专业本科生及研究生教材）

药学监护实践方法

Pharmaceutical Care Practice

康震 于锋 主编

化学工业出版社

·北京·

内 容 简 介

本书是"药学监护实践方法"课程配套教材，由国内具有药学监护实践理论及临床实践经验的专家、临床医师和临床药师，借鉴国际经验和药学监护思想理念，结合我国国情需求编写而成。

本书以药物治疗学知识为基础，按照药学监护方法学的思维逻辑，围绕药师践行药学监护实践工作及理论需求，系统论述药学监护的思想和方法，并以实践中遇到的案例诠释理论的应用。全书阐述了药学职业变革历史、药学监护概念的产生过程以及学生毕业后进入临床必须掌握的临床专业技能，同时对践行药学监护服务必须掌握的基础理论做了必要论述。

本书适用于临床药学和药学专业的本科生、研究生，同时也可供社区药房以及医疗机构药师阅读参考。

图书在版编目（CIP）数据

药学监护实践方法 / 康震，于锋主编. -- 北京：
化学工业出版社，2024.9. -- ISBN 978-7-122-45991-6

Ⅰ．R97

中国国家版本馆 CIP 数据核字第 2024GR4147 号

责任编辑：杨燕玲　　　　　　　　文字编辑：李　平
责任校对：李露洁　　　　　　　　装帧设计：史利平

出版发行：化学工业出版社
　　　　　（北京市东城区青年湖南街 13 号　邮政编码 100011）
印　　装：河北京平诚乾印刷有限公司
787mm×1092mm　1/16　印张 17½　字数 416 千字
2024 年 11 月北京第 1 版第 1 次印刷

购书咨询：010-64518888　　　　　　售后服务：010-64518899
网　　址：http://www.cip.com.cn
凡购买本书，如有缺损质量问题，本社销售中心负责调换。

定　　价：59.80 元

编写人员名单

主　　编

　　　康　震　于　锋

副 主 编

　　　郑玉粉　郑志华　杨　勇　张晋萍　邵　华

　　　陶　骅　曾英彤

编写人员（以姓氏笔画为序）

　　　于　锋　　中国药科大学基础医学与临床药学学院

　　　王　珺　　健之佳医药连锁集团股份有限公司

　　　王　越　　江苏省苏北人民医院

　　　牛一民　　东南大学附属中大医院

　　　毛　勇　　杭州市第一人民医院

　　　田书慧　　北京和睦家医院

　　　伦玉宁　　广东省人民医院

　　　刘　宁　　北京和睦家医院

　　　刘雨晴　　中国人民解放军陆军特色医学中心

　　　孙敏雪　　复旦大学附属中山医院

　　　阳丽梅　　福建省立医院

　　　牟金金　　北京和睦家医院

　　　严思敏　　南京鼓楼医院

　　　苏文斌　　新疆医科大学第二附属医院

　　　李涵涵　　中国药科大学基础医学与临床药学学院

　　　杨　乐　　东南大学附属中大医院

　　　杨　贤　　南京鼓楼医院

　　　杨　勇　　电子科技大学附属医院·四川省人民医院

　　　杨　磊　　东南大学附属中大医院

　　　杨铭耀　　北京和睦家医院

　　　吴秋惠　　南京鼓楼医院

　　　沈　浩　　电子科技大学附属医院·四川省人民医院

　　　张　蔚　　中国药科大学基础医学与临床药学学院

张学丽　东南大学附属中大医院
张晋萍　南京鼓楼医院
邵　华　东南大学附属中大医院
林　妍　中国药科大学基础医学与临床药学学院
郑玉粉　中国药科大学基础医学与临床药学学院
郑志华　广东省药学会
荆　莉　南京市第一医院
钟　玲　东南大学附属中大医院
施芳红　上海交通大学医学院附属仁济医院
徐彤彤　中国药科大学基础医学与临床药学学院
陶　骅　北京和睦家医院
陶明雪　东南大学附属中大医院
康　震　中国药科大学国家执业药师发展研究中心
曾英彤　广东省人民医院
裴毓瑶　中国药科大学基础医学与临床药学学院
廖倩文　苏州市立医院（南京医科大学附属苏州医院）
阚　敏　东南大学附属中大医院

编写秘书（兼）
郑玉粉

序

欣闻挚友康震与于锋教授主编的教材《药学监护实践方法》即将出版。这本书的出版将为我国药学教育的发展增砖添瓦，可喜可贺！

同时，思绪联翩，回忆起诸多往事。

20世纪70年代，由于医药行业的飞速发展，国外兴起了药学教育的变革，创建了临床药学专业，以适应当时临床的实际需要。

然而，在那之后随着大量的新药产生，不合理用药问题越来越严重，医疗费用急剧上涨，为应对这些问题，出现了管理型医疗模式，同时促进了医护药（医师、护士、药师）合作模式的形成，推进了药师向临床角色转型，使药师担负起了患者用药"监护"（care）的重任。药师承担的这项重任被称为"药学监护"（pharmaceutical care）。随后，在美国明尼苏达大学药学院等机构教育学家和药学专家的共同努力和合作下，经过不断调研和认真总结，陆续建立起了"药学监护"服务模式下的医疗卫生体系，并各自出版了相应的著作。

但由于种种原因，国内业界对上述的发展和体系未能及时获得较全面的信息。因此，国内在这方面的改革发展较迟缓且不系统。

2013年，我从一位在英国进修"临床药学"归国的药师和刚刚从瑞典归国的康震那里，同时得知了国外关于"临床药学"理论和实践以及当时较系统的认识和理念。

其后，在和康震的共同努力下，翻译出版了《药学监护实践方法》及其他经典英文著作。更重要的是，此后数年间见证了我国药学教育体系中开始建立起相关的专业课程。

党和国家历来重视我国药学教育的科学发展。这本教材的出版将在培养新型的"临床药师"人才以及推动我国医药卫生发展中发挥重大的作用，促进我国的"药学监护实践"工作快速发展进而提高我国人民的健康水平。

新书出版之际，诸多感慨与希冀，是以为序！

金有豫

2024年7月8日

前　言

我国改革开放已有 40 多年，不仅医药行业得到了飞速的发展，而且药学教育也发生了天翻地覆的变化。高等医药院校药学本科相关专业从 40 年前的 2 个（药学和药化）持续增加，至今已达到 30 多个，这对于医药专业及其行业的持续发展起到了积极的推动作用。从 20 世纪 80 年代初期开始，我国已陆续开展了多种形式的临床药师教育。在高等医药学历教育方面，早期尝试过的有 5 年制临床药学专业本科生培养模式，也有 6 年制或 7 年制本硕生连贯培养模式。尽管有些工作未能延续，但这些教育模式的尝试，为后来的临床药学专业课程设置和临床药师的培养提供了探索性的经验。临床药学专业和课程体系也历经多年的变革努力，目前逐步踏上现代临床药学发展的道路。

目前国家相关管理部门及各级医疗机构已逐渐意识到临床药学的发展对适应当下医保支付模式变革及推动临床合理用药有着极其重要的作用，大力推动临床药师人才的培养迫在眉睫。对于药师个体来说，掌握患者疾病治疗的合理用药评估技能是职业必备，也是社会需求。因此，引入药学服务的方法论，把"药学监护实践方法"课程作为高等医药院校临床药学本科生和研究生的必修课程势在必行。2019 年，中国药科大学基础医学与临床药学学院首次对临床药学专业本科生的"临床药学前沿与进展"选修课程进行内容修订，开设以"药学监护实践方法"为核心的课程，共计 36 个课时，第二年增加至 68 个课时，课程效果得到了学院领导的赞许及临床药学本科生和研究生的肯定。2021 年经学校教务处批准，这一课程成为必修课程，总课时 68 个，并确定"药学监护实践方法"作为课程名称。由于当时我国没有现成教材，只能借助相关英文版图书的中文译本作为学生读本进行教学。但由于英文原版图书多是以美国医疗和医保制度为背景的内容，不完全适用于我国国情，因此编写出适合我国国情的配套教材刻不容缓。在院领导的支持下，2021 年正式成立了《药学监护实践方法》编委会，组织了国内具有药学监护实践理论及临床实践经验的专家、临床医师和临床药师共同编写这一重要教材。在各位编委专家的共同努力下，历经近 3 年时间，完成了适用于临床药学专业本科生和研究生学习的《药学监护实践方法》。本书作为国内首部"药学监护实践方法"教材出版，对推进临床药学发展具有里程碑的现实意义，值得庆贺！

"药学监护实践方法"是一门综合解决患者合理用药问题的新兴方法学课程。它不仅涉及药学专业的演变及其职业业务的发展、药师职业的角色定位、药师如何在医疗卫生体系中体现自身价值以及临床药学学科的发展等背景知识内容，还涉及疾病知识、临床诊断、药物治疗、社会人文、哲学思想、道德伦理、心理学、管理学以及相关的临床思维和技能内容，是临床药学专业中一门综合性极强的应用课程。

我们认为，尽管药师角色转型已是业界共识，但其功能和作用在国内仍是一个新兴的话题，甚至存在一些争议。因此，必须大力宣传其重要性，引导更多的有志之士投身于这一重要事业，弥补我国在这方面的差距。在教材编写上，我们必须打破传统的教学模式和教材编写格式，避免学生死记硬背，建立以培养学生独立的系统思考和临床实践能力为出发点的核心思想。

本教材参阅了国内外诸多的著作和文献，力求让学生逐步理解自己所学专业的价值以及进入临床工作前必须掌握的知识和临床技能，认识到系统学习这门课程对职业发展的益处。本书分为4个大模块、15章，每章都附有章节说明、学习目标以及相应的思考题。下面介绍各个章内容。

第一模块，包括第1~5章，是学习这门课程的"前奏曲"。这部分内容可以回答学生诸多问题和疑问，是帮助学生掌握这门课程的关键基础。

第1章概述了药学专业及学科演变历史、药师职业成长的价值，重点讨论了临床药学发展如何推动了药学教育变革以及药学监护理论对药师角色转型的价值。本章可帮助学生更好地理解这一课程，提高学生对药师职业的认知，促进其职业生涯以及整个行业的良性发展。

第2章论述了药物治疗管理服务的形成，不同服务模式的差异，药师提供药物治疗管理服务时应该承担的责任；强调了构建药物治疗管理服务对医疗卫生体系建设、医疗保险费用管控以及患者个体治疗的必要性和重要性；同时，论述了构建药物治疗管理体系的思路和应用场景。

第3章为"药学监护是药师职业的实践活动"。药学监护是药师职业从以药品为中心的执业模式转型到以患者为中心的服务模式的具体表现形式，是对患者、药师及医疗体系相关各方都物有所值的一种有形服务。在这项服务中，药师应该具备全科医学知识和临床技能。本章还阐明了药学监护工作在社区基层医疗解决老年患者慢性病用药问题中的价值和意义。

第4章以哲学思想论证了药学监护存在的必然性，药师践行药学监护是满足社会需求的必然结果以及践行这项工作应该建立的以患者为中心的服务模式和秉承的执业理念。同时，说明了在践行药学监护时，应该掌握和遵守的职业道德和行为准则。

第5章阐述了践行药学监护的关键是正确理解和掌握以患者为中心的思想精髓及内涵。虽然多数学生接触临床工作和患者的机会很少，但是每个人都有看病的体验，也可能有家人患慢性病的经历。因此，学生可以借助本章，学习如何与患者相处，理解每个患者对自己疾病治疗的认知差异，学习如何挖掘患者的用药体验，积累临床实践经验，从而深刻理解患者角色的重要性。同时，学习如何与患者建立互相信赖的治疗关系，以便进行有效的患者问诊和信息采集。

第二模块，包括第6~10章，是药学监护实践方法的核心部分，讲述学习这门课程必须掌握的一系列核心技能，包括沟通技能、问诊技能、信息采集、用药评估、临床干预、患者教育、计划拟定、随访评估以及药历书写等。

第6章阐述了什么是药物治疗问题，药物治疗问题的分类及释义，药物治疗问题与药物相关问题的区别，面对患者存在的多个药物治疗问题时如何确定其优先解决顺序及陈述这些问题。本章内容也是药学监护理论形成的核心框架，是药师发现和确认患者存在不合理用药的基本思路以及形成有形服务的科学依据。

第7章阐述了如何进行患者药物治疗评估，说明了在此过程中如何以一名药师的身份确立自己的角色和责任；当遇到患者就诊时，如何与患者建立一种信赖关系，以便进行问诊和信息采集；如何对采集的信息进行汇总归纳和分析，评估和确认患者是否存在药物治疗问题，以及记录实践发现的相关问题。

第8章讲述了药师在拟定和实施患者监护计划中应该扮演的角色和承担的责任，说明了在评估患者药物治疗问题后，药师如何与患者沟通，梳理和写出患者用药清单，协助患者建立下阶段的治疗目标及行动计划，为患者制订随访评估时间表以及确定可能需要监测的检查指标，最后记录这一过程的所有信息。

第 9 章描述了药师在随访阶段应该发挥的功能及承担的责任；讲述了如何评估患者药物治疗的有效性、安全性和用药依从性的结局状态并记录成文档，如何评估和判断患者是否出现新的药物治疗问题，并建立下一阶段随访工作。

第 10 章为"建立药学监护的记录文档"，这是药师学习书写药历技能的必修课，也是患者药学监护流程的最后一步。作为一名药师，执业者必须记录自己提供服务的实践过程，也就是要记录患者的各种相关信息，包括药师判断出的患者药物治疗过程存在的问题。因此，学生应该掌握药历记录的技能，学会规范书写药历和常见的表格系统。从法律角度看，药历是记录药师执业行为的重要依据。

第三模块，包括第 11~14 章，旨在帮助学生进一步提升和拓展技能，帮助学生掌握患者自我药疗辅导、特殊人群用药管理、用药重整与处方精简以及循证医学的应用等高阶临床技能的基本要领。这部分可以作为临床药学专业本科生及研究生的进阶内容。

第 11 章为"患者自我药疗辅导"，作为进阶技能的第一部分，其目的是帮助学生了解哪些轻微小病可进行自我药疗，即指患者不需要处方，可以根据平时积累的医药常识，到实体药店或网上药店购买 OTC 进行自我治疗。作为未来的临床药师，学生应该掌握这些小病的临床表现、治疗原则以及相关药品，掌握小病问诊技巧，帮助患者判断疾病并辅导患者选择合适的药品。

第 12 章为"特殊人群用药管理"，特殊人群是指老年人、妊娠妇女、哺乳期妇女、儿童、肝肾功能不全患者、器官移植患者等。临床上需要对这些人群的生理、病理状况以及用药情况更加谨慎，只有得到有效管理，才能减少这些人群的住院率和死亡率。本章中可以学到不同人群的生理特点以及药代动力学、药效动力学状况，如何科学和适度调整药物治疗方案是这部分的重点。

第 13 章为"用药重整与处方精简"，在社区基层医疗中经常可以见到需要用药重整和处方精简的患者。因此，本章是解决患者诊疗转换过程中经常出现的用药信息不对称或差错问题以及多重用药患者的药物治疗问题。用药重整技能相对容易掌握，学生应该学会帮助患者整理其用药清单，及时发现患者尤其是老年患者的多重用药问题并及时给予解决。掌握处方精简技能之前，必须先掌握药学监护实践方法的基本技能，当发现老年患者用药过多时，想判断是否需要进行处方精简，需要对患者所有的疾病和用药进行全面了解和整体评估。

第 14 章为"循证医学的应用"。学生应该借助本章，深度理解循证医学和循证药学的概念和意义，不仅要初步掌握如何构建循证问题，掌握检索和收集相关证据的方法，掌握证据的分类和等级要素，还需要掌握一些循证医学常用的统计学指标和应用，最终帮助自己分析并做出正确的临床决策。学习循证医学是为了在解答患者疑惑及分析临床用药做出决策时，提供循证依据的思路方法。

由于本课程不是一门纯理论课程，而是一门实践性很强且需要互动研讨和角色训练的技能课程。为更好配合学生学习"药学监护实践方法"课程，还编写了第 15 章"药学监护技能及实践训练"，即本书第四模块。其目的是帮助教学老师和学生，了解本课程的教学目标、课程规划，根据学生情况和教学进度，选择训练模块，实施教学任务。

本书最后设置了附录，提供了常见慢性病药学监护实践参照表、实验室检查指标及其临床意义以及特殊剂型的患者教育等内容，供学习参考。

编写《药学监护实践方法》教材尚属首次，我们力求以系统的思考，构建本教材的整体结构，尽力做到通俗易懂、贴近实际，但因经验和水平有限，难免存在很多不足，敬请广大读者批评指正，以进一步完善本教材。此外，本教材也可作为各级医疗机构临床药师和社区药房执业药师学习和工作用书，以及执业药师资格考试的参考用书。

　　最后，衷心感谢金有豫教授一直以来的支持与帮助，感谢参与编写教材的行业专家、临床医师、临床药师和高校教师的辛苦付出和智慧奉献！

康　震　于　锋

2024 年 2 月

目　　录

第1章 绪 论

> 说明：本章是学习"药学监护实践方法"的引导篇，介绍了药学概念、专业范畴、其专业发展的分化、演变以及深度发展；重点讨论了药师职业角色的演变、职业价值、药师人才的教育以及培养等问题；阐述了药师在医疗卫生体系中应该发挥的作用和地位。本章简短介绍了美国临床药学发展历程，推动药学教育的变革以及药学监护概念产生的背景，以加强对"药学监护实践方法"的学习兴趣以及对其重要性和意义的理解。
>
> **学习目标**
> - 理解药学专业的演变和发展。
> - 掌握药师职业的价值和人才培养的方向。
> - 掌握药师在医疗卫生体系中应发挥的作用。
> - 熟悉美国临床药学的发展对药学教育变革的推动。
> - 了解药学监护概念的起源及对药师职业产生的影响。

1.1 药学专业演变与职业定位

随着医学的不断发展，药学从医学学科逐渐分离出来，成为一个单独学科。但药学有别于化学或生物学这种学科，并非完全是一门纯粹的自然科学学科，而是随着知识和方法的积累演变成为了一门综合的大学科，甚至不断延伸、扩展和细化出各分支学科，目前药学相关扩展学科已经涵盖了基础化学科学、化工与工程技术、基础与应用药理、工业与临床药剂、生物与免疫医药、中药基础与成药研究、中医与中药临床应用、商业经济与市场管理、社会人文与心理、信息技术与大数据、政策与法律管理以及临床治疗与实践管理等。药学专业通常是指培养从事药学技术专业活动人员的学科。而在医院或药店工作的药学技术人员统称为药师，在制药厂工作的则是制药工程师。

药学学科的新定义（狭义）：以现代化学、生物和医学为主要指导理论，研究、开发、生产、流通、使用药品预防和治疗疾病以及监护患者用药疗效和安全等相关领域的一门综合学科。

随着药学学科教育的演变和发展，目前大体可细分出三个药学教育方向：**制药科学**（pharmaceutical science）、**药学实践**（pharmacy practice）以及**社会管理药学**（social and administrative pharmacy）。不同教育方向培养出不同应用技能的药学专业人才。

制药科学方向 主要解决药物发现的基础和应用研究及从事相关生产、检验、实验等工作技能问题，涉及药理学、药剂学、药物分析、药物化学、生物制药、天然药物以及中药学等学科领域。其技能偏向实验、生产、设计和研究技能。参与这些工作和研究的技术人员多数是从事研究、开发、实验或生产的药学技术人员。

药学实践方向 主要是解决在社区医疗机构和医院就诊患者疾病治疗的用药问题，从事药房相关工作，既要涉及管理药品，又要调剂处方，还要进行临床药学服务，甚至销售OTC。当然，还涉及采购、储藏、发放药品，不仅需要做好药品管理和用药安全的工作，还需要审核医师开具的处方、评估患者用药，对于长期用药的慢性病患者更需要提供监护和随访，主要是围绕患者用药疗效和安全开展工作。因此，其主要技能更偏向于服务临床和患者用药，从事这些工作的药学技术专业人员称为"药师"。

社会管理药学方向　主要解决研究、生产、流通、使用、安全与环保、价格与广告等所有涉及药品活动相关事项的法律、法规、监管、经济、政策、产业、行业等问题。这些相关问题涉及药品管理、法规和政策、药物经济学、市场营销、医保定价，甚至扩展至药物流行病学、社会药学等方方面面。主要的技能体现在文献和资料研读、案例分析以及非实验性的案头写作技能。从事这些工作的专业人员涉及面较广，从市场、销售、广告、经济到教育、培训、新闻、法律、管理和协会等产业或行业领域。

1.1.1　药学专业及其业务发展

药学专业（pharmacy specialty）是药学类高等院校或中等专业学校所分的学业门类。

一种职业或专业应具备以下特征：

① 知识技能训练体系（知识体系和特殊技能）。

② 职业呈现运营模式（满足患者需求和商业模式）。

③ 专业成员协调组织（协调成员之间以及各地协会组织）。

药学专业的特征是什么？这里我们需要理解英文 pharmacy 一词，它既可以表示一个场所，又可以表示一个学科或一种专业、一种职业，有时也表示一项业务或一个行业。pharmacy 在英文字典里有两个词性，词性差异表达不一样的含义：作为可数名词时，表示为药房（杂货店里或医院里）；而作为不可数名词时，则表示为配药的科学，诸如制药业、药剂学等。

药房（pharmacy）是指持有行药执照的药师接受合法处方医师开具的纸质或电子处方后，监督和调剂处方的场所。但是，药房不等于是**药店**（drugstore），药店里可以有药房，因此药房是药店的一部分。传统**药店**（apothecary、chemist、drugstore）是指买卖药品的场所，尤其是销售 OTC 和杂货的地方。此外，过去国内医院药房和中医诊所的药铺都称呼为"药局"，而日本和中国台湾地区等地对专业药房的称呼也为**"药局"**。

目前从事药学实践方向的药学专业技术人员都称为**"药师"**（pharmacist）。严格说，"药师"是指具备相关资质并能向患者独立提供专业服务的医务人员。他们可能既是医疗服务的执业者，又是经营管理者，也许还能拥有自己的社区药店或是药店的经理。药师也可在医疗机构或诊所药房从事处方调剂和临床工作。

药师在医院药房与社区药店的工作有所差异。在医院，药师不仅在药房工作，为临床科室供应药品和信息支持，也参与临床科室工作，协助医师进行药学查房和患者教育，甚至协助医师调整治疗方案等。必须是有执业资质的药师才允许在社区开设和经营药房，他们调剂处方并承担监护患者用药安全的责任，通过业务拓展获得维持职业生存的合理利润。综上所述，不管在哪里从业，只要从事药师工作，都应在入职时宣誓，承诺熟练掌握药物治疗相关知识和技能，还要承诺帮助患者药物治疗获得最大的效益。

随着社会智能化的推进，简单的药品供应会被自动化调剂设备、单剂量分包机或网上配送业务所取代。一名高中毕业学生进入高等院校药学院学习，成为一名药学专业的学生，经过 4～5 年，甚至 6～8 年的学习，毕业满足资格后考取执业资格，成为一名执业药师。学生投入几年时间学习药学专业，其目的不应该只是担当药品供应和销售的角色，而是应该协助医师，帮助患者调剂医师处方的药物、指导患者正确用药，对长期用药的患者进行治疗评估，促使患者获得更好的用药体验和最佳的治疗效果。此外，社会需要药师，在社区开设药店或药房不能仅仅是为了供应药品或销售药品，而是要满足患者用药管理需求。

药学专业的价值在于药师角色更好地满足医疗卫生体系的需求，帮助和解决药品供应和安全使用等管理问题。药师的核心价值是监管患者用药的全过程，促进药品的合理、安全使用以及提高药物治疗的成效，帮助患者的药物治疗获得最大的效益。

然而，药学专业又是如何呈现自身业务的呢？这里谈及的药学专业的业务主要是针对在医疗机构和社区药房环境开展的业务。

由于药品的特殊性，国际上普遍要求，对于经营和供应药品的场所需要实施准入许可制度，发放药房经营许可证。在一些国家，不仅药师需要有执业资质，甚至连药房实习学生也需要许可执照。同时国家立法，规范药房经营和药师的执业行为。国家还出台相关的一些配套法律法规，包括如何保护患者隐私信息等。此外，这项业务的开展必须考虑到业务场所设置的专业条件、设施设备、专业人员配备、制度建设等；需要对药师的执业范围进行约束和规范，应有相应的法规作为支撑。因此，应制订**优良药房工作规范**（good pharmacy practice，GPP），如制定人员管理以及实习制度等，为服务提供条件；应建立药学服务以及药品管理的流程、标准、质量控制标准及措施等，以规范药房的经营及药师执业行为。

那么，药房业务（即药师在药房提供处方调剂业务以及相关患者用药管理的服务项目）是如何开展的，如何规范和监管药房业务和药师执业行为，并且推进药房行业的发展？从行业的发展看，行业应该成立医院药师协会或连锁药店药师协会，以解决行业的各种政策和专业问题，推进行业和药师个体的职业发展，适当时候应选举一些行业领导或学术领袖参与国家相关法律法规的建设，为行业的利益和发展发声。在行业协会或学术学会的领导下，成立各分支领域的药学专业委员会，如医院药学或社区药学专业委员会，需要定期召开一些学术研讨会、学术年会并对一些专业问题达成共识，制订各种指南或共识文件，以提高药房的科学管理水平和药师的执业能力。还需要培养药师的领导力，以影响医师、患者、保险方等各利益相关方对药师职业的重视和认可，对药师需要强化职业的道德伦理和职业准则。

1.1.2　"药师"术语的释义

药师是一种从事医疗服务的高级职业，属于医务人员之一，承担配药或处方调剂以及指导和监护患者用药疗效、安全的专业服务和职业责任。

药师的英文单词 pharmacist 是从 pharmacy 词源演变而来的。过去，药师英文有很多种的表达词汇，对药师的不同称呼也能看出药师职业在不同国家和时代所体现出来的社会功能。早先，制药兼售药的药剂师或药商称为 apothecary，英国使用 chemist，而美国使用 druggist，还使用过 pharmaceutist（pharmaceutical scientist）等不同单词来描述药师。

pharmacist 这个英文单词最早在 1811 年出现，并取代了早期使用的 pharmacian（1720 年），其拉丁文是 pharmacopola，而希腊文是 pharmakopoles。第一次记录使用 pharmacist 是在 1825～1835 年。我们可以从几本权威英语词典中找到 pharmacist 的释义，虽然各个释义在细节上有所不同，但从各本词典的释义可以看出，"pharmacist"最早的功能是配制和销售药品，以调配药剂为主，因此，早期称为"药剂师"。另外，中文名"药剂师"也受到了日本的影响。明治初年，东京帝国大学药学科教授柴田承桂博士将德文的 apothecary 译成"药剂师"，原因大概是日本的佛寺有"药师如来寺"，并将"药师如来佛"称为

"药师"，由于顾虑与佛名同名，而将译名称为"药剂师"。因以上原因，"药剂师"一名仍沿用至今。但目前称为"药师"，更符合当代药师转型临床角色的功能。

2010年世界卫生组织（WHO）和国际药学联合会（FIP）联合发布了《优良药房工作规范》修订稿，提出药师应该涉足以下4个方面的工作，以发挥其重要的作用。

① 处方配制、药品采购、储存管理、药品分发、处方调剂和废药处置。

② 提供有效的药物治疗管理服务。

③ 维持及提高职业能力和绩效表现，以帮助专业人员的成长。

④ 致力于改善医疗体系与公共卫生。

1.1.3　药师角色与价值定位

药师的角色，有其多面性。药师在不同药物相关的领域，诸如教育、生产、监管、营销、医疗、研究领域，扮演着不同的角色，对应为药学教育者、药物生产者、药品监管者、药品分销者、医疗服务者以及药物研究者。从工作性质看，可以把药师分为学术药师、工业药师、社区药师、专科药师、调剂药师、临床药师、兽医药师。药师也以各种功能形象存在于社会之中，诸如药师像艺术家，设计出不同药物剂型以及提供个体化药物治疗方案；药师像律师，监督和执行药品管理法规；药师像工程师，具备良好的配制药品的技术技能；药师像企业家，掌握管理、会计和营销技能，拥有并管理生产和经营企业；药师又像医务人员，每天忙碌着指导和监护不同的患者用药安全。

然而，什么才是真正能体现出药师职业价值的角色定位？首先，看看哪些因素影响到职业价值的体现。

① 社会功能　一种职业在满足社会需求方面的重要程度。

② 准入门槛　对于一种职业来说，准入门槛越高，职业就越有价值。

③ 知识体系　普通职业（occupation）不一定需要太多的知识支撑，但偏向操作技能，而高级职业（profession）则需要复杂的知识体系学习才能掌握和应用。

④ 行业角色　这种职业在行业中所扮演的角色是否举足轻重。

⑤ 岗位重要程度　企业支付岗位的薪酬高低决定了这个岗位对企业的重要程度。

⑥ 体验价值　职业的价值高低可以通过消费者亲身体验获得，消费者越容易体验，越能感受职业的价值。体验越好，质量越好。

⑦ 经济价值　职业个体在一个时间单位里创造出的经济价值决定这一职业的社会价值。

首先需要分析一下目前药师工作的技术含量，对于药师角色的定位是否呈现出更高的价值？

传统的药师从事配药、药检、负责处方调剂审核、药物监测、临床药理研究、药代动力学研究和服务临床等工作，这些都是临床外的支持工作，很少有机会接触患者。因此，患者很难体验到药师的服务价值。近年来药师也拓展了临床查房、病房会诊、患者教育、用药指导以及药学门诊工作，这些工作接近临床实践，也能接触到患者，更能让患者直接体验到药师服务的价值。所以，药师的发展趋势从过去的供应药品的角色逐渐走进临床，作为医务工作者，参与患者的药物治疗管理，让患者真正体验到药师服务对其治疗产生的临床效果，同时，减少患者因为用药问题而盲目就诊，也减少由此造成的医师的额外工作和时间浪费，从而降低患者的整体医疗费用。药师工作内容的转变将体现出药师独特的社会价值。

1.1.4　药师职业的教育与培养

如何成为一名合格的药师呢？各个国家的要求不一样，中国、澳大利亚需要4～5年完成理科学士学位（bachelor of science）教育，英国需要 5 年完成理科硕士学位（master of science）教育，在美国、加拿大从事药师职业的要求更高。在美国，需要先接受 2 年预科文理基础教育，再进入 4 年的药学博士（Pharm D）学位教育，即获得职业准入学历药学博士学位。药学博士学位与一般教育学位有很大差异，要求报考药学博士学位科目的学生必须预先修满 2 年的药学预科基础学分，通过 PCAT 考试才能进入正规的药学博士学位教育。学习期间需要进行半年或一年的临床实习，美国药学教育需要经过两个阶段实践体验（入门性实践体验和高级性实践体验），这些实践体验分别在医疗诊所、社区医疗机构、社区药房或养老院等医疗执业场所进行。学生毕业后需要考取国家统一的药师执照（licensure exam）和通过法规考试方能注册上岗。美国的药师需要进行高阶住院实习项目（residency），第一年可在医疗机构、社区药房或护理及养老机构进行全科实践训练（PGY1），第二年在住院专科病房实习，进行专科实践训练（PGY2），通过这样的专业训练才可以成为一名合格的住院药师。在后续的职业发展中，美国药师还需要每年进行一定学分的继续教育（continuing education），因为与医师一样，所处学科在不断发展，作为一名药师执业者就应该维持自己的胜任能力，不断学习成为一名终身学习者。当然，不同的药师有其各自的发展方向，想要使自己具备更大的竞争力可以参加一些专科技能证书（specialty certification）训练，诸如药物治疗学证书、心血管疾病治疗证书、糖尿病管理证书等。此外，有些药师想往更高级别的研究工作方向发展可以选择 Fellowship 或项目继续深造，获得更高的学位。

1.1.5　药师面临的挑战和机会

随着新药开发能力不断增强，药品种类和数量也不断增多，其应用复杂性也在攀升。因此，治疗疾病的方案越来越复杂，治疗疾病难度也变大，更需要医师持续更新用药知识。另外，由于药品销售竞争激烈，会存在推广和夸大产品功效的现象，可能存在着利益驱动干扰医师处方行为的现象。

同时，社会老龄化问题日益凸显，慢性病患者急剧上升，患者医药常识缺乏，四处寻医的现象越来越多，慢性病患者的处方数量和服药数量逐年增加，也造成药品滥用情况严重。这样的情境下，患者用药风险升高，药源性疾病自然剧增，使得医疗费用逐年递增。

此外，患者对药师角色、职责、作用不了解，更不知道寻求药师帮助从而正确合理地使用药物以及获取药师对他们药物治疗的监护和指导。

药师在这种医疗环境发生巨变的情况下，关注点不能仅仅放在药品安全，而是应该将关注点转移到患者用药的疗效和安全问题上。

从患者诊疗过程中，可以看到药师的职责可以逐步扩大。当患者出现疾病时，会到医院就诊，医师通过问诊、体检、开具实验室检查申请、查看实验室检查结果，分析并诊断出患者的疾病，然后，开具治疗处方。患者带着处方到药房，交给药师审核后，方可配药调剂，药师核对药品，交付给患者并给予交代和指导。患者带回调配的药品自行服用。然而，回家服药后的效果及出现的不良反应并没有专人评估和干预，更没有人监护和随访。目前慢性病患者在家中进行药物治疗过程中如果出现问题，更多的是直接去医院寻医治疗，很少有先找到药师寻求帮助的。因此，如果药师可以帮助患者解决长期用药出现的问题，就可以减少很多患者因为用药问题而到处就医的问题，当超出药师执业的能力或责任范围时，药师可以借助临床判断将患者转诊给医师，分享患者存在问题的信息给医师，可大大节省医师的诊断时间。

然而，药师职责的扩大可能侵犯到医师的执业范围。在这种情况下，更需要区分清楚医师与药师职责之间的差异和分工，只有明白药师对于患者和医师的价值和意义，才能让医师理解和接受药师角色变化后为医师诊疗创造的价值。从法律上明确医师和药师应承担的责任，医师应该偏向诊断和治疗疾病的问题，而药师应该承担诊断和解决药物治疗问题。也就是未来的药师应更倾向于在患者诊疗中负责处方调剂、整个药物治疗过程的监护以及转诊的工作。

我们也可以从美国对药师定义的变化看到药师职能的改变和服务模式的变革。早先的定义是"药师的责任是确保患者收到医师开具的处方药物，并确保患者可以安全使用这些药物"。这句话强调了药师的责任在于确保患者接收到药品并安全使用，更注重以药品为导向的药师执业模式。而现在的定义是"药师的责任是帮助患者更好地使用药物"，则是强调药师的责任是负责帮助患者最大限度使用好药品，也就是不仅让患者得到有效治疗而且保证安全，更倾向于以患者为中心的服务模式。

由此，药师的职业使命逐渐延伸到临床药物治疗，药师不仅需要重视用药差错，强调调配正确的药物，将药物分发给正确的患者，让患者通过正确的途径、在正确的时间服用正确的剂量，还要重视患者的治疗风险，强调指导患者正确使用药物，与患者有效沟通获得患者真实的用药体验，才能正确评估患者的用药问题，并及时给予适宜的干预措施，调整治疗方案，制订监测指标和随访计划，做正确的随访评估和记录。

那么，药师的角色如何定位才更具社会价值呢？定位是来自市场营销领域的术语。要想让产品的销售更容易、更顺畅，需要对产品进行准确的定位。但是，所谓的药师角色定位不是围绕药师来进行的，而是围绕潜在顾客的心理需求进行的。如何让药师在患者或消费者心目中与众不同、有别于医师，如何让患者感知药师的专业服务有利于提升患者的用药安全和治疗效果呢？

药师应该做到的是在医院和社区向慢性病患者提供有价值的药学监护服务，通过日常互动沟通、用药指导、用药评估、实施干预、用药监护、随访监测、药历记录，评估患者的用药有效性、安全性以及依从性来帮助患者确认、解决和预防药物治疗问题，在很大程度上降低患者不合理用药或药源性疾病引起的发病率和住院率，同时优化患者的治疗方案，最终达到药物治疗的最佳效果。这样既缓解了医师的压力，又担当了医师和患者之间有效的沟通桥梁，帮助医师向患者解释为何使用药物、药物如何起效、药物可能出现不良反应的原因、药物如何储存、过期药物如何处置（这些都是治疗过程中患者可能存在的一些疑虑和担忧），这是药师本该发挥的关键作用和帮助医师化解医患矛盾的有效措施。

因此，药师不仅仅是普通患者的用药咨询和指导者，更应该成为慢性病、多重用药、65岁以上老人、妊娠妇女、儿童、肝肾功能不全、用药不佳以及出现不良反应等特殊患者的照护者、监护者和用药指导者。

药师在监护患者用药的过程中，可以有效地减少医师大处方和患者滥用药品的现象，帮助医院和社保单位控制医保费用的迅速增长。从药物经济学的角度看，药师在医疗保险中具有很大的社会价值和经济价值。因此，药师在帮助患者和政府社保方面具有举足轻重的作用和意义，会是节约医保费用的贡献者。

药师应该成为合理用药的倡导者和安全用药的引领者，不仅需要帮助患者判断处方合法性、规范性和适宜性，减少处方用药的失误；也需要协助医师监测患者的血药浓度，针对医师调整患者治疗方案给予支持；通过日常的用药监护工作，进行用药评估的研究，最后将有效的研究成果回馈于临床的治疗实践。因此，药师是医疗团队中最具潜力的合作伙伴，也是医疗团队的重要成员之一。

改变药师的职业定位非常困难，因为会受到多种因素的影响。不仅需要法律法规层面的支持，需要在经济上给予药师服务合理的补偿或付费，而且需要对药师的执业模式重新审视，也需要高等院校在药学教育的课程体系和职业技能方面上做出相应的完善和变革。需要引导和影响患者，需要学会宣传药师的专业形象。需要与医师协同合作，针对一些疾病的治疗需要双方达成共识，签署双方合作执业协议，在这方面专业协会应帮助药师协调和解决药师与其他医务人员之间的合作问题。

此外，对于社区药房来说，应该积极主动适应医疗环境的变化，改变传统的门店布局，改造出可以让药师提供专业服务的区域，向消费者和慢性病患者推广服务项目并宣传药师形象。与此同时，药师需要与时俱进，由于传统药师的知识结构和临床技能存在一定的缺陷，因此，主动学习和提升自己的专业能力至关重要。更为关键的是，药店的高层管理者应该具有专业变革的意识，并制订解决各部门实施专业化的办法和措施。

1.1.6 药师临床技能与职业发展

随着社会需求的变化，医疗问题日益凸显，变革势在必行。因此，药师职业也需要自身变革才能适应这样的变化，药师的角色逐步从药品调配、处方调剂的工作转向以患者为中心的药学监护工作，临床药师更多地投入临床药学服务之中。药师进入临床的初期会受到医师和护士的质疑，但随着药学教育和药师执业准入门槛的改革，药师走进临床面对患者，帮助医师和护士解决一些用药问题，让医师、护士及患者获得了实质性的收益后，他们会开始接受药师的临床角色。这些因素正是推动药师角色逐渐走向临床的根本原因。

在药师角色发生变化后，其工作内容和服务模式也逐步从药房内的专业工作，走向了接触患者独立执业的服务模式，在这种模式下，药师胜任岗位的能力是服务质量的保证。

药师转型向患者提供监护服务，应具备胜任这一岗位的能力，包括相关知识、技能和职业素养三个方面。其相关知识除了药学专业的基本知识外，还涉及病理生理学、流行病学、药物治疗学、疾病预防和管理、社会心理学、管理学，甚至营销学等；在技能方面则需要临床思维、沟通技能、临床观察和患者评估、临床推理和用药评估、循证能力、教育辅导、自学能力、领导力、研究能力等；职业素养方面包括道德伦理，正确的世界观、人生观、价值观，关爱、慈善、共情的能力，还应养成良好的生活习惯及饮食习惯。

如果药师（当然包括医院和社区药房的药师）涉足临床药学，从个人技能培养的角度出发，药师需要突破原有的学术交流模式，应该采用临床技能的培训模式，培养自己临床思维、临床决策逻辑以及解决临床问题的能力。药师还需要掌握审核处方和评估患者用药、激励式沟通技巧、采集患者信息和教育患者的能力。当然，需要做好三件事——自我管理、自我学习和写作表达，这三件事是培养这些技能的基础。

药师职业发展过程中，国家层面上的药师协会和行业学会等社团组织扮演着重要的角色，它们既要向社会大力宣传药师对患者用药监护的作用，又要为广大药师向政府部门寻求立法保护和利益保障，同时还要制定各种职业实践标准和药师胜任力标准，以指导药师的准入考试和继续教育课程的设置以及药师未来的职业发展方向。欧美国家的一些专业机构提供了一些疾病治疗管理的高级课程、短期证书课程以及专科药学领域发展的技能证书培训课程，以帮助药师提升和拓展执业的能力。

药师可以向多个领域方向发展，比如政府部门、社区医疗、医院或学术研究、工业企业。药师的职业发展方向取决于自身的兴趣和爱好，只有选择自己喜欢的发展方向才能专心研究和做好自己的工作。从大学学习期间就应该做好自己的人生规划和学习计划，确定自己的发展方向后，自觉增加阅读和学习相关领域的内容。想成为一名优秀的药师，需要付出一定努力，博采众长、拓宽视野。英语能力是拓宽视野的第三只眼睛，应该打好这个基础。

大学毕业后，继续教育和自我管理更为重要，药师发展的第一步是全科实践，这是专科学习的基础。有了全科基础才能攀登专科和更高岗位。想成为学术带头人，领导力的学习就更为重要，领导力的体现并不只是领导团队或科室，更是学会如何在团队建设中创造影响力。

1.2　药师在医疗卫生体系中发挥的作用

药师在整个医疗卫生体系中的角色越来越重要，药师不仅要做好原来侧重于制药、质检以及处方调剂的角色，还开始走进临床，提供信息服务、治疗药物监测（TDM）、会诊查房等临床相关服务。近20年来药师更是显现出自身专业和知识结构的优势，逐渐参与到患者的药物治疗管理之中，不仅在医院、社区医疗机构，而且在居家服务和养老院等的用药管理工作中，已经融入医疗团队成为一名真正的医务人员。除此之外，药师在医疗卫生体系工作外，也参与到医疗相关的保险以及政策制定等工作之中。

1.2.1　药师在社区药学中的功能与作用

目前在大众的眼里，药师尤其是国内社会药店药师的形象，似乎还停留在发药或卖药上。但是，美国、日本的药师，其职业作用已经发生了质的变化。过去在美国，药师确实是一个商人的角色。当时，药师更多的是接收医师为患者开具的临时处方，根据处方要求将药物配制成一种剂型，再提供给患者服用，以治疗疾病。20世纪，特别是第二次世界大战后，药师"小作坊"的配药模式逐步被卫生、高效、低成本的工业化制药模式所取代，药师的技术工作逐渐萎缩。在社区工作的药师其工作逐渐转向单纯的处方调剂，为患者提供药物的单剂量包装服务，这使得药师在社区药学中的原有技术含量逐步下降。药师配药这项业务尽管至今还保留着，但只能在日本和美国的专业药房才能看到，并且患者处方配制的需求量已经很小了，只是解决一些老人、幼儿或妊娠患者特殊的临时需求，所以药师的社会地位一度日益下降。

当谈到社区药学，就会想到其主要应用场所是基层医疗，主要表现形式是社区药房，包括药学门诊的服务（特指美国等欧美国家）。社区药师在基层医疗和公共卫生方面可以发挥很大的作用。社区药房与综合医疗门诊（医学中心）、医师诊所及医疗保险公司有着密切的互动协作关系。其主要功能是药品管理、处方调剂、用药指导、患者教育、用药监护。此外，社区药房可以发挥其公共卫生的作用，比如提升社区居民自我药疗的意识、开展大众健康宣传，推进疾病预防和中医养生工作，针对一些高危人群开展疾病的风险筛查，这对于社区高危人群的疾病预防至关重要。

如今，感冒、咳嗽、过敏、腹泻、便秘的患者都可以在社区药房购买OTC进行自我药疗，或借助社区药房的药师帮助治疗小病。而慢性病患者长期用药也可以就近调剂处方药。对于社区居民来说，社区药房起到了便利和协助的作用。社区药房离消费者最近，就如那句口号表达的："我们是百姓健康的好邻居！"

社区药房的专业服务需要构建三级的药学服务体系，以满足社区居民对药师服务的不同需求。首先，作为社区药房应该做好最为基础的药学服务工作，诸如处方调剂业务、轻微小病的用药指导、废弃药物清理指导、不良反应监测与上报、为患者打印用药指导单、提供用药提醒服务以及必要的健康宣传。其次，针对用药依从性差的慢性病患者给予指导、对住院出院的患者或四处就医的老年患者应提供用药重整的服务。第三，在药房可以给慢性病患者提供便利的即时检测服务，如测量血压、血糖，甚至血尿酸和血脂检测，当然这些检测服务不能作为疾病的诊断依据，只能用于评估慢性病患者用药的状况。有条件的社区药房可以为慢性病患者，尤其是无法出门的老人，提供居家药学监护服务及整理药箱；提供七日药盒单剂量分装服务，便于老人及时用药；还可以帮助老人进行营养状况和跌倒风险的评估。对于一些高危人群提供减肥咨询、戒烟咨询以及心血管疾病风险评估。

从我国医疗政策发展来看，基层医疗从政策支持到制度建设都得到了全面的强化和完善。目前社区医疗建立家庭医生制度，但是普及和真正管理到患者和家庭仍然有限。协调、监护和管理患者的药物治疗和合理用药方面现状依然严峻。因此，设立"家庭药师"制度有利于居家老年患者的用药安全。在这种情况下，家庭药师的建设更是任重而道远。传统上"重医轻药"的情况依然存在，患者对药师的作用和功能非常陌生，加上药师自身也存在知识结构和临床技能的缺陷，这也是目前无法推广家庭药师制度的原因之一。"家庭药师"属于新生事物，需要大力宣传。目前我国只有广东、江苏等个别地方建立家庭药师的制度，但也只是处于摸索阶段，需要药师向患者和群众大力宣传药师的专业作用。这种宣传可通过家庭医师进行，也可通过医院的转诊和社区的接诊进行。同理，家庭药师也能起到专业转诊患者就医的作用。

药师开展慢性病管理的核心思想是提高慢性病患者的治疗效果，控制慢性病患者并发症和药源性疾病的发生，提高患者自我管理的能力，改善慢性病患者的身心健康，最终帮助患者和医疗保险方减少医疗的整体费用。家庭药师制度的建立，会减少家庭患者滥用、误用、错用药物，减少不该发生的药物不良反应；协助医师监护慢性病患者多重用药的安全问题，可降低患者重复住院率、重复门诊率和急诊率，大大减轻医师的工作量，协助提高医疗的质量，减少用药浪费的状况以及减少不必要的医疗成本。

在美国，社区药房的药师，从 2006 年以后，可以向参与社保的老年慢性病患者以及商业保险的患者提供药物治疗管理服务，并获得报酬。药师在社区慢性病管理和公共卫生中的作用越来越重要，也逐渐得到了社会和医疗界的认可。

1.2.2　药师在医院药学中的功能与作用

30 多年前，我国药学专业的高校毕业生有很大一部分是到医院工作。那时，由于毕业生较少，医院药学技术人员短缺，所以大学本科生都在医院药剂科的重要岗位工作，主要参与医院的内部制剂的生产，包括内服制剂、外用制剂、中药制剂和注射剂生产以及这些制剂的药检工作，还有个别在大型医院参与临床药学和情报信息工作。但目前医院基本不自主生产注射剂，其他内部制剂在一些较大的三级甲等医院还有保留，因此仍然保留药物检验的岗位。除此之外，目前各大医院都建立了静脉用药调配中心（PIVAS），协助支持各临床科室病区的需求，配制临时处方药液。

除此之外，30 多年来，国内医院药学部门也开展了一些临床相关的业务，比如治疗药物监测、药学查房、科室会诊、基因检测以及临床药理、药代动力学和制剂研究。近年来，不少医院开展了咨询门诊和药学门诊业务。从某种意义上说，药师在医院药学中发挥了一定的作用。

在医院，药师都必须掌握在门诊药房和住院药房中的处方调剂，而处方调剂中处方审核和医嘱审核是药师必须掌握的核心技能。因为每个药师都需要在门诊药房或住院药房独立值班，承担值班的岗位职责。

目前医院药学体系大致由六个模块组成，临床药学管理、药品配发管理、信息技术管理、制剂配制管理、库房财务管理及人力资源管理。临床药学管理和信息技术管理是未来医院药学发展的核心。医院组织结构中传统的药剂科管理模式随着医改的变化，提升到与医务部、护理部和院务部平行的管理部门，称为"药学部"，当然目前很多大医院已经有这样的建制结构。"药学部"在整个医院药学体系中发挥着组织功能的作用。未来药学部还会组建几个配套中心，如药学门诊服务中心、药品供应管理中心、制剂配制传送中心以及临床试验与信息研究中心，而投入到临床科室工作的临床药师编制也会像护士一样归入病区科室编制管理。

此外，很多医院组织机构中已建立了药事管理与治疗学专业委员会，负责衔接整个医院的药学部与临床治疗之间的沟通，这一委员也会有效推进医院处方集管理和药品清单制度、药品选择与评估制度、药品采购和淘汰制度、药物治疗管理制度（包括临床治疗指南、毒麻药品使用管理），以及新药临床试验和评价制度的实施，完善临床医师与药师在临床路径应用中的角色职责和分工，从而更好地发挥统筹协同的促进作用以及规范涉及超说明书用药的伦理问题。

作为调剂药师和临床药师，药师应在患者用药的过程中引导和影响处方开具、处方转录、处方调剂、患者服药以及治疗监测等环节的安全性和治疗质量，也就是药师应该参与管理和影响用药过程中患者健康结局或治疗成本的每个环节。

国内医院开展临床药学工作可以追溯到 20 世纪 80 年代初，那时美国也才真正开展临床药学的探索。尽管我们对美国开展的临床药学有所认识，也较早开展这项业务探索。但由于存在一些困难和客观条件，更多工作还是偏向临床相关的实验室研究和信息支持，仅有一些大型医院真正开展了具有实效的临床药学工作。其核心问题是缺少临床药学与临床诊疗之间的衔接路径，没有办法协助临床合理用药和提升用药效率。存在这些问题的原因还在于医疗服务价格偏低，而医院收益多数与药品销售直接关联。医保支付体系不合理也是临床药学难以发挥效益的原因之一。随着新医改的不断深化，医疗政策管理部门也意识到药师应该在临床合理用药方面发挥作用并专门出台相关政策，支持医院药师转型，推进药师从药事管理模式朝药学服务模式方向发展。

而临床药师应该深入到各临床科室，与医师和护士并肩作战，进行药学查房和监管患者用药安全，参与医师团队讨论病例和用药问题，协助药物选择和药物治疗方案设计，如抗感染药物的合理用药。临床药师还可以进行医患教育、提供医学营养支持的协助、参与重症病房的用药监护、参加临床特殊病例的会诊以及承担临床药学生的实习辅导和带教任务。有可能的话，可以开设药学门诊，提供药物治疗管理（medication therapy management，MTM）服务、抗凝药学、用药重整、糖尿病用药管理、心血管疾病用药服务、抗癫痫用药等门诊服务，以解决门诊患者和出院患者的用药问题。

总之，药师应该在临床药物治疗管理中引导和影响医师用药的效率和效用。药师不仅要做好前瞻性的用药评估工作（包括处方和医嘱审核），更要在临床科室治疗中针对患者用药疗效和安全性方面进行即时性评估，起到实时的监测作用。当然，对于临床药学研究者来说，应该进行回顾性用药评估（即"处方点评"），回顾和分析患者治疗中出现的药物治疗问题，以便更好制订相应的用药制度和政策。最后，设置临床药师的角色，其最终目的是促进临床的合理用药，减少临床的用药差错，降低患者的死亡率，帮助医师缩短患者的住院时间，最终降低医院支付的监护费用，使医院在新的医保疾病诊断相关分组（DRG）支付政策下，获得更大的收益。

1.2.3　药师在其他医疗相关领域中的功能与作用

药师除了在社区药学和医院药学两大领域发挥作用外，还会涉足医疗保险、长期护理、临终关怀、姑息监护和公共卫生等领域。涉足的这些领域不仅需要药师帮助其解决发生的药物相关问题，还会涉及疾病治疗的处方集设计等问题。

目前从国际药学的发展来看，药师在医疗保险相关事务中发挥的作用将越来越受到重视。医疗保险可以分为社会医疗保险和商业医疗保险。其核心目的都是管理和控制医保基金和投保人能够抵抗医疗中需要支付的高额费用的风险。因此，如何规划和合理使用医疗保险费用，保证患者得到应有的社会经济保障，已经成为世界各国政府工作的重中之重。药师的专业服务能促进百姓健康，提升医疗服务质量和经济效益，同时帮助医保减少因不合理用药带来的额外医疗风险，达成医疗保险相应的目标。由于药品在医疗照护中越来越成为焦点，而药品成本也在迅速上升，在医疗保险体系中建立一套处方药物的利益、风险和成本的全面核算评估体系将势在必行，这也给药师创造了一个发挥作用的绝好机会。

因此，20 世纪 70 年代末美国商业医疗保险日益发展，先后出现了健康维护组织（HMO）和优先医疗组织（PPO）等管理型医疗机构，出现了药品福利管理（PBM）公司等各种围绕医疗保险相关的机构形式，为药师创造了一个又一个的就业机会。

药师不仅在产品质量评估和控制、成本效益分析方面，而且在为医疗保险整合和分析用药数据方面，甚至在为医疗保险药品报销福利设计处方集方案等方面都发挥出应有的作用。除此之外，作为医疗保险直接合作伙伴，药师还可以直接向患者提供药物治疗管理、监测患者的用药过程，与医师和患者进行沟通以及参与患者的疾病管理。因此，药师不仅是整个医疗体系中重要的专业成员，而且在医疗保险实务中也应积极扮演重要的角色。药师的职责与基本医保的目标一致，医保管理的发展离不开药师的参与。医保的改革和发展促使药师从"成本单元"转变为"控制成本单元"，以发挥更大的社会效益。

据 2024 年国家统计局数据，我国 60 周岁及以上人口占全国人口 21.1％，农村老年人无人照护较为严重，城市老年慢性病患者集居在社区，社会的老年化日趋严重。而老年患者普遍存在患有多种疾病、多重用药、依从性差、缺失用药管理等问题，这也造成不合理用药问题出现。我国报告的大约 20％的不良反应都是来自老年人，这些药物相关问题耗费大量的医疗费用。因此，社区药房可以在原有基础上向老年患者提供慢性病用药管理服务，尤其是糖尿病患者、高血压患者、高脂血症患者。对于这些患者可以开展用药教育学习班以及如何自我管理、自我监测的培训班。对于居家护理的老人可以提供上门的居家药物治疗管理服务。

老年患者多有并发症或存在一些老年综合征，多数患者长期服药，也有较大可能存在多重用药、擅自停药或换药，甚至有病不服药、缺乏用药常识等问题，作为药师更需要耐心给予关怀，提供无微不至的服务，帮助他们做好自我管理和自我监测，指导和教育他们正确合理用药，改善患者用药依从性，预防老年患者处方级联问题的出现。由于不同患者患病的种类、数量和严重程度都不一样，因此，对于这些患者的管理也需要采取不同的策略。养老院和长期护理院的建设势在必行。药师在长期护理院中的老人的用药管理中的重要性会越来越大。解决老人用药安全问题迫在眉睫，药师可以在长期护理院中为老人提供正确用药的咨询和辅导，参与评估老人药物治疗方案，并预防、解决老人疾病治疗中出现的药物治疗问题。

　　药师在临终关怀和姑息关怀中也可以发挥出相应的作用。临终关怀是由跨学科团队给有危及生命疾病或严重末期疾病的患者或与有可能临近死亡的晚期疾病患者共同生活的家庭提供的一种综合性、专业化的护理工作。姑息关怀是指所提供的护理特别着重于减轻痛苦和提高生命质量，其关注的主要问题在于疼痛和症状的控制、信息共享和超前关怀计划、心理和精神支持与关怀。因此，药师在这种跨学科团队中不仅扮演供应药品和监督患者用药的角色，而且完全可以参与跨学科医疗团队服务，提供药学监护评估和管理患者用药状况，实施疼痛管理以及给予医疗团队调整患者用药剂量的建议，甚至可以为患者及其家人提供药品信息（咨询和教育），为临终关怀提供症状控制的培训等大量的非临床工作。

　　最后，药师应该在公共卫生中发挥作用。药师有责任和义务向公众宣传疾病预防和药品使用的知识，积极倡导健康生活方式，促进合理用药。协助居民了解慢性病的危害性以及预防慢性病的重要性。药师应当知晓国家和世界健康与疾病防控宣传日；关注和学习国家卫生行政部门定期发布的慢性病报告，了解本地区慢性病发病现状，有针对性地开展健康教育，在预防和控制慢性病的发生和流行中发挥作用。在社区开展用药相关的健康知识讲座，提供教育资料；为特殊人群提供用药相关教育；发放患者用药咨询联系卡。药师可以通过适当的形式告知社区居民如何纠正不健康的生活方式，诸如控制体重、适当饮食、坚持锻炼以及戒烟等，以便预防和减少慢性病的发生。药师还应在控制药物滥用和毒品传播方面发挥积极作用。

1.2.4　药师职业发展的未来趋势

　　第一，从药师角色变化看，药品调配和配发将会被高效自动化、集中化和技师化所取代。因此，药师角色更趋向于监护患者的药物治疗。提供个体化的药学监护将是药师的主要职责，药师提出的药学监护计划信息将与多学科共享，真正起到互补、互助、互惠的作用。

　　第二，从药师价值体现角度看，药师提供专业服务的目的是促进临床的合理用药、降低医疗费用和提升医疗质量。因此，药师的价值能通过服务患者，让患者获得良好的用药体验反映出来，还能从临床指标、人文指标和经济指标反映出来。

　　第三，从医护药三方合作的角度看，医疗信息系统的科学建设是体现药师监护患者用药过程价值的基础。因此，在国家医疗服务基础信息平台的顶层设计下，医疗机构的信息通路将会衔接到社会药房，社区药房的药师也会将患者用药信息分享给医疗机构的主治医师，达到共同服务患者的效果。

　　最后，从培养药师的角度看，药师临床实践的能力需要通过参与跨学科团队的合作获得，药学教育和培训也是如此。此外，药师需要持续培训和实践，学术协会应该制定培训标准，通过正式的证书学习，让广大的药师向全科和专科的方向发展。

诠释药师职业未来的发展

　　通过诠释药师的英文词汇 pharmacist，表达心声，期望药师能够具备 PHARMACIST 的职业素养，发挥药师在医疗卫生体系中的作用和价值。

　　P（patient）　药师需要用耐心和爱心对待每个患者；

　　H（honesty）　药师需要诚实和正直对待患者和同事；

　　A（alert）　药师应该时刻警觉患者出现的用药问题；

　　R（research）　药师需要研究分析患者出现用药问题背后的原因；

M（motivation）　药师需要激励患者战胜疾病并说出实情；

A（administration）　药师需要学会如何管理患者的用药；

C（courage）　药师应该勇敢冷静面对挑战性的患者；

I（intelligent）　药师应该有智慧与患者沟通，以赢得患者的信赖；

S（studious）　药师自身应该勤奋好学和认真细致做好每件事；

T（thinking）　药师应该学会思考和反思，不断提升自己的执业能力。

1.3　临床药学发展推动了药学教育的变革

药学界的临床药学发展的历史，真实展现了药学学者领袖和践行者以批判性的思维，持续创新变革，终获药学真经并实现职业价值的艰辛历程。临床药学的发展分为以下五个阶段（图 1-1）。

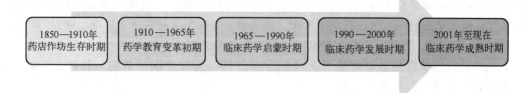

图 1-1　临床药学的发展阶段

职业的产生、发展与社会需求的变化有着密切的关系。从欧美早期的药学史和药师职业发展，可看到社会需求的变化带来职业角色的演变。早期药师职业并不存在，医师自己既看病又配药，配药需要占用医师不少时间和精力。配药需要更专业的人来完成，于是开始有了专人的采购和配药。19 世纪医药分业，药师职业逐渐开始形成。药师的培养基本依靠师徒带教模式完成。此后，由于植物药物发现得越来越多，开始出现药商贩卖药品。非专业的药商越来越多造成市场竞争加大，假药、劣药出现频繁，使得正规的专业药商受损严重，于是，药商联手组织行业协会来规范市场，打击非法药商，同时制定药品标准，开始有了药典。到了 19 世纪末，科学发明和工业化生产逐渐形成，大量的制药厂崛起，正规的工业化生产逐步取代手工业的小作坊生产，药品的卫生生产许可条件要求越来越苛刻，导致药师在药房配药的功能和技术逐渐减弱，药师的技术地位随着工业化的进步而遭到冲击，药师最后从调配处方变成调剂处方，原来药师的主要收入来源是依靠医师处方的配制，后来变成需要依靠多卖药品才能生存，药师的获利模式受到了极大的限制，阻碍了药师职业的发展。

美国临床药学的发展最具代表性，历经了 100 多年的沧桑岁月。美国药学领域在 19 世纪仍然处于无序和不规范状态，教育没有任何国家标准。1904 年美国 17 个州共同成立了美国国家药房理事会协会（NABP），其目的是建立药学教育的最低标准。从 1910 年起美国药学界意识到药师应该是一种职业，业界特邀当时具有影响力的著名医学教育学家 Flexner Abraham，想请他为药学专业做一份类似于此前他为医学教育做过的具有标志性的卡耐基研究报告。Flexner Abraham 在美国医学界享有很高的威望，因为他在 1910 年进行了一项具有标志性的北美医学教育研究报告（称为 "Flexner Report"），被医疗卫生界作为一个具有职业价值标杆的参照模式。然而，Flexner Abraham 拒绝了药学界的邀请，且他在 1915 年

出版了一本名为 *Is Social Work a Professional？* 的著作，著作中他不认可药学专业是一种高级职业。他认为药学工作属于非脑力劳动，且属于一种以"高利润"为动机的工作，完全依赖于医师的医嘱，自身不具备较高的技术含量，并且没有承担一种职业的核心责任。更加负面的是在 1917 年美国海军在一份内部周刊中宣称"民事生活中的药师根本不适合承担海军药师的职责"。此外，1922 年美国药学会建立了一套新的伦理准则，在药师与医师关系的职责条款中明确禁止药师提供患者咨询指导，规定限制药师向患者解释处方药物的功效，指出"不应与患者讨论医师处方的治疗法令，也不应透露医师隐瞒的药物成分细节，只能间接向患者提示，只有处方医师才适宜讨论这些细节"，使得药师与公众互动的方式发生了根本的变化。后来经过美国药师的持续努力才解除这一限制。这些事实让药学界深受震撼。

在药学界领袖们共同努力下，另行聘请了一个外部权威机构对药学进行研究，并最终在 1923 年获得了美国联邦基金会提供的一笔拨款支持研究。但这只是一项药师的功能性研究，重点是评估药师在岗位中所做的工作内容以及他们必须知道的工作内容，却忽视了如何解决公众对药师的需求问题。幸运的是，当这项研究于 1927 年公布时，药学界领袖们普遍感到欣慰：该研究的结论是，药学专业确实是一种职业，而不是一种商业。1932 年这项研究也为 4 年制本科药学专业作为职业的准入学位提供了依据。这项研究也提出了建立一个标准化课程的建议。

1932 年 NABP、美国药学学院协会（AACP）以及美国药学会（APhA，现改为美国药师协会）三方组建美国药学教育委员会（ACPE），其作为职业认证机构，制订药学教育标准规范并确保各药学院校遵守规则。

然而，当时药房的业务主要在社区，医院几乎没有药房，连药师都少得可怜。药学界领袖认为医院开展这项业务会更加专业。1927 年 Harvey Whitney 被任命为密歇根安娜堡大学医院的首席药师。Harvey Whitney 很快在医院药房建立首个正式的药学生实习制度，并启动了第一个医院药学实习项目，开始参与医师的查房工作。1932 年美国西储大学药学院院长 Edward Spease 教授在药学院与大学医院之间建立一种密切合作的关系，共同联合任命药师。此外，要求所有的学生在高年级阶段必须完成整个医院的轮转实习。Spease 教授强调了实习体验的重要性，他说"先有医院后有药品……我认为教会药师与医师有效沟通的最好办法是让他去医院，与那些实习医师和护士肩并肩做好对实习生的指导"。

20 世纪 30 年代药学教育的责任已经演变成一个体系建设问题，药学院校负责课堂教学；药房理事会负责实践体验教学。这种分工也造成一种认知，似乎大学并没有教会毕业生实践。1944 年 L. Wait Rising 教授在华盛顿州药学会的同意和支持下，为华盛顿大学药学院的高年级药学学生开发了一门 3 学分的课程，包括一次讲座、一次解决问题的讨论和一次西雅图"专业处方药房"的实践体验课。然而，对学生到药店体验学习给予学分的反对呼声很高，反对也来自 AACP 和 ACPE，最终课程终止。Rising 教授描述了他的实验课程，其目的是让学生能直接接触到患者，类似于现在大四学生在大学附属医院的药房里实习，且普遍反映是很实用的。Heber Youngken Jr. 为这门课程辩护，称之为这才是"临床药学"，并指出课程的优点，这为药学学生和其他卫生专业人员创造了平行的培养路径。后来，这一倡议被认定为"临床药学"一词在美国首次使用。1945 年华盛顿大学实施了授予临床经验学分的项目，美国医院协会（American Hospital Association，AHA）提供一系列的医院药学继续教育项目。20 世纪 50 年代美国药学教育开始改革，AACP 授权 6 年制 Pharm D 项目，并提出 Pharm D 作为药师的准入门槛。1950 年著名的 Elliott 报告，提出有意义的建议，强烈要求药学院必须得到 ACPE 认证，推动了 Pharm D 作为准入学位的建立。

说起医院药学的发展，还要回溯到 1935 年，那年 Edward Spease 教授收到美国外科学会的邀请在一次临床会议做关于"制订一套用于医院实施的药房规范"的演讲。这份规范影响至今，其五个核心原则是：①每家医院都应由注册药师提供药学服务；②建立药学与治疗学委员会（Pharmacy and Therapeutical Committee）；③医院应建立一个资源充足的图书馆，④使用官方出版物和文献（如《美国药典》《国家处方集》）；⑤建立药师负责所有药品的采购和配发制度。1936 年这些规范被美国外科学会采纳使用。1936 年药学界先驱 Edward Spease 和 Harvey Whitney 等在美国药学会下组建了医院药学的二级分会——实用药学与处方调剂分会，把关注焦点放在医疗机构药学的发展方向上。1940 年医院药学领导小组建议成立医院药师国家层面的专业组织。1942 年成立了美国医院药师协会，1995 年更名为美国卫生系统药师协会（ASHP），当年 Harvey Whitney 当选为首届会长。在 Whitney 主编的领导下，1943 年开始出版了《美国医院药师杂志》。

1910～1965 年，美国药师为自己的职业名誉而战，不断修正自己的一些做法，并创新变革和推进药学专业的发展。这个阶段新概念和新思想的不断产生，促进了药学转型朝临床实践的方向发展，也为临床药学的发展奠定了基础。

20 世纪 60 年代初，美国药学界提出了**药物信息中心**（drug information center）的概念，这一概念提出的起因是肯塔基大学医学院院长 Edmund Pellegrino 博士在一次会议中表达的医学中心对合理用药项目的需求。1962 年在肯塔基大学药学院 Charles Walton 博士协助下，确立了建立药物信息中心的项目。同年 Kenneth Barker 和 Warren McConnell 两位教授提出了**用药差错**（medication error）的概念，以记录减少药品配发过程中容易出现差错的环节。20 世纪 60 年代，Brodie 教授提出了**用药全过程管理**（drug use control）概念，认为药师应该管控药物使用的整个过程，为药师创造了一个新的职业功能。这些药学界的先驱主张药师应该介入到患者监护工作中，担当临床角色，参与医师的查房工作，向临床提供药物信息服务，提出实施**单位给药剂量制度**（unit dose system），监测药物不良反应。

1965～1990 年，在美国，药师与医师之间建立了合作药物治疗管理框架，为药师确立了服务模式。初步建立了临床药学的模式和住院药师培养体系。1971 年美国国家医疗服务发展研究中心认定药师的临床角色，同时美国国会通过一项综合医疗人才培训法案，按人头补助药学院扩招临床药学学生，1979 年美国临床药学学会（ACCP）成立。1980 年起 ACCP 研究药师的专科服务认证。1983 年加利福尼亚州药房法允许药师在治疗方案下干预患者的药物治疗。

1985 年 2 月美国医院药师协会和 ASHP 研究教育基金会在南卡罗来纳希尔顿黑德岛举行了一次具有历史性意义并影响了美国临床药学发展的 3 天共识会议，其主题是"药学临床实践的发展方向"。会议邀请了大约 150 名药师执业者和药学教育学家，还邀请了医学、护理和医院管理专家作为观察员列席会议和参与研讨。这次会议的目标是检查临床药学目标的达成状况、评估临床药学和药学教育的现状以及提升临床实践能力的路径。会议安排非常紧凑，分别就四个议题进行研讨：①药学作为一种临床专业；②现代药学临床实践的真实世界；③如何创造临床实践与药学教育的共生关系，以实现职业的专业化再造；④如何建设临床专业的自我形象。每半天一个议题演讲和研讨相关话题，同时收集所有研讨议题的相关论点，在会议结束后，请所有参会者就各个论点进行投票表决赞成与否，形成最后的结论。

大会邀请肯塔基大学药学院的 Paul Parker 教授做大会主旨演讲，对美国临床药学走过的 20 年进行了反省，回顾了 20 年来临床药学的所得所失；提出了一些很尖锐的批评和观点。他认为：临床药学是药学史最重要的实践概念、教育和专业理念；从世界发展看，临床药学需要建立其专业框架，以解决用药相关的社会经济和政策问题；对学生临床实践能力的培养需要通过深度的临床体验和住院实习训练；药师应作为药物专家与医师更好地沟通有关药师在临床的作用；同时药师应该参与门诊建设，建立药师的服务模式；药师还应该更多地参与临床研究工作，应注重记录体现药师服务的价值。他还谈到必须改变制药工业的营销技术，因为药师可以有效地管理患者的用药成本；最后他强调药学会的工作重点应聚焦到推动和发展药师的临床实践能力和影响力，提醒大家应该意识到只有提升临床药学水平，才能提供高品质的患者监护服务。

弗吉尼亚联邦大学药学院 Charles Hepler 教授，将"药学作为一种临床专业"作为第一个研讨话题，从社会学角度分析了专业的发展路径，发表了自己的观点和思考的问题。药学要想作为一种临床专业化应具备哪些条件？临床药学的社会角色和服务内容是什么？如何提供这些服务？如何获得社会授权以及如何做到以患者为导向？谁为临床药学买单？药学服务对社会的承诺是什么，需要什么标准才能获得社会的授权？临床药学的价值需要记录来证明，医院就可以授权药师来监护患者的用药过程。

大会的第二个议程是专题研讨"现代药学临床实践的真实世界"，邀请了五位具有多年临床药学经验的药师，讲述自己每天临床工作的真实情景、临床实践中存在的障碍、参与实习培训的能力、目前临床药学的真实环境、对临床药师实施认证的可行性、如何针对临床服务质量问题进行改变、如何规避参与临床治疗的职业风险以及目前缺失提升的机会。让与会代表与五位临床药师互动讨论，共同解决和扫清开展药学临床实践的障碍。

第三个议题是得克萨斯大学卫生科学中心临床药学专业 Charles A Walton 教授演讲的"如何创造临床实践与药学教育的共生关系，以实现职业的专业化再造"。他认为药师执业者和教育学者应该结成共生依赖的联盟，而教育学者与药师执业者应发挥各自的优势作用；促进药学教育建立以胜任能力为基础的课程体系；药师和教育学者对临床研究都应该围绕药师职业的发展并强化教育学者与药师执业者之间合作的关系，才能实现共生关系和职业专业化再造。同时，来自西雅图的大学医院药剂科 Marianne Ivey 副主任，从药师员工和药房管理者的角度，对促进药师执业者与教育学者之间建立良好关系，利用各自优势相互促进，互惠互补，提升执业能力和完善课程体系，发表了自己的个人观点。

第四个议题是南卡罗来纳医科大学药学院临床药学系 Williams Miller 谈及的"如何建立临床专业的自我形象"，他提出了很多具有建设性的意见。如何在医院推进和开展临床药学，在医院管理者、医师、护士和患者眼里，建立临床药师的专业形象；如何面对资源逐日减少的状况，扩大临床药学的服务，提高专业的竞争力；医院药学部属于临床服务范畴，应该有直接的话语权，因为药师需要在药物使用过程的各个环节重点参与。消费者对药师的公共服务理解不够导致对药学需求的缺乏。临床药学应该不是免费的工作，应考虑财务费用的问题，需要信息数据来证明价值的存在。

这次黑德岛临床药学会议为美国临床药学的教育和实践奠定了坚实的基础，推动了临床药学的教育进一步变革，促进了药师执业者与药学教育学者之间的互动互助关系，为提升药师在临床的专业地位起到了至关重要的作用。

对于临床药学在 20 世纪 90 年代至今的发展状况，需要从 Brodie 教授 1973 年首次在一次会议上定义了药学监护（pharmaceutical care）的概念说起。早在 20 世纪 60 年代，Brodie 教授就提出"用药全过程管理"概念，要求药师必须管理患者用药的全过程，而今 Brodie 教授把患者的用药安全与药师联系在一起，促进人们认知药学监护的意义。1980 年 Bro-die 教授扩大了药学监护的定义，针对所有患者，不管是在医疗机构，还是在综合医疗门诊环境的用药过程都需要得到药师的监护。

"确定既定个体的药物需求，并提供所需的药物以及治疗前、中、后必要的服务，以确保治疗更安全及更有效。但想达成这个目标需要一种反馈机制，以作为一种促进药师进行持续监护患者用药的手段。"Brodie 教授说出了患者用药安全与药师之间的重要关系。

1987 年 Hepler 教授受 AACP 委托评价了一篇《关于临床药学在第三次药学教育浪潮中的发展》论文。注意到临床药学增加了一个新的功能，超越了药房传统常见的配药角色，强调了临床药学对患者用药利益的承诺："这一理念可以被称为药学监护：患者与药师之间形成一种契约关系，其中药师要发挥监护患者用药的职能（具备适当的知识和技能），同时始终秉持对患者利益的关注和承诺。"

药学监护概念的产生始于各种标签概念：用药全过程管理、临床药学和药学监护，强调了以患者为核心服务的统一原则。

1989 年 Charles Hepler 教授和他的学生 Linda Strand 在 Williamsburg 召开的 21 世纪药学会议期间探讨了药学监护概念是否可行。两位学者把药学监护作为药学的基本理念和患者安全用药的理想目标，称当时的做法是"争论派别和分裂团体的集合，药师仍然处于一个寻找职业角色的状态"。然而，没有想到的是，他们的论述得到了药学界大咖和参会代表的一致认可，与会者纷纷表示药学监护这一功能可帮助药师满足社会对安全、有效的药物治疗的巨大需求，为药师的未来奠定了基础。

1990 年 Hepler 和 Strand 共同在《美国医院药学杂志》发表了 *Opportunity and Responsibilities in Pharmaceutical Care* 这篇具有划时代意义的论文，确立了药师解决药物治疗问题的角色。为此，美国药房执业者联合委员会（JCPP）对药学实践重新进行定义，"帮助人们最有效地利用药物"，并对其使命陈述做了注解："近期，药师已发展了新的职能并承担相应的责任，以达成患者药物治疗的获益最大化，同时尽力减少用药的风险。"

1990 年 APhA 紧随 1989 年 21 世纪药学会议精神，赋予社区药房承担其社会使命，同期美国国家卫生与公众服务部评估社区药师的临床角色，重新定义了药师的社会功能，把检查用药差错作为其重要职能，以降低老人用药不良反应的发生率，并将临床药学的概念扩展到社区药房。同年，美国联邦政府发布了对药师职业具有转折意义的 OBRA'90 法案，法案要求药师提供认知性服务（cognitive service），包括处方调剂前的用药适宜性评估（drug use review，DUR）、调剂后的用药指导，并要求药师要为患者建立档案并做记录。这项法案要求药师对医疗补助受益患者提供服务。

1991 年美国药学学院协会发布了一份报告《药房准入教育变革的承诺》，支持美国药师协会（APHA）、ASHP 和美国国家零售药师协会（NARD）三个协会联合声明要求将"Pharm D 作为药师职业唯一的准入学位"。1992 年由于药师职责扩大，涉足药物选择和患者药物治疗管理，ASHP 和 ACCP 发布了药师职业道德实践指南。同年，David Pryor 参议员提议要求 Medicare 建立示范项目研究支付药师管理患者药物治疗服务的可行性。

1995 年美国 75 所药学院，有 61 所药学院可以授予 Pharm D 学位，其中有 14 所提供 Pharm D 作为药师职业唯一的准入学位。20 世纪 90 年代美国相继建立了药学相关的专科技能证书认证，诸如药物治疗专科、精神专科、肿瘤专科、营养专科、儿科专科、医院药学、感染专科、门诊药学专科、核药学专科等专科技能证书认证，以培养更多的专科临床药师，为临床药学的进一步发展奠定了坚实基础。

　　1996 年，在 APhA 基金会指导下，在美国 21 个州 26 家社区药房地点启动了 Project ImPACT 大型药师服务价值研究项目（1996 年 3 月至 1999 年 10 月）。该项目的目的是改善高脂血症患者治疗依从性。社区药师参与血脂即时监测、患者教育、医师会诊、治疗季度性评估等工作，在药师的干预和指导下，超过三分之二患者血脂达标，验证了药师服务产生的社会价值。1998 年，美国联邦医保服务中心批准了 Mississippi Medicaid 健康保险项目可以支付认证药师在协议方案下为哮喘、抗凝、糖尿病以及高脂血症患者以及医师转诊的患者提供疾病管理服务的经济补偿费用。1998 年在各协会的积极推动下美国成立了药学认证委员会（Council on Credentialing in Pharmacy，CCP），其目的是建立自愿性协作机制，开展 Pharm D 后的专科技能证书认证以及建立药学监护全科实践认证制度。

　　2000 年，美国药学教育委员会（ACPE）正式采纳 Pharm D 课程认证标准，终止了药学专业本科学历的课程认证。82 所药学院从 2000 年秋季起正式启动 Pharm D 新生的招生。到 2005 年美国所有药学院全部转型。

1.4　药学监护理论对药师职业产生的深远影响

　　药学监护实践的需求来源于社会需求发生的变化，这种变化则是患者在其疾病治疗中因各种因素而出现了药物相关问题，造成了患者住院率和死亡率上升，使得医疗费用逐年上涨。另一个原因是药房过度商业化，大大损害了药师的职业形象，造成药师职业的社会地位逐年下降。尽管 20 世纪 50 年代提出了临床药学的概念，但药师始终没有找到走进临床的突破口。直到 60 年代，药学界的思想家 Brodie 教授提出了"用药全过程管理"的概念，促进药师参与管理患者用药的整个过程，把患者的用药安全与药师联系在一起，才开始诠释药学监护的真正内涵。1988 年 Helper 教授更有逻辑地定义了药学监护的内涵。定义表达了药学监护的过程是药师与患者之间建立契约治疗关系，满足患者的利益需求，用药师自己的知识和技能帮助、解决和管理患者的用药问题，以找到药师应该在哪个环节发挥自己的作用和体现价值。因此，Brodie 教授和 Hepler 教授等是药学监护概念的最初贡献者。

　　1990 年，Hepler 教授和自己的学生 Strand 教授在美国医院药学杂志上共同发表的具有历史意义的文章 *Opportunities and Responsibilities in Pharmaceutical Care*，清晰表达了药学监护的定义、解决患者存在药物治疗问题的分类和具体实施流程。文章指出药师通过药学监护的临床判断行为，就像医师诊断疾病那样，可以将患者疾病治疗不达标与不合理用药存在的原因关联起来，逻辑性地把药物治疗问题具体化和规范化，并且指出药学监护是医疗服务的一个必不可少的组成部分。实施药学监护的关键是以患者为中心，药师需要投入时间和精力与患者建立良好的治疗关系，相互承担角色的责任才能获得互助互益。此后，Strand 教授和 Morley 教授从佛罗里达大学回到了明尼苏达大学药学院，并与 Cipolle 教授一起借鉴了 Strand 教授从 1978 年以来的所有研究成果，1992—1997 年用了 5 年时间在社区药房对药学监护实践的方法论进行一系列的落地研究并重新定义和论述。这项 5 年的研究项目成为目前美国临床药学实践的示范成果之一。药学监护实践的理论和方法之所以可以持续推广，是因为在 Cipolle 教授和 Strand & Morey 教授的共同努力下，完善了药物治疗问题的分类，从原来的八大类问题变成了七大类问题。这样规范了药师的**药物治疗评估方法**（pharmacist's workup of drug therapy）的可操作流程，通过科学评估可以将杂乱的患者用药问题变成一项有形的医疗服务；同时，为药师走进临床建立了一套系统性参与临床药物治疗和监测患者合理用药的方法论，即药物治疗评估方法和服务业务。也就是说，药师通过问诊患者采集完整的相关信息，从患者药物治疗的适应证、有效性、安全性和依从性的四个维度分析，诊断患者是否存在药物治疗问题，从七大问题确认发生问题的原因，最终确定干预措施和计划以及随访时间，再通过电话或面对面方式对患者进行随访，评估监测的指标和疗效，实施干预措施，调整治疗方案或转诊患者给医师处置等一系列临床工作，为社区和临床的药物治疗管理带来了可行的解决方案。1998 年，明尼苏达州药学监护示范成果的成功促进了药学教育向满足药师实践的胜任能力转变，明确了药师在这一流程中应该承担的工作和职责。同年以方法论和研究成果的形式，*Pharmaceutical Care Practice* 第一版得以出版；四年后通过数据的采集和分析完善了该书，于 2002 年推出 *Pharmaceutical Care Practice* 第二版；2012 年 *Pharmaceutical Care Practice* 第三版修订出版，该书从初期的概念探索到形成临床指南的操作手册，最终实现形成一项临床服务的跳跃。

2003 年美国联邦政府发布了《医疗保险改善处方药使用现代法案》，首次在这一法案中提出了药物治疗管理（MTM）的概念，要求向参与医保的患者提供 MTM 服务，2004 年美国 11 个国家级药学专业组织正式达成共识，认可 MTM 服务模式。2005 年美国药师协会（APhA）和美国连锁药店协会（NACDS）发布 MTM 服务模式实施 1.0 版指南，2008 年发布 2.0 版指南。2006 年 1 月 1 日美国医疗保险和医疗补助服务中心（CMS）正式实施 MTM 项目，作为 Medicare D 项计划提供药品福利的一项配套措施，MTM 有了当前医疗程序术语（CPT）费用支付编码。2010 年奥巴马《平价医疗法》（Affordable Care Act，ACA）再次提出 MTM 的实施。药师通过艰辛努力，终于通过四种服务费用支付编码获得了 MTM 服务的费用补偿。

MTM 服务的理论基础恰恰就是 Helper 教授和 Strand 教授于 1990 年提出的药学监护实践理论体系，而后期 Strand 教授和 Cipolle 教授一起研究形成的更为完善的药物治疗评估方法是 MTM 服务的技术支撑。事实证明，这套理论先在明尼苏达州实践，又在美国其他州开展了几个示范项目获得成功后，给美国联邦政府带来了很大的信心，解决了老年人慢性病用药管理普遍存在的问题。

Hepler 教授和 Strand 教授的思想终于得到广泛的认可并形成理论，最终成为美国及世界各国药学院培养药师的必修课程，推动了药学监护实践在世界范围的普及和应用，成为医疗服务中一项新兴的典范模式，同时也影响和改变了药师职业的角色转型。

思考题

1. 什么因素可促进药师的功能和角色的演变？
2. 药学监护概念产生的意义是什么？

（康　震）

第2章 药学监护及其服务概述

说明： 本章讲述了药学监护实践的意义及其表现形式；介绍了药物治疗管理服务的诞生及背景，药物治疗管理服务的模式及其差异，药师与医师的责任分工，药学监护实践与药物治疗管理服务之间的关系，药物治疗管理服务的迫切需求；简单介绍了明尼苏达州示范项目、药学监护实践对于临床和患者的价值以及开展药物治疗管理服务的应用场景。

学习目标：

- 描述药学监护实践与药物治疗管理服务的关系。
- 叙述两种药物治疗管理服务模式的差异和价值。
- 掌握药师在以患者为中心的服务模式中承担的责任。
- 掌握药物治疗管理服务紧迫需求的原因。
- 熟悉解决药物治疗问题引起发病和死亡的措施。
- 了解开展药物治疗管理服务的价值。
- 了解在不同环境下如何实施药物治疗管理服务。

2.1 药学监护实践及其表现形式

药学监护既是概念或思想，又是解决患者药物治疗问题的方法论，也可以称为药学诊断学。这项理论从四个维度（适应证、有效性、安全性和依从性）归纳出患者实施药物治疗过程中可能存在的七大药物治疗问题，并诠释七大药物治疗问题背后存在的40多种原因，正是这个方法思路，开启了药师涉足药物治疗的大门，解决了临床不合理用药的困境。同时，其帮助患者改善用药疗效，减少了不良反应的发生。这一思想理论改变了药师的执业模式，从提供咨询答疑的无形服务变成了可以量化分析和成功复制的有形服务。因此，它是药师参与临床实践的一项核心技能。然而，**药学监护实践**（pharmaceutical care practice）的表现形式就是药物治疗管理服务，是药师向患者提供的一项获得经济补偿的服务项目。

2.2 药物治疗管理服务及其模式

药物治疗管理服务也可以称为**患者用药综合管理服务**（medication management service，MMS），这对于医疗界内外都很陌生。最初概念的产生来自2003年美国联邦政府出台的"医疗保险改善处方药使用现代法案"中增加的药品福利D计划（Drug Benefit D Plan），药物治疗管理作为Medicare保险计划中提供的一项配套服务，帮助自愿参与药品福利保险计划的老人进行有效的用药管理，建立医药护之间的有效协调与合作，以减少不必要的药品不良事件发生，有效控制患者整体医疗费用的不断上涨问题。其术语的形成是参考英国管理治疗意见术语的思路，最后成为"药物治疗管理"。

目前药物治疗管理服务在欧美国家已经达到服务流程的标准化和规范化，解决患者存在的问题可分类和量化分析，其服务次数和时间可量化，服务质量可评估，服务项目可复制。成为一项专业服务模式，既可以从医保管理上给予费用补偿，又能控制服务质量并对药师服务差错的结果问责。

药物治疗管理服务对于不同利益相关方来说，意义不一样。对于患者来说，是一项解决用药问题的医疗服务，而对于服务费用的支付方来说，则帮助支付方有效管理患者用药的适宜性、有效性、安全性和依从性，能减少药源性疾病的产生，还能节省不必要的费用开支。因此，药物治疗管理服务是一项物有所值的服务。对于行政管理者来说，可以从国家宏观层面上监护患者的药物治疗，还可以更有效地控制多重疾病的产生和医疗费用的持续上涨问题，从而减轻政府或医疗保险的财务负担。

目前药物治疗管理存在两种服务模式：一种是以处方调剂为中心的服务模式，主要是在处方调剂过程中通过简短时间的用药交代与患者进行有限的沟通，重点交代和指导患者正确用药；另一种模式就是以患者为中心的服务模式，是解决患者取药后，回家用药过程中出现的药物治疗问题，这也是药师独立提供医疗服务的执业形式。

2.2.1 以处方为重心的服务模式

药师提供的传统患者服务都是在处方调配后，在交付患者药物过程中完成的。然而，患者对于药师审核处方的合法性、规范性和适宜性一无所知，也不理解处方审核对于他们用药安全的重要性以及价值。而药师的很多工作侧重于药品管理，尽力在开具处方、调剂处方以及向患者提供药物过程中，预防差错事件的发生，提供药物信息、监测治疗药物等都是幕后工作。药师与患者直接接触的机会和时间很少，接触只发生在接受患者提交处方时以及处方调配后交付患者和用药交代时。这些接触的时间和次数都是零散没有规律的，且对患者整体用药的了解甚少，不利于药师判断患者是否存在不合理用药的问题。因此，药师干预患者的机会就少，患者也不重视从药师那里获得的指导信息，很自然就无法体会到指导信息对于自己疾病治疗产生的价值是什么。

此外，审核处方过程中难免遇到一些医师记错药名、写错给药剂量或者遗漏年龄记录、诊断的适应证等问题，更严重的是医师可能忽视了处方中存在重复用药、药物相互作用或患者对药物过敏等问题。让医师修改处方会给患者带来很多麻烦，有时还会与医师发生争吵或冲突。这些服务对患者治疗结局影响产生的经济价值偏低，所以对于支付方来说，不愿意支付处方审核费也有部分原因是这个。因此，患者用药指导业务很难形成一项收费服务。

另外，以处方调剂为重心的服务模式在运营结构中是存在利益冲突的，这种方式更注重处方调剂的次数和使用药物的数量，与医师开具大处方的获利模式几乎一样，处方调剂越多药师的获利越多，这种方式难以让药师有动力和精力关注患者的用药安全问题。药师在处理利益和遵守伦理上难以平衡。

因此，开展这项业务的前提是药物治疗管理服务必须独立出来，与处方调剂业务完全分离，药师才能全身心投入到管理患者的用药安全和提高疗效上。

2.2.2 以患者为中心的服务模式

以患者为中心的服务模式要求药师掌握专门的理论和实践技能方能上岗。这种方式普遍用于药学门诊、养老院、医师诊所、患者家里以及社区药房的药师服务区域。药师不参与处方调剂业务，与医师的诊疗模式几乎一样，对患者进行有效问诊、信息采集、评估用药问题、确认（诊断）药物治疗问题、讨论治疗计划，甚至干预患者药物治疗或实施转诊，同时需要药师记录与患者沟通的详尽内容以及自己评估的结论，需要建立患者药历档案，需要随访以及评估监测的指标。这是一个完整的医疗服务过程。其首次服务的方式通常采取面对面沟通，随访可能会通过电话沟通，在美国通常采取预约式服务。

在以患者为中心的服务模式中，药师需要与患者有更深入的沟通，了解患者的既往病史和用药体验，了解患者治疗中的顾虑、偏好、信仰以及用药行为。这种服务模式需要患者全身心地参与到药物治疗管理之中，从主诉自己的用药需求到确认药物治疗问题，从建立治疗目标到治疗监护计划的落实，甚至最后的随访和监测指标的评估。

这一服务模式可以让药师很好地与医疗团队融合在一起，共同服务好患者。医疗团队成员可以相互转诊患者、相互协助治疗、共享信息。因此，药师需要投入更多的时间参与患者沟通以及有效随访评估和实施干预，并在服务的全过程记录有意义的患者用药信息，包括患者的用药体验以及评估的结局信息。显然，这样的执业记录对于医疗保险来说是非常有价值的，既可以回顾，又可以评估服务的结果和经济作用，只是这种服务对于他们来说比较陌生。尽管有很多研究证明这种服务可以创造一定的经济价值，减少患者的整体医疗费用，但是医疗保险部门或其他支付方仍然犹豫是否应该补贴或补偿药师投入的时间和精力。原因是这项服务的效益并不是直接完全地节省患者使用的药品费用，而是体现在医疗卫生服务体系预算的费用结余。对于那些想直接降低药品费用而节约预算的管理者来说，这项服务并不容易被接受进而推行。

2.3　提供药物治疗管理服务承担的责任

在药物日新月异和不断创新的时代，临床用药的种类越来越多，疾病治疗方案也越来越复杂，药物治疗管理已经成为监护患者治疗风险的临床日常工作之一，也是每位参与药物治疗决策者的责任。然而，这样的责任却有点超出了专科医师具备的用药经验和日常的监护范围。此外，很多患者正在服用高风险药物或用药无法达到预期的治疗目标，使得医师逐渐意识到应该寻求更多同行的帮助，才能有利于医疗服务质量的提升。

让药师提供药物治疗管理服务，并不是取代医师监护患者治疗的工作，而是作为一种参与管理患者用药风险的服务补充，促进患者合理用药的有效性和安全性。但因参与患者药物治疗管理的岗位既责任重大，又复杂且充满挑战，完全属于一项监护患者的创新医疗服务，因此，转型的药师需要接受专门的训练才能胜任这项任务。

过去，药师的主要责任一直是制剂配制、药物检验、质量管理或处方调剂。从 20 世纪 60 年代开始，药师逐渐扩大自己的岗位职责范围，从提供药物信息到涉足治疗药物监测再逐渐延伸到教育患者和监护患者的领域，积极参与临床的查房和会诊工作，给予临床医师更多的合理用药建议，也就是目前的临床药学工作。

这种岗位职责的变化，使得所需的知识结构和技能也不断扩大，促使了药学教育的持续变革。在美国，不仅在教育年限上增加到目前的 6～8 年时间，在课程体系上也增加了临床需求的课程。此外，在学习期间也增加更多的临床实践训练机会，以培养和提高药师管理患者药物治疗所需的执业能力。同时对药师学历的要求也从学士提高到药学博士层次，为创造与医师在治疗管理上的平等对话机会打下坚实基础。

然而，客观来说，在监护患者治疗过程中，不管是医师、护士，还是其他医务人员，在知识结构和提供的服务上都存在重叠。因此，医疗服务体系中需要设计不同的角色，既要承担相应的责任，还需在其功能上进行互补合作，这样更有利于患者疾病的治疗。对于医师来说，其主要承担患者疾病诊疗的责任，确认、解决和预防疾病问题；护士主要承担患者的护理任务，确认、解决和预防护理问题的出现；而对于参与药物治疗管理的药师来说，其主要责任则是监护患者用药的疗效和安全问题，确认、解决和预防患者出现的药物治疗问题。

2.4　药物治疗管理服务形成的因素及必要性

我们应该注意到药物治疗管理的普及对于整合协调各方医疗资源、实施统一的监护患者治疗是具有现实意义的。

① 新药研发的成本逐年增加，医疗保险管控费用越来越严。

② 药物的复杂性和特异性（专一性）增强以及监测方式发生改变。

③ 具备处方权利的医务人员（医师、助理医师、执业护士和执业药师等）数量和类型变多，导致处方数量剧增。

④ 随着生活方式改变、社会老龄化慢性病日趋严重，聚集上升。

⑤ 药品种类和制剂增多，市场竞争白热化，医师处方行为受到干扰。

⑤ 缺失一个结构化的系统方法，用于解决药物的选择、给药剂量以及监测用药情况。

以上这些因素迫使医疗卫生体系需要建立一个以循证医学为基础、以患者为中心的服务模式来管理患者用药的治疗结局。目前普遍存在一些因素影响到患者药物治疗的效果以及费用的合理性，本节将从以下几个方面阐述药物治疗管理的必要性：药物治疗、处方权限、患者行为、社会老龄化、药品成本、市场竞争、决策方法以及不合理用药等。

2.4.1　药物治疗因素

基础医学取得了很多成就，搞清了很多疾病的病理生理，使得用药的准确度不断提高，如明确了药物的受体部位和作用机制以及免疫疗法的出现。此外，药物的复杂性增加和特异性增强，同时考虑到患者个体因素，如基因差异、脏器功能等，给药路径、监测方式以及联合使用方法受到很大的影响，产生药物不良反应的特征更加复杂且难以辨别，需要医务人员更加小心谨慎，掌握更多的知识和技能。

2.4.2　处方权限因素

传统上只有医师拥有开具处方的权利，但随着医学的进步和发展，治疗需求越来越多，因此更多的医务工作者参与了医疗服务，也拥有了开具处方的权利，以美国为例，这些人员包括牙医、护士、眼科医师、推拿医师、助理医师，还有药师等，都可以在所签署合作医疗协议框架下开展药物治疗，更改给药剂量以及监测患者用药状况，因此，可能带来了多个执业者为同一位患者开出不同的处方问题。

在美国，65 岁及以上的老年人，即符合联邦医疗保险（Medicare）资格的人，是处方药的主要消费者。而在这些拥有社会医疗保险的多发慢性病患者中存在需要重视的问题如下：

① 平均接受过 13 个不同医师开具处方。

② 占住院总人数的 76%。

③ 平均患 8 种并发症。

④ 平均服用 15 种不同的药品。

⑤ 60％的患者存在亟待解决的药物治疗问题。

2.4.3 患者行为因素

多种合并症的慢性病患者增多，经常就诊多个医师，造成处方量增多，同时服用药物数量增多、用药复杂程度增高。此外，药师审核处方通常是对患者单次带来的处方进行审核，忽视了患者可能还有其他多张处方的合并问题。在过去 30 年，美国每年每位患者的处方数量已经从 6 张增长到 18 张，不仅如此，其中有 25％的处方有不适宜、无效、不安全或患者无法按医嘱服用的情况。而在我国，有的老年患者初期可能就是 1～2 种疾病，但时常由于急于看到治疗效果，到处交流经验，擅自添加药物或停药等，这些问题带来了疾病恶化或疗效不佳，增加了合并症以及服用多种药物造成的并发症发生，几年之后患者用药不仅越来越多，药物引起的疾病也越来越多，使得药物治疗管理变得越来越复杂。

2.4.4 社会老龄化因素

随着社会老龄化程度越来越严重，罹患慢性病的患者人数逐年增多，患者用药数量、次数以及多重用药问题也不断增加，药品变成老年患者日常生活的一个重要组成部分。

1999 年美国调研数据显示：

① 82％参与联邦医疗保险的老人患有 1 种以上慢性病。

② 65％的老人患有多种慢性病。

③ 24％老人患有 4 种以上慢性病。

④ 患有 2 种以上慢性病的老人平均每年就诊 7 位不同医师。

2.4.5 药品成本因素

由于患者疾病增多，开具处方医师和处方数量也在增多，服用药物数量以及复杂性升高，此外，新药研发难度和技术创新促使研发成本越来越高，上市后的药品成本也会逐年上涨，在某种程度上显著增加了临床使用药物的总体开支。

美国 2010 年数据显示：

① 糖尿病领域增加治疗费用 19 亿美元，其中胰岛素制剂就花费了 13 亿美元。

② 全年药品花费高达 3070 亿美元，其中处方药超过 2000 亿美元，非处方药 1000 多亿美元。

不管是对患者个人，还是对政府或医保付费，这些费用的持续增长都是不利的。

2.4.6 市场竞争因素

药物研究持续创新，甚至仿制药制剂开发也越来越多，药品市场的竞争激烈程度不言而喻。制药企业市场人员只能想尽一切办法，不断地研究市场策略，诸如开展新药上市会以及各种学术活动等，影响医师的处方行为，这使得医师处方药品、给予患者用药剂量以及疗程使用上的决策带有明显的主观意识。这样的结果自然会促使政府医疗监督管理和医疗保险部门从法律法规层面去思考如何约束和影响制药企业的营销行为。

2.4.7 决策方法因素

正是以上的各种因素，促使了 Strand 教授从 1983 年开始了对药学监护的深入研究，通过制定一套系统解决患者合理用药的决策方法，来防止医师过于武断地选择药物和在确定给药剂量等方面不规范问题的发生。也让药师找到了一种判断医师或患者是否合理用药的评估方法。这种方法在逻辑上对发现患者存在的药物治疗问题进行科学分类，帮助药师容易确认出患者存在不合理用药问题的原因，以便于解决和预防药物治疗问题的出现，从无规律的认知判断到归纳出规律性可量化的有形不合理用药问题，产生一项临床治疗的干预解决办法。

因此，Cipolle 和 Strand 教授研究出合理用药的评估方法，即药物治疗评估方法，是一种药物治疗问题的诊断方法，与医师临床诊断方法的思路基本一致。这是一种颠覆传统药师角色的崭新服务模式，被称为药物治疗管理服务。

2.4.8 不合理用药因素

在过去几十年里，医疗改革的话题总离不开医疗总体费用持续增长的问题，而造成这种费用增长与药物相关问题引起的发病率和死亡率有直接的联系。很多研究表明患者治疗因药物相关问题引起的发病率和死亡率所带来的费用高得惊人。在美国，1997 年这些费用就高达 1360 亿美元。Howard 等发现导致患者住院但又是可以预防的药物相关问题 30.6％是医师处方差错导致的，33.3％属于患者用药依从性差，22.2％来自药物治疗监测不到位。这些药物相关问题的发生都来自最常见的普通药物（如华法林、胰岛素）及日常的诊疗过程（如开具处方和诊疗交接的各个环节）。而在德国，2007 年研究数据显示，约 200 万人出现的药物不良反应带来的医疗费用就高达 8.16 亿欧元，其中约有 50％是住院产生的费用，11％是急诊治疗产生的，21％是长期护理产生的费用。

此外，美国还有其他的数据显示：有 37％本可避免的用药差错是因剂量差错导致的，11％是药物过敏或药物相互作用产生的；而这些用药差错 22％是住院期间发生的，66％是医疗转换过程产生的，还有 12％是在出院时产生的。调剂错误是一个大问题。

这些全球的药物相关问题引发的问题增加了巨大的处理成本。因此，不论政府，还是医疗个体都应关注和记录这些重要问题，通过科学的方法降低这些药物相关问题带来的发病率和死亡率。

2.5 药学监护实践对医疗医保变革的意义

由于药物治疗管理服务对医疗及费用支付方还很陌生，当行政管理者增加一项新的服务的开支时，需要看到的是服务成本效益的最大化，因此，就会考虑该项服务提供给谁更合适，更能产生效益。Cipolle 等通过在明尼苏达州开展了近 20 年的示范项目，产生了大量研究数据，回答了社会各方关于药物治疗管理服务提供给哪些患者更恰当等问题。

2.5.1 实施药学监护产生的数据证据

根据目前大量的综合评估，已发现药物治疗问题普遍存在，但很难得出将药物治疗管理服务提供给什么样的患者更为恰当或获益更大的结论。在美国大量的数据显示大约有一半在门诊药房取药的患者都至少存在一种需要解决的药物治疗问题。由于药物治疗问题可能来自疾病治疗、药物本身或患者等不同的环节，所以需要对患者个体的相关问题进行整体的评估，确定发生问题的程度。因此，没有必要花过多的时间确定谁更需要接受药物治疗管理服务，倒是可以从逻辑上评估哪些患者可能需要这项服务。

目前从 Cipolle 等学者研制的 Assurance 管理软件系统收集到的数据显示，来自美国及其他地区的数百位药师执业者提供了超过 50 万次的问诊服务，记录了超过 15 万份药物治疗管理服务的病例。例如，一份典型的患者案例，患者，女，66 岁，患有 6 种疾病，正在服用 9 种药品治疗疾病，其中有 3 种药品属于 OTC，初次评估就发现存在 2 种药物治疗问题，在监护期间又发现 2 种药物治疗问题。整个 90 天的监护时间，经过药物治疗管理服务后，节省了 435 美元医疗费用的支出。

数据还显示，有一些患者通过服务避免发生住院的现象，每位患者平均节省 4211 美元医疗费用支出。这部分患者的特征：63％是女性、平均年龄 60 岁、平均服用药品 13 种、治疗或预防平均疾病数约 9 种。82％存在药物治疗问题的主要原因：给药剂量不足、出现药物不良反应、患者依从性差（原因是没掌握正确的服药方法）。药物治疗问题涉及的几乎都是常见药物：激素吸入剂、胰岛素、呋塞米、华法林、非甾体抗炎药、ACEI 类药物、ARB类药物。

尽管数据仍无法提供一个准确的预测模型，但这些收集到的数据将有助于最终确认哪些患者更合适获得药物治疗管理服务。

近年来医疗费用的不断飙升，使得医疗管理者表现出对开展一项新增医疗服务的谨慎态度。因此，管理者更希望了解到药物治疗管理服务的真正价值，也需要制订一些测量指标，采集更多患者的数据，评估这项服务的费用成本和创造的经济价值。这些测量指标包括患者服药的数量，目前治疗的疾病种类以及使用药品的费用。其目的还是了解哪些患者更应该得到药物治疗管理服务，或者说从哪些疾病切入更具有意义。但是，从 Cipolle 等的观点看，药物治疗管理服务应该普惠所有的慢性病患者，不应该受到限制。

2.5.2　接受药物治疗管理服务的对象

由于药物治疗管理服务不仅对于医疗界来说是新生事物，而且对于患者来说也是陌生的，甚至会有人怀疑这项服务的价值。因此，在开展这项服务的初期，最好的办法是先通过一些与自己熟悉的专科或老年科主任医师沟通，阐明这项服务的意义和价值，共同制订一个合作协议，再通过门诊医师介绍或转诊的方式，将最需要获得这些服务的患者介绍到临床药师开设的药学门诊。对于社区药房的执业药师来说，可以在药房通过宣传哪些患者更需要这项服务来招募患者，并且可以宣传药师的专业形象和服务创造的价值。

Cipolle 等列举了存在以下 5 种情形的患者可接受药物治疗管理服务：

① 疾病还未达到预期治疗目标。

② 正在接受复杂给药方案。

③ 新近确诊的疾病。

④ 患者用药存在问题和疑虑。

⑤ 要求有更多时间与医师讨论用药问题。

然而，还应该考虑存在以下情形的患者：

① 治疗 2 种以上疾病或服用 5 种以上药的。

② 寻找多科室或多位医师就诊的。

③ 正在服用治疗指数狭窄的药物或服用需要监测的药物的。

④ 发现明显药物不良反应的。

⑤ 用药依从性差的。

⑥ 存在语言障碍、动作缓慢、视觉障碍或认知差等用药风险的。

目前摆在我们面前且又非常紧迫的工作是要尽量收集服务的各种信息，需要详尽记录，最好启用电子记录的形式，这样有利于进行统计、分析并评估出服务所创造的价值，进而让患者和医保管理者认识和理解这项服务的意义。

2.6　药物治疗管理服务创造的价值

总的来说，目前世界各地的药师都在有限的资源下努力地开展药物治疗管理服务，但给患者、医务人员以及医保费用支付方带来的价值是可量化和可复制的，且让很多参与方从多方面体验到了服务价值的存在。

对于患者来说，不仅可改善疾病治疗的结果，更可从药师专人的管理和帮助中获益。而对于医师来说，也可从药师介入到管理患者的药物治疗过程中获益，使得医师腾出更多的时间与患者沟通，降低误诊率和减少医患矛盾，提高效率和改善服务质量。这样的一个过程自然降低了患者重复门诊和住院的概率，减少了医疗保险所需支付的费用。

2.6.1　药物治疗管理发现的问题和价值

Cipolle 等学者从两个项目中获得数据结果，显示出药物治疗管理服务在临床应用上的必要性。

美国 Medicaid 实施项目中的一组数据显示了现行医疗过程中存在的问题：

① 入组患者人数 1651 人。

② 患者平均年龄 48 岁。

③ 每位患者平均患有 9 种疾病。

④ 每位患者平均服用 13 种药物。

⑤ 就诊 MTM 服务次数 4453 次。

发现每位患者平均存在 7 种药物治疗问题，在接受药物治疗管理服务后，患者达到治疗目标的比例从基线 54% 升到 80%。解决药物治疗问题后，每位患者平均节省了 1594 美元。

而在 Medicare 层面实施的另一项目组数据显示：

① 入组患者人数 706 人。

② 患者平均年龄 70 岁。

③ 每位患者平均患有 11 种疾病。

④ 每位患者平均服用 18 种药物。

⑤ 发现这些患者中约有 28% 存在 10 种药物治疗问题，甚至更多。

他们都接受了药物治疗管理服务，并确认和解决了这些问题，使得患者的临床指标得到显著改善，也节约了大量的费用，剩下的费用中大约 97% 原本都用于住院、长期护理以及医疗服务。

2.6.2　药物治疗管理产生的经济价值

评估购买服务所创造的经济价值，需要通过经济学指标反映出来，而投资回报率（ROI）正是这样一个测量指标。目前，药物治疗管理服务的投资回报率已经有了结果。ROI 可以体现出降低患者住院率、医师门诊量、患者急诊人数以及不必要和不适宜用药的效果。数据显示：患者在接受服务后，产生的数据结果非常积极，ROI 值达到了 12∶1，也就是产生投入 1 元，可以节约 12 元的效果。

1996 年在美国 Asheville 地区启动了著名的阿什维尔项目（Asheville Project），共计 12

家社区药房的药师积极参与了这个项目。药师首先通过训练，然后参与糖尿病患者的用药评估、治疗干预以及随访和监测药物治疗，从短期到长期的临床结局和经济效果来看，都取得了非常显著的效果。后来项目扩展到心血管疾病、哮喘以及抑郁症。每年每位患者平均直接节省的医疗费用达到1200～1872美元，投资回报率达到4∶1。随后"糖尿病十城挑战赛"成功复制了阿什维尔项目，在全美10个地区超过30家企业中开展了药物治疗管理服务，取得了成效。

另一个案例是明尼苏达州实施了一项提供药物治疗管理服务的临床和经济学对照研究，由通过训练后的药师向参加商业保险的患者提供这项服务。每位患者当年的医疗费用节省了3768美元，投资回报率达到了12∶1。

这些数据表明，在一些慢性病患者中开展药物治疗管理服务是非常有价值的，不仅表现在患者的临床疗效上，还体现在经济指标上。这些为医务人员和医疗保险支付方决策实施这项服务提供了科学的依据。

2.7　药物治疗管理的体系建设

随着人们开始意识到药物治疗管理对于减少药物相关问题的重要性，大量改善药物治疗管理的研究和工作广泛开展起来，也帮助人们克服了很多的困难，从而使这项服务变得更加有效。

Cipolle等学者从体系建设的角度提出在三个层面上强化药物治疗管理的具体措施。

① 强化国家政策和构建机制的顶层设计。

② 构建医疗机构层级的药物治疗管理体系。

③ 解决患者个体的合理用药问题。

2.7.1　强化国家政策和构建机制的顶层设计

从国家顶层设计来看，政府层面一般会出台各种法规法律政策来管理患者的药物治疗，例如美国联邦政府2003年出台了《医疗保险改善处方药使用现代法案》，在法案中提出给予老年患者药品报销福利项目，鼓励65岁以上老人自愿参加药品保险福利计划。同时，要求保险计划提供药物治疗管理的配套服务。过去政府更多的是管制限制性药物以及管理医师处方权。如今世界各地不同程度放宽了一些药品的管制，尤其是一些不发达国家更是如此，甚至对于处方药，在没有处方情况下也可以购买。

尽管药品的广告宣传有较为严格的管理条例，但目前在我国，广播、电视、互联网和终端药店场所，都还存在一些随意推荐药品、进行POP宣传以及促销活动的现象，这些在一定程度上会影响消费者的用药安全。不过，可以通过加强政策建设来在一定程度上管控用药风险。然而，对于一些非法使用药物的问题，国家层面仍然难以绝对制止。此外，医疗保险鼓励使用更为低价的仿制药，这也使得不法企业有可乘之机。因此，国家在政策体系建设上管理整体用药的任务仍然十分艰巨。

2.7.2　构建医疗机构层级的药物治疗管理体系

目前在医疗机构中广泛使用的管理办法是，通过药事管理与药物治疗学委员会制定医院的协定处方集，解决药品的选择和药品的成本管理，但是这个流程的影响是有限的，更多的是起到控制成本预算的作用，很难影响到患者个体用药的决策。随着医保支付制度的变革，实施 DRG 制度以全面抑制医疗费用上涨问题，已成了世界各国政府的共识，其最大的作用是扩大了仿制药的使用，使得仿制药的使用达到了处方药用量的 60%～70%。

然而，目前很多欧美的管理型医疗组织和医师团体则把注意力放到了制订药物治疗协定方案和国家药物治疗实践指南（National Practice Guideline）上，以指导医师和其他医务人员合理用药。这一过程确实解决了药物治疗决策的标准化问题，但是这些标准关注点却是疾病治疗，忽视了患者个体差异以及多病共患下用药的多样性和复杂性。

而在医疗机构中负责管理的药师，通常使用**药物使用评价**（drug use evaluation，DUE）和**药物利用评价**（drug utilization review，DUR）研究影响临床的合理用药行为。我国目前医疗机构是采用"处方点评"制度。这些管理工具的使用往往都是回顾性评估用药情况，也称为回顾性合理用药评估，仅能作为临床用药制度建设的纠偏指导。其结果难以实时影响临床的合理用药行为。DUE、DUR 及"处方点评"的缺陷在于它们是临床的非常规工作，但是其具有一定的指导意义。几十年来，临床药师已经开展了很多临床药学服务，如治疗药物监测、药代动力学给药剂量调整、肠道外营养以及基因检测精准用药等，这些工作在某种意义上促进了临床的合理用药，但是影响力依然有限，且只能在医院里开展。

2.7.3 解决患者个体的合理用药问题

目前大多数的患者药物治疗都来自医师的处方和患者本人的决策。制药企业通常依靠医药代表对医师的拜访或投入学术活动来影响医师的处方行为。不管当下这些市场活动的评价如何，但这些活动总归是医师获得药物信息的重要来源，厂家参与各种学术活动也创造了与医师互动交流的机会，使医师获得更新的知识。

然而，对于患者来说，想获得可靠的用药指导信息资料非常困难。不仅如此，除了不少患者缺乏医学和用药常识外，患者自己的用药决策还常常会受到外界不良信息的干扰。整个医疗卫生体系在管理患者个体用药方面存在一定的缺陷，医师很难介入到患者日常使用药物的决策之中，也很少主动指导患者的合理用药，更不用说主动监测自己为患者制订的治疗计划实施状况，这些情况使得患者在疾病治疗过程中容易出现不良事件或依从性差的问题日益凸显，也是造成患者发病率和死亡率升高的主要原因。

因此，药物治疗管理服务的诞生，解决了医疗卫生体系中跨专业团队成员之间的协作和沟通缺失的问题，通过社区的药师帮助患者更好地执行治疗方案以及对其治疗进行监测，跟踪随访监测治疗，及时纠正患者依从性问题，能很好地解决患者药物治疗过程中存在的问题。

2.8 开展药物治疗管理服务的场景

目前药物治疗管理服务在世界各地以及不同的医疗执业环境下蓬勃发展，开展这项服务的执业环境越来越多，其中药学门诊、社区药房、住院病房、长期护理及养老机构较为普及。

2.8.1 药学门诊

在欧美国家，药师在综合医疗门诊开设药学门诊为患者提供用药监护服务并不新鲜。实际上，这是最接近为患者提供药物治疗管理的临床服务。十几年来，临床药师也一直受聘于家庭医疗诊所并得到医师的协作，临床药师不仅帮助患者更好地管理其药物治疗，还协助医师更好地选择药物、计算给药剂量以及监测用药情况。

由于药师的传统角色不是作为一名独立执业的医疗服务提供者，因此，其劳动所得不是直接从服务获得经济补偿。多数的用药指导服务都是免费的，主要原因是没有统一的服务标准、质量评估标准、问责机制以及经济补偿机制。随着药物治疗管理服务的开展，药师开始了角色的转换，患者可以体验到药师服务的价值。因此，在美国以及加拿大等多地已经建立了一种药师与医师之间的**合作医疗协议**（collaborative practice agreement），授权药师行使一定的处方权并承担部分干预患者药物治疗结局的责任，实施医护药信息共享，减少患者用药差错，提高患者依从性和医疗服务效率和质量。

近年来，我国在政策上也对药师角色转型给予支持，国家卫生健康委员会 2021 年发布了《医疗机构药学门诊服务规范》，全国各地大型医院逐渐开展了各种治疗领域的药学门诊服务。

2.8.2　社区药房

传统药师在社区药房（community pharmacy）的工作，更多的是处方调剂或销售药品。目前很多国家的药师可以通过调剂患者的处方而获得处方调剂费用。在一些发达国家的连锁药店已经开始配合国家医保政策和保险合同提供"以患者为中心"的药物治疗管理服务，建立了药师独立执业的服务模式，药师可以被指派到一家特定药房，每周至少坐诊提供服务一天。患者需要的话，可以预约当天的药师，该项服务与处方调剂业务完全分开。一周内一位药师可以在四家不同药房提供服务。除非某个药房患者的预约量超过了时间表的安排，这时药师可在该药房延长工作一天，否则原计划不变（即多点执业）。

2.8.3　住院病房

尽管几十年来药师一直为住院病房（inpatient setting）提供临床药学服务。然而，还是无法真正意义上与医师、护士形成完整的医疗团队，肩并肩实现协调性机制的药师监护模式，直接践行临床药学监护服务。大多数临床药学服务是具体支持临床的服务工作（诸如地高辛、氨基糖苷类药物监测和个体化的抗凝给药设计或肠外营养支持）以及参与查房、会诊和解答临床用药问题等支持性服务。很少见到临床药师成为真正意义的住院药师，直接在住院病房，全面参与监护患者用药以及管理患者住院期间所有的治疗药物。

如果药师能被委派到专科住院病房参与医疗团队的工作，并承担患者住院期间的用药监护工作的责任，那此项服务就容易开展了。现实情况是，世界各国依然还有很多医院无法做到让临床药师完全成为医疗团队的重要成员。

不过，由于医保费用管理越来越严，如美国 Medicare 医保规定对已有明确诊断的患者在出院后在 30 天内再次入院产生的费用不予支付，这就意味着医院必须重视出院后患者的用药管理问题，因此，也给药学门诊和社区药师创造了机会，负责出院患者的用药随访工作。

2.8.4　长期护理及养老机构

20 世纪 80 年代以来，欧美国家通过立法要求药师在长期护理机构为患者提供 30 天的患者用药评估服务，但没有明确说明这些机构是否大范围地提供药物治疗管理服务。不过，欧美政府都在出台规范，要求获得医保药物报销福利的患者可以在自己家或护理、养老机构接受药物治疗管理服务。这些医疗相关的服务机构，应该鼓励药师参与管理老年患者的用药问题。未来的个体药师提供药物治疗管理服务必须依靠一个团队的共同努力，将药物治疗管理服务融入患者接受的医疗服务之中。

　　目前，药物治疗管理服务已经在欧美国家获得了认可和接受，其在保证患者按照医嘱服药以达到适合、有效、安全和足够便利方面是很有必要的。尽管药物治疗管理服务对于医疗卫生体系来说相对较新，但药学监护已经实施近 20 年，且一直在完善中。这些服务是非常有必要的，也被证实是有价值的，目前在各种执业环境中都在开展这些服务。因此，有必要更好地理解药师践行药学监护的专业行为，即以患者为中心的药物治疗管理服务。

思考题

　　1. 药物治疗管理服务产生的主要原因是什么？
　　2. 药物治疗管理服务体系在宏观层面上的建设包含哪几个层面？

（康　震　于　锋）

第3章 药学监护是药师职业的实践活动

说明：本章讲述了什么是专业，什么是实践，专业实践的定义、特征和构成是什么。药学监护是药师职业的一种专业实践。更确切地讲，药学监护是指导药师临床实践的方法论和职业灵魂。本章论述了专业实践的特征及内涵，药学监护既作为药师的一项全科实践技能方法，也作为基层医疗的一项新兴临床服务，在未来的整合医疗中具有广泛的指导意义。

学习目标：

- 理解什么是专业，什么是实践，什么是专业实践。
- 可以描述专业实践的定义、特征和构成。
- 掌握药学监护是药师职业的一种实践活动。
- 熟悉药学监护属于全科医疗的实践技能。
- 了解药学监护作为基层医疗的重要组成部分。

3.1 作为专业实践的要求

英文 profession 一词的中文意思既是专业又是职业。"专业"是指其是需要长时间接受高等教育的学业门类；职业是指需要长时间系统地学习一个知识和理论体系，掌握专业知识和解决复杂问题的技能，同时需要具有奉献精神，为社会提供一种明确的特殊智力服务，还需要不断创新，做出更有意义的贡献。professional 一词是指专业人员或是从事专业的高级人才。

"实践"（practice）是指某人拥有其专业知识和技能，为其职业实际做的事情。也就是说，特定的专业知识在日常行为中的特定应用构成了一种职业行为。

什么是专业实践（professional practice）？"专业实践"一词是指专业人员在特定行业工作的实践行为，或个人知识在特定职业中的运用，也指需要承担职业责任。就生物医学领域而言，指医疗相关的专业活动以及履行相关医疗服务的职责。

职业产生于专业人员的实践行为，一般是先出现实践行为，再经认可合法后才被定义，最后衍生成服务。而药师提供的药物治疗管理服务并非如此顺利。虽然 1990 年药学监护的概念受到行业的普遍认可，也被广泛讨论，但直到 2006 年才正式实施药物治疗管理服务，并且其发展并不一帆风顺。因此，非常需要讨论如何构建这一职业的专业实践。

在医学领域里，对患者的治疗决策、监护等工作是干预患者个人生活和生命的问题，服务的对象是特定的个体。能承担这项工作的人群是医师、护士和药师，这些人必须是受过相应的高等教育、职业训练以及遵守职业道德的专业人士，他们必须按照职业的实践标准指南开展服务，同时也需要受到法律的授权和保护。

传统药师的职能与医师的职能是完全分开的，药师不直接负责向患者提供监护服务工作，因此，与众多的健康科学专业不一样，其没有直接承担监护患者的责任。尽管临床药学发展多年，也给患者提供了不少相关服务，比如提供用药交代、书面指导，给予用药建议等，但多数服务都是单向传递信息，并没有承担治疗决策的责任，也就不对患者治疗结局的好坏负责。大多数情况下，都是医师做出的决定和建议，并承担最终责任。

因此，如果药师想转型服务患者，直接监护患者的用药安全，承担相应的责任，就需要完成以下三件事：

① 掌握药物治疗评估方法，采集患者信息、评估用药需求，确认药物治疗问题；

② 充分与患者沟通，拟定满足需求的计划，实施干预措施；

③ 主动承担职业责任，实施患者随访计划和监测评估指标，直至达成治疗结局。

药师只有按照统一的执业标准为每个患者提供上述三项内容的专业服务，才能算直接监护患者。药师也需要像其他医务人员一样采用同样的方式和标准进行专业的患者监护实践工作。

3.1.1 专业实践的行为特征

药学监护实践是一种专业实践。要想达到专业实践的标准，需要按照其他临床医学实践的标准来发展和研究。"药学监护实践"的术语需要满足医学和护理的需求并与之融合为一体，才能使药师成为临床医疗团队的重要成员。

药学监护实践历经了无数风雨的洗礼，顺应社会需求和公众期望，承受了行业的经济压力和考验，才得以生存下来。药学监护已经成为一种药师对患者实施监护的专业实践，可以让患者得到体验，也可以记录患者药物治疗和评估疗效的过程，药师通过专业服务得到应有的劳动报酬。

但对于整个医疗卫生服务体系来说，药学监护依然是一项陌生的专业实践活动，真正在临床实施时将会遇到巨大的挑战，何况药学监护实践的发展与医疗实践的发展相比，还仅仅处于"婴儿成长期"。

医学实践已经经历上百年的系统发展和明确定义，具有其内在的逻辑和步骤。药学监护实践的发展也应明确其专业践行的角色和责任，遵守其实践原则。因此 Cipolle 教授等主张药师践行药学监护实践应具备道德和价值观，再应用知识增进他人的健康福祉。道德应被视为所有实践中必不可少的核心部分。药师们需要团结起来，达成共识，遵守执业规范和行业信条，明确在遵从道德伦理下践行药学监护，解决患者的实际用药问题，承担患者治疗结局的责任。

但是，要想做到这些专业的实践行为，药师必须具备构成实践的知识体系和临床技能，并承担一定的职业风险和法律责任。因此，只有支撑实践的基础是实践标准和职业规范，药学监护实践才能逐渐被传承并彰显价值。

3.1.2 如何形成专业实践

实践与服务存在什么区别？这就需要认识药学监护实践与药物治疗管理服务之间的差异。药学监护实践是药师应用专业知识和临床技能，预防和解决患者用药问题，最终达成患者治疗的最佳结果。当这些服务于患者的专业实践，有序地整合成为医疗卫生服务体系之一，这个服务体系就建成了。在服务体系下，患者通过明确的流程预约、就诊药师，药师每天重复践行这些专业活动、接受服务报酬等就算完成了他的"实践"活动，"服务"就算提供了。

从药师角度看是"实践"，而从患者角度看所接受的是"服务"，因此，我们所讨论的药学监护实践是指药师践行的本职工作，而药物治疗管理服务则是向患者提供的一项服务业务。

构建药学监护实践，应建立自身的哲学思想，服务体系由三个部分组成。

① 执业理念　指导药师实践的论证依据及伦理基础，规范其执业行为。

② 患者监护流程　收集患者信息，做出相应的决策和行动。

③ 执业管理体系　构建一个支撑服务患者和管理药师的组织系统，以保证其服务质量、行为问责及服务收费的落实，保证服务的顺利进行。

3.2　药学监护是药师践行合理用药的实践活动

定义："药学监护是药师承担解决患者药物相关需求的责任并接受社会问责的一种专业实践行为"。药师在其执业过程中，应以达成患者的有效治疗结局为目标，提供负责任的药物治疗服务。

"药学监护"不仅适用于药师实践，也适用于医师、执业护士等医务人员实践，但是从知识结构、对药品特征的认知和理解以及实践操作来看，药师对于这项工作更为胜任。患者的药物相关需求则是指患者存在的药物治疗问题。药学监护的定义阐明了药师既要解决患者治疗中存在的药物治疗问题，承担患者治疗结局的责任，还要承担职业失误带来的风险责任。

3.2.1　药师实践的执业理念

对于药师来说，其执业理念就是药师践行药学监护的核心思想体系和伦理基础。社会之所以对药学监护有需求，是因为存在药物治疗问题，药物治疗问题由各方面因素造成，这也是患者住院率和死亡率升高的主要原因。因此，有理由论证药师践行药学监护工作可以减少患者用药过程中出现的药物治疗问题。然而，作为药师，要解决这些问题应该积极承担相应的职业责任，做到以患者为中心，真正关爱患者，实时提供用药监护，保证患者的用药安全和治疗结局。从某种意义来说，药师通常是持证执业，理应遵守崇高的职业道德、行为规范并遵纪守法，更何况转型介入患者的药物治疗，干预患者的生命健康，只有坚持这样的执业理念才能赢得患者和医务人员的接受和认可。

3.2.1.1　社会需求的论述

一种职业的存在需要满足社会的需求，也需要比他人更能解决社会存在的一系列问题，做出更有意义的贡献，才能持久发展。职业要满足社会需求，就需要培养人才，人才入行则需具备解决问题的胜任能力。行业的发展需要自治、自律和规范，社会才会给予这个职业认可和经济回报。

药学监护的发展能促进药师职能的转型，帮助患者疾病治疗的合理用药，最大限度减少药物相关问题带来的急诊就医、重复门诊、住院治疗，甚至药源性疾病和死亡等问题。

遗憾的是，尽管医师每天开出大量处方，但患者是否每天都按医嘱服用，服用后是否出现了不良反应，药物疗效如何，患者并发症与继发症是否与长期服用有关等一系列患者用药问题一直未得到除医师外专业人员的监护，用药问题给患者带来了额外的烦恼与病痛，给医师增加了额外的工作量，也给财政支出增加了额外的负担。

事实证明，受过 4～6 年药学专业教育的药师，掌握了深奥的制药、用药和临床医学的知识，特别是懂得各种药物的作用机制，对患者用药后疗效的观察、产生不良反应的分析判断往往比医师更擅长，可以负责地指导患者用药或指出用药过程中的问题，帮助患者提高疗效。患者需要药师这样的专业实践活动。

举个例子，一位长期服用他汀类药物的老人，突然有一天腿疼，就诊于骨科，X线检查显示没有问题，医师给开了风湿膏和止痛药。老人贴膏药和服痛药后不疼了，但是停药后还是疼，但就是查不出原因。刚好老人咨询了药师，药师问了老人常年服什么药，得知其服他汀类药后，判断可能是横纹肌损伤，让老人去查一下肌酐激酶，结果肌酐激酶偏高。这位药师根据他掌握的药学知识，了解到他汀类药对横纹肌有损伤，而肌酐激酶升高说明老人横纹肌确实有损伤，所以让老人停用他汀类药，老人停药后，腿就不疼了。这个例子说明药师的判断是对的，帮助患者消除了病痛。

药师在监测患者用药疗效的过程中，积累大量患者用药档案，这些数据对制药企业也是一笔"财富"。各种药品只是在上市前做过临床药理试验，上市多年后药效如何，影响药效的原因是否与依从性、服药方法有关等，如果能如实反馈给制药企业，对制药企业的研发将大有裨益。制药企业研制新药成本很高，每年都在想尽办法降低成本、提高疗效，药师可以成为制药企业的产品质量跟踪反馈人员。

享受医保的慢性病、老年病患者，存在着依从性差等问题，但他们却误以为药效不行，反反复复去医院看病、开药，造成大量浪费。社区药师专业实践活动可以帮助这些患者监管服药过程，提高疗效，辨别不良反应，减少去医院的次数，减少医疗费用，减少国家财政支出。

如前两章所述，药学专业实践活动已经开展了几十年，由社会自发需求、专业学者提出理论和方法到高校设置专业课程，经历了漫长的发展过程。在美国，虽然20世纪90年代初药学监护的概念受到行业的普遍认可，并被广泛讨论，但是直到2006年才正式立法实施药物治疗管理服务。随着社会医疗体系的不断发展，药师专业实践活动的重要意义需要向社会大力宣传与推广，专业实践活动的内容仍需进一步完善。在中国也面临着同样的问题。

3.2.1.2　药师责任的描述

只有每位执业的药师自己充分做好准备，系统性地学习相关知识和技能，履行和承担患者治疗结局的责任，比其他医务人员更能有效地发现和解决患者的一系列药物治疗问题，才能赢得专业人员角色的称号。在药学监护实践过程中，尽自己最大的努力，以更大的责任心和同理心，帮助患者确认、解决和预防药物治疗问题，帮助患者做到正确服用治疗需要的有效药物，服用针对自己病情需要的有效剂量，尽可能避免不必要的不良事件，坚持正确的医嘱用药，最终达成患者治疗的预期最佳效果。这是一名执业的药师应该承担的职业责任。

3.2.1.3　以患者为中心的执业行为

以患者为中心是执业理念的一个核心思想。然而，实际应用中却常常出现偏离。真正理解以患者为中心的内涵是做到"患者至上，专业为本"；患者的真正需求决定药师要做的所有行动、所有决策和措施，并且结果的解释都应以患者为中心。作为药师，其责任是要考虑到患者个体、患者的需求和偏好等方方面面。

在药学监护实践中需要记住 Cipolle 教授的一句话，即 "Drug don't have doses, people have doses"，就是我们理解的"药物本身没有剂量，患者用药后，才有剂量效应"。

强调以患者为中心的思想一直是医疗卫生体系共同的心声。因为大家都知道，患者是未来医疗卫生体系发展的驱动力，药学监护实践只有做到这一理念才有未来。

3.2.1.4　关怀模式的监护实践

在 Cipolle 教授的 *Pharmaceutical Care Practice* 中 "caring" 一词体现出一种既简单又复杂的人性化照护行为。这一模式表达了专业人员的情感、同情、理解、人性、尊重，甚至奉献的行为和精神。这也意味着药师在药学监护实践中应尽最大可能帮助患者正确合理用药，以减少患者的痛苦。药师监护患者用药要花费时间和精力，以同理心和爱心与患者沟通，理解每位患者的**用药体验**（medication experience），建立一种互信的治疗关系，激励患者战胜疾病，承担各自决策的责任，才能达成最佳的临床结局。

体贴爱护是所有患者监护职业的基础，必须遵守规定的方式和规范，才能做到真正的专业监护。关怀式监护还需要做到个体化的评估需求、满足需求以及必要的随访，以确定问题所在。因此，"没有随访，就等于没有监护患者"。

3.2.2　患者药学监护流程及药物治疗评估方法

患者药学监护流程是药学监护实践核心工作的具体表现形式，如果想践行药学监护工作并影响到患者的用药体验，使患者的药物治疗获得最佳的治疗结局，就必须完成以下步骤。

① 采集患者信息。
② 评估患者用药。
③ 创建监护计划。
④ 实施用药监护。
⑤ 随访监护评估。

这一流程始终贯穿于患者多次往返就诊药师的过程中，也是互相依赖和往返循环的过程。当患者第一次就诊遇见药师后，药师就需要与患者建立一种互信的治疗关系，然后根据患者的主诉，问诊并收集相关信息，评估患者用药与主诉的关联问题，判断是否存在药物治疗问题；如果最终确认患者出现药物治疗问题，则需要制订第一阶段的治疗目标和治疗监护计划，同时给予干预建议，并约定下次随访时间；在下次随访就诊时，进行随访评估以及进一步调整治疗方案。患者监护流程也是药师践行用药监护的思考和决策过程。

3.2.2.1　药物治疗评估方法

药物治疗评估方法（pharmacotherapy workup）是药师实施药学监护的核心方法，由 pharmacists' workup of drug therapy 概念演变而来。在医学领域里，workup 是指身体检查或病情检查。因此，作为药师，当然可以借鉴医学的词语，用于描述药师的临床用药诊断工作。

药物治疗评估方法是药师践行药学监护过程中一个思考决策的逻辑过程，也是药师针对患者用药过程中出现的问题，判断是否存在药物治疗问题的方法论或诊断学。就像医师一样，对患者问题做出诊断前，需要经过缜密的思考，再做出具体的诊断。

药物治疗评估是药师在监护患者用药时发生的思维认知和做出临床判断的过程，也是药师将自己独特的专业知识和临床技能用于解决患者医疗问题的过程。欧洲各国则把这项工作称为**"用药评估"**（medication review），患者在用药监护过程中可以体验到药师临床判断的价值。

3.2.2.2　患者药学监护流程的步骤

患者药学监护流程的步骤是患者与药师之间互动产生的结果，没有患者也就形成不了流程和步骤。这个过程是患者和药师之间可以互相体验和沟通的过程。无论什么患者、患什么疾病、使用什么药物治疗，抑或是在不同的医疗领域，药师都需要运用相同的监护流程、步骤和结构化的评估方法解决患者的用药问题。

　　慢性病患者在获得处方后到药房取药，药师可以为其建立长期可追踪的药历，并对其用药进行指导、评估、监护和随访，这是一个完整的用药监护过程。每一步骤都需要药师投入大量的时间和精力，才能很好地完成患者用药的监护工作。整个过程包括以下步骤（图 3-1）。

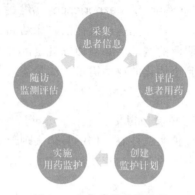

图 3-1　**患者药学监护流程**

(1) 采集患者信息

　　采集患者信息是实施药物治疗管理服务的第一步。药师能否采集到患者的全部信息是决定第二步评估患者用药能否成功的关键。因此，与患者建立信任关系是药师有效采集信息的前提。药师需要从患者的利益出发，让患者感到你是一位可以信赖的药师。药师的着装、行为、举止、语气、沟通方式都会影响到患者对药师的看法和信任度，只有自己表现出应有的专业性和自信，才能与患者有更深层次的交流，才能真正获得患者的重要信息。药师在患者个体化用药监护过程中需要承担确认、解决药物治疗问题的责任，也需要获得医师和护士对监护患者的认可和协助。医、药、护积极的合作互动，药师参与患者的监护工作方可获得共赢局面。

　　药师提供药物治疗管理服务的主要目的是确认、解决和预防药物治疗问题，做好这项工作取决于采集患者信息是否完整，患者信息归为三类：①患者基本信息，包括患者年龄、身高、体重、体重指数（BMI）、是否怀孕、免疫状况、肝肾心功能、营养状况以及患者社交生活情况（包括饮酒、吸烟等）；②患者用药相关信息，正在服用的所有药物，包括过去用药清单、目前用药清单、药物过敏史、药物中毒史、药物不良反应、给药途径以及患者对治疗和用药的认知和体验；③患者疾病相关信息，包括主观、客观信息，即主诉、当前疾病、严重程度、进展状况、器官受损、残疾或实施体格检查（系统评估）情况、患者对疾病的认识、感知和治疗态度等。对于不同的患者来说，可能会收集到完全不同的信息。有的患者善于表达；有的不善于表达或者不愿意说；有的因疾病无法说话或言语不通，只能通过看护者或家属表述。药师采集患者信息非常重要，需要记录并以专业的视角评估这些信息。

(2) 评估患者用药

　　评估患者用药是否存在药物治疗问题，关键是应用可重复的系统评估方法。这个方法就是"药物治疗评估方法"，从四个维度着手评估患者是否存在七大药物治疗问题，从七大问题查找发生药物治疗问题的原因。

　　第一，评估患者用药的适应证是否与所患疾病相吻合的问题，药师应先列出患者正在服用的药物清单并核实与对应治疗的疾病是否相符，评估患者是否存在重复用药的问题，是否可以采用非药物治疗，如食疗和锻炼，是否存在无适应证用药，正在服用的药物是否是用来治疗由另一药物引起的可避免的不良反应。此外，评估患者是否存在有临床治疗指征但没有用药治疗，或存在一种药物治疗仍然无法控制病情，需要增加另一种药物协同治疗，提高疗效。这是评估患者适应证与用药清单的适宜性问题。

第二，评估患者药物治疗是否有效的问题。药师需要将病情控制情况与疾病治愈结局的临床指标和实验室检查结果对照，评估患者服用的药物是否有效。如果疗效没有达到明确的实验室检查指标和临床指标，需要评估疗效不好的原因，是药物选择的问题还是给药剂量不足。如果是药物选择造成的，具体是产品差异的问题，存在更有效的药物，是剂型不合适，是患者产生耐受，还是患者存在禁忌证或服用的药物不符合此适应证。如果是给药剂量不足造成的，药师就需要核查是否存在药物相互作用导致的血药浓度降低，是否是本身给药剂量不足，是否是给药频率不对或服用药物方法不对，是否是由于药物储藏不正确导致药效下降，是否是疗程不够，是否是实验室检查监测不准确，还是存在患者依从性的问题。这些都是药师核查患者用药有效性的基本要求。

第三，评估患者药物治疗是否安全的问题。如果发现患者出现药物不良反应，药师需要核查是不良反应还是不良事件，出现的不良反应与给药剂量是否有关，这种药物本身不良反应发生率是不是就很高，是否有更安全的药物，是否是药物相互作用引起的，或给药途径错误导致的，患者对药物是否过敏，是否是给药速率或增加剂量过快导致的，或是给药剂量过高导致的，还是给药频率过高导致的，或是否因疗程过长，故需要增加监测以明确是否与剂量有关。这些都是检查用药的安全性问题。

最后，评估患者用药的依从性问题。普遍认为用药疗效不佳与患者用药依从性有很大关系。一般患者的依从性不好有很多原因。有些是外在的因素。例如买不到或药物太贵患者支付不起。有些是内在因素。例如患者健忘，总是忘记服药，并非有意；因害怕服药带来不良反应，有意不服药或有意减少剂量、减少服药次数；或者就是不愿意服药；还有药物不良反应导致患者停药，用药效果不好导致患者放弃治疗。这些都可能是导致患者用药依从性不好的原因，药师应该重点关注。

药师通过对患者用药评估后，需要确认患者是否存在药物治疗问题。通常情况下，多数慢性病患者都会存在一个以上的药物治疗问题，有些问题简单、直接，有些问题则很复杂，解决它需要花费很多时间。描述药物治疗问题的方式对于药师解决问题的能力有较大的影响。因此，当发现患者存在一些问题时，药师必须仔细确认患者存在药物治疗问题的两个要点：①疾病、异常、症状或危险因素；②与药物治疗的关联性或潜在关联性。对每个存在的药物治疗问题必须清晰描述。信息记录越具体，有效解决的可能性越大。例如，简单描述患者正在遭受药物治疗的"毒性"是没有什么价值的。如果药师确认患者出现肾脏受损、白细胞减少、血小板减少、假膜性肠炎、腹泻或出血等中毒指征与用药存在相关性，则认为患者存在药物治疗问题。

然而，药师还需要确认问题的严重程度以及医师对哪个问题更关注，因此不仅需要与医师商讨，也需要与患者讨论。问题的描述要清晰，才能知道如何解决。例如，如果只是简单认为患者的药物治疗问题属于不适宜的药物治疗的话，药师就不知道，到底是应该停止使用该药物改为使用另一新药，还是应该增加或减少剂量，或是应该增加一种新药或采取其他办法。药师需要依据患者存在的药物治疗问题的危险程度排列优先解决的顺序。若根据危险程度排列药物治疗问题，药师则必须决定哪些问题属于必须立即解决，哪些问题可以等待解决；药师能解决哪些问题，哪些问题需要专科药师或医师帮助解决，哪些问题药师可以承担解决的责任。这些问题决定后，药师必须确定使用哪些必要的资源解决问题。问题解决后，应全面记录下来。

（3）创建监护计划

药师制订患者药学监护计划的目的是帮助患者药物治疗达到既定的目标。治疗监护计划包括几个要素：治疗目标的设定、达成目标的干预措施、日后随访患者的日程安排以及随访评估监测指标。监护计划的基本内容还应含有患者实施计划应该承担的责任，以尽力提升患者用药的依从性。一般情况，患者患有多种疾病可能就需要制订不同内容的多个监护计划。为了做好决策，药师应该告诉患者有关药物治疗选择的利弊关系，例如成本、副作用以及监护相关的因素。当然，药师也应该随时以专业判断能力，提出最有利于患者治疗的建议。

药师评估患者后，列出患者存在的药物治疗问题，再按照问题的严重程度、紧急性和容易解决性，排列优先处理的次序。制订监护计划的第一步就是确定药师希望解决每个问题后可获得的治疗目标。换句话，药师确定的治疗目标和监护计划还必须确保得到患者的认可。如果患者反对，就不可能依从治疗，更不可能获得良好的结果。药师还需要主动考虑患者的需求，确定药师与患者事先讨论的满意结局。然后，将计划的干预措施整合到监护计划，药师应将监护计划记录到药历中。如果情况允许的话，药师可以与患者的医师讨论一下监护计划和预想的结局。

但是，有时候患者的心理目标是不现实的。所以药师必须真诚地与患者交流，帮助患者正确理解可能达到的结局。有时患者的目标也不是毫无根据，只是与药师或医师的目标不一致。例如，患者获得一张降脂药处方为每天服用 2 次，2 粒/次，但患者想要的是每天服用一次，2 粒/次。将胆固醇指标从 6.3mmol/L 降到 5.5mmol/L 即可。从患者的角度看，这样的药量足以降低他的胆固醇，而且每天只服用一次。尽管药师尽力劝说患者，应该进一步降低血清胆固醇才是比较理想的，但患者依然没有被说服。因为，他的目标已经得到满足，他对药师和医师设定的目标不感兴趣。

药师必须确保治疗目标是可以达到的，可以测量的，也符合自己的专业责任。例如，在面谈和评估血压不稳、依从性差的患者时，如果药师经验不足，可能就会把目标描述为"控制患者血压"或"改善患者依从性"，尽管这些目标似乎合理，但明显没有告诉患者何时能达到这样的目标。"改善"是什么意思？假设患者将其正确服药的依从性从 50% 提高到 60%，这意味着目标可以达到。血压和依从性需要客观地评估，并有具体测量值。

有些治疗目标则很难测量，例如一位患者因服用非甾体抗炎药导致胃部不适，但并没有一种真实客观的方法来测量患者胃痛缓解的程度，因此，测量指标变成了患者的主诉或理解病情的程度。对于高血压患者来说，"患者示范"这个短语是可以定义的好方法。对于胃痛的患者，"患者不再主诉胃痛"也可确定为测量的指标。如果目标确实无法测量，应该关注患者对病情有更多的了解或主观症状的减轻。

制订监护计划要求药师尽可能考虑到所有的影响因素，不必立即确定干预方案，一开始可以写下几个可能解决问题的干预措施。在考虑措施时，应该评估可能的选择方案，与患者一起从中选择最好的方案，以解决患者的药物治疗问题。

如果患者的治疗方案需要修改，药师应该研究治疗的替代方案，平衡用药疗效、用药安全性和用药成本。药师还需要花时间去了解患者，并与患者建立治疗关系才能更容易地平衡这些因素。治疗的成本及复杂性、疾病的社会心理、患者个体的偏好，都会影响患者依从性。

以患者为中心的干预措施包括协助患者改善依从性问题，提供患者教育，监测患者用药相关指标以及实施非药物治疗，例如参与体重管理项目。以患者为导向的干预措施通常无须经过其主诊医师允许，便可以直接执行。但多数药师会告知医师其干预措施以及需要注意解决的药物治疗问题。

有些以患者为中心的干预需要做得深入和规范，例如药师向哮喘、肥胖以及糖尿病患者提供的疾病管理服务。疾病管理通常包括具体的教育内容或监测患者的干预项目，药师的工作需要做到一致和系统。例如，在哮喘项目中，药师需要教会患者如何减少粉尘吸入，告诉患者哮喘的发作原因，告诉患者需要戒烟，教会患者药物吸入技术。药师与患者按照既定目标设计方案并提出这些干预措施，这些干预措施完全依靠对患者的教育，与药品似乎无关。而以药物为中心的干预措施需要调整患者的药物治疗，一般采取的措施是增加药物、终止服用或改用另一种药物，或者调整剂量、给药间隔或给药剂型。

（4）实施用药监护

药学监护的最终目的是确保患者按照监护计划既定的治疗目标，进行合理的调整和完善，以达成最终的治疗结局。换句话说，药师必须核对患者具有执行监护计划必要的药物和信息。不能假设一旦药师告诉患者应该做什么，患者就会去做什么。

药师实施患者药物治疗的监护计划需要与其他医务人员、患者或患者的看护者相互合作。在实施监护计划的过程中，药师需要干预、解决患者的药物治疗问题或健康相关问题；参与患者的疾病预防问题（包括免疫疫苗的接种）；按照处方授权，启动患者的药物治疗，有可能需要调整或终止治疗以及管理患者的药物治疗；同时，给患者或其看护者提供疾病和用药教育以及自我管理的培训。这样才有助于治疗监护的连续性，包括帮助将问题无法解决的患者转诊到上级医疗机构。同时，按照需要达成的治疗目标，安排日后随访的监测和评估。

（5）随访监测评估

慢性病患者药学监护是一个持续的循环过程，慢性病患者药学监护的最后一步就是药师需要按照监护计划的随访日程安排，在不同时间点对设定的临床指标和实验室检查指标进行监测。再通过获得的患者健康数据、实验室检查结果以及患者的反馈，评估患者用药的适宜性、有效性、安全性以及依从性。最终评估患者治疗达成的目标进程以及患者整体健康的改善状况。

药师最后需依据结局状态，确认前期实施的干预措施是否有效。如果治疗达标，可能会出现四种情况：第一种情况是完全治愈，可以终止治疗；第二种情况是病情稳定，目标达成，继续按原方案治疗；第三种情况就是病情改善，治疗取得进展，继续按原方案治疗；第四种情况是病情部分改善，治疗取得进展，但需要稍微调整方案。如果尚未达成治疗目标，也会出现四种情况：第一种情况就是病情刚出现，需要确定治疗目标，开始进行药物治疗；第二种情况是病情未得到改善，治疗没有获得进展，继续原方案治疗；第三种情况就是患者病情恶化，健康状况下降，需要调整治疗方案；最后一种情况就是治疗失败，治疗目标没有达成，应该停止目前治疗方案，选择其他替代方案治疗。药师需要根据患者评估最终的结局状况，决定是否需要转诊给医师，或与医师一起帮助患者调整治疗方案。

随访评估的另一目的就是确定患者是否存在需要药物治疗的新病症或确定是否产生了新

的药物治疗问题。评估时，如果发现出现无效结局应考虑为存在新的药物治疗问题，药师需要优先考虑并尽可能迅速解决。最后，药师在随访的评估后，重新为患者制订下一阶段的治疗目标和监护计划以及新的随访日程表。

以上五个步骤就是药师对患者用药进行药学监护的完整过程。药师需要仔细完成每一个步骤的工作以及承担相应的责任，来帮助患者达成治疗的最佳结局。

3.2.2.3　执业管理体系

药师开展新的服务和业务需要足够的患者来源，才能获得一定的经济回报，以维持这项业务的持续发展。当业务发展得越来越大时，依靠单一的管理手段难以应对并得到令人满意的结果。在开展一项新的服务业务，需要建立一个完善高效的组织结构，配置足够的人员、设施设备、规章制度、服务规范、财务管理以及薪酬和绩效保障，这样才能建立起一个完整的药学监护服务体系，我们把这些服务的配套体系称为执业管理体系。

执业管理体系包含以下内容：
- 执业使命：任务与目标。
- 服务需要的资源：人力资源、设施设备、财务支持。
- 实践行为评估和管理体系：评估和衡量药师的执业行为及服务数量和服务质量。
- 业务商业模式：经济补偿机制的价值体现。

随着业务的不断发展，患者预约、药师与患者沟通的记录以及保险理赔或收费管理等配套体系对于药师的服务是否能顺利和持久地发展下去非常重要。当然，负责这些管理工作的支持人员最好不是参与直接服务的药师。

3.2.2.4　药师践行药学监护的语言与术语

语言是构建现实世界，并塑造出意识形态的真我。在医学领域的各个专业都具有代表自己角色的责任的描述性语言以及专业术语，用来定义和阐述特定工作和干预的行为，当然在其发展过程中会不断变化和创新。这些术语通常起到明确谁来做这些事情的作用。

在执业过程中适当使用精确的专业语言能直接反映出职业个体的能力和自信。随着药学监护实践的持续发展，表述药师提供这项业务的目的、功能、过程和专业行为的语言和词汇也应发展并呈现出来。通过语言沟通，可以展示出药师的身份、职责以及特有的知识和技能。

药师需要用自己的语言向医务人员、患者、保险业者、政府管理者及大众普及传播药学监护实践及其意义和价值。使用自己的专有语言是一种"激励自我"的形式，也是药师对其领域的问题必须学会表达出"专业权威的建议"。为了与其他临床医务人员紧密沟通，药师应该像其他医务人员一样，使用明确的技术性语言清晰表达自己的建议，在临床交流中不能含糊其词。专业用语也应得到法律的认可。

之所以强调药师践行药学监护的语言和术语，是因为药学专业的发展不同于医学和护理专业，过去药学专业的工作重心是围绕药品，而不是患者。如果用特别的语言和术语构建药学监护的专业用语，也许会让医师和护士感到困惑，因此，目前使用的专业术语和沟通语言需要接近临床，采用临床常规定义，以减少沟通过程中产生的不必要误解和困惑。

目前用于药学监护的概括性术语是患者评估、监护计划以及随访评估，基本与医务人员相同。但是对于药师来说需要正确理解这些概括性的术语。比如，对于药师来说，患者评估就是指患者的用药评估或药物治疗评估，重点在于判断患者使用药物是否适宜、有效、安全并且依从。监护计划包含了为干预后设定的治疗目标、下阶段方案调整的建议以及一次随访的时间和评估的指标，对于药师来说是监护计划，对于患者来说就是治疗计划。随访评估则是指对患者下阶段药物治疗效果的跟踪，过程中需要评估疗效并在此做好下阶段的治疗，如果发现问题则需要及时给予建议和调整。此外，药学监护实践还引入了三个概念，即药物治疗问题、用药体验和药物相关需求，这些术语在后面的章节中会重点描述。

关于全科实践和专科实践的培养问题：在医学学科领域中，专科医学相对于全科医学，涉及解决的临床问题更为复杂；而在药学学科领域中，因为没有全科实践的概念，药师的培养更趋于用药内容的专业人员，而不是以全科医学角度监护患者的培养模式。实际上，全科实践与专科实践的执业理念和患者监护流程都是相同的。专科实践是由全科实践培养出来的，因此，解决的医疗问题难度更大。目前，药学监护实践则是以全科实践的思维理念来培养的。这样的思维模式才能真正融入医疗团队之中的。

3.3 药学监护实践是一种全科实践模式

由于药师践行药学监护是整体评估患者的所有用药、所有疾病和临床结局指标，而不是单纯依据疾病状态、药物或药品数量进行评估，对于有多种疾病的患者来说，只评估单一疾病用药时，是很难发现问题的。因此，也需要有一个监护标准，专科药师才能解决全科药师解决不了的问题。实际上，医学学科中所谓的患者监护专科是一种全科实践概念。因此，药师开展药学监护应该从全科实践开始，再逐步发展专科的药学监护实践。

按照美国和欧洲专业学会的定义和建立的标准，药学监护也应借鉴全科实践理念，具备相应的特征：

① 以全科医疗为基础（generalist based）。

② 与其他医务人员协作。

③ 以患者为中心（patient centered）。

④ 建立长期的医疗关系（连续性）。

⑤ 以解决社区慢性稳定型疾病为主。

⑥ 倡导疾病预防和健康促进（控制早期疾病风险）。

⑦ 促进社区居民身心健康。

药学监护实践的全科实践适用于所有的患者监护医疗环境，包括综合医疗门诊、长期护理机构、医院以及诊所机构。专业实践不因环境变化而改变，适应于各种疾病的不同药物治疗的患者。

3.4 药学监护是基层医疗工作的重中之重

早在 20 世纪 60 年代起就有了无数的基层医疗（primary care）概念版本。到了1978 年，在阿拉木图举行的一次国际会议改变了人们对生物医学模式的认知，促进了医疗服务转向健康服务概念的产生。概念和模式的转变推动了对基层医疗的深化改革，WHO 提出的建议更强调基层医疗的运营模式，不仅需要药物、医疗的功能，更需要人文、健康、卫生、预防、营养等功能的建立。1979 年以后，对于基层医疗的定义逐渐形成了 2 种完全不同的意见。WHO 模式更适合不发达和发展中的国家，而另一种意见得到美国等西方发达国家认可。

　　其中后一种观点认为基层医疗是持续医护过程中的首个接触点，为在就近居住及工作的社区市民提供广泛的服务；首次接触患者时，应进行健康宣传并强调临时性或基本服务的层级概念；认为医疗服务针对不同种类或难度的医疗问题分级解决。基层医疗或初级医疗只针对常见疾病患者，二级医疗由综合医院组成，而三级医疗是指专科医院，解决不同的罕见疾病及疑难杂症。不管哪种观点，基层医疗服务都体现出以下核心的要素：

① 服务覆盖面广泛、具有连续性、可以协调各方资源并容易获得。

② 服务的人群倾向于普通患者。

③ 实行首诊医疗制度（first contact care），起到"守门员"的作用。

④ 更多的时间用于解决多数人的健康问题。

⑤ 多方人员共同参与提供服务，包括药师、心理师等医务人员。

⑥ 强调健康理念多于医疗思维。

⑦ 扩大全科医疗执业人员范围，包括药师在内。

　　因此，从理论和实践看，药学监护基本属于基层医疗的范畴。尽管药师的部分服务属于医疗保险计划中需要涉及的内容，比如处方集使用管理（formulary control），规定患者用药尽量控制在处方集的范围内，让医疗保险投保者尽量选择仿制药或使用治疗等效（therapeutic substitution）的替代药物、药物不良反应报告等，这些服务不属于基层医疗的服务内容，但不妨碍药学监护融入基层医疗，成为其一部分。患者用药监护计划是一项整体医疗保障中的服务内容。

思考题

1. 如何理解药学监护是药师的一项实践活动或临床技能？

2. 为什么说药学监护是基层医疗的一项重要工作？

3. 请理解并讨论 Cipolle 教授提出的 "Drugs don't have doses, people have doses!" 这句话的内在涵义。

　　　　　　　　　　　　　　　　　　　　　　　　　　（康　震　于　锋）

第4章 药学监护的理念及其道德伦理

说明： 本章内容以哲学思想论证和构建药学监护实践的可行性，让学生真正理解 the philosophy of practice 的内涵是什么，什么是执业理念，构建药学监护实践的哲学思想是什么，其思想构建的论证在哪里。让学生明白未来在执业过程中应该遵守的职业道德和哲学伦理，并恪守职业准则。

学习目标
- 理解 the philosophy of practice 的内涵。
- 理解实践行为的执业理念或思想体系。
- 描述药学监护实践的执业理念。
- 掌握药学监护中的道德伦理。
- 熟悉药师职业的行为准则。
- 了解药学监护是一种契约式的实践模式。

4.1 如何理解药师临床实践的执业理念

4.1.1 对 the philosophy of practice 内涵的理解

the philosophy of practice 是指什么，如何理解 Cipolle 等提出的这一概念，又如何将其转换译为中文？首先，需要理解英文 philosophy 一词，不可数名词为"哲学"，可数名词为"思想体系"或"人生哲理"。这里是指一套具有价值的哲学思想体系，解释了药学监护存在的意义，以哲学思维论证了药师践行药学监护应该具备的核心要素，并指导药师的执业行为需要满足道德伦理，实施准确的临床判断，才能符合法规的要求。the philosophy of practice 界定了药师职业的行为准则、角色作用、与医师和患者的关系以及应该承担的职责。

英文 practice，既可指常规工作或惯例，引申为一种业务；也可指实践或训练，引申为一种执业行为，执业行为意味着需要承担责任，并收取费用以维系药师职业的发展。

因此，可以认定 the philosophy of practice 是药师践行药学监护的执业理念，也是药师践行药学监护的哲学思想体系。the philosophy of practice 不仅指导药师参与临床的实践活动，还强调药师的执业行为需要承担患者用药安全的责任，需接受社会对药师执业行为的问责。

4.1.2 执业理念的概述

从哲学角度理解，执业理念是指执业者在践行其常规实践行为中应有的世界观和价值观、应尽的职业责任以及完善的行为规范，属于针对职业在意识形态上的核心指导思想。因此，执业理念对于维护一种职业的公众形象和专业形象至关重要。而个人生活理念则是指个人对于政治、宗教、道德和生活的态度。两者是完全不同的。

任何执业理念既要反映出执业者的作用和活动，也必须提供正确的方向和服务价值，以形成一致的执业行为。执业理念应该是一套完整的思想、原则、概念和价值观体系，是所有执业者提供专业服务的品质保障。

药学监护实践的执业理念是药师在实践过程中遇到伦理困境、管理问题和临床判断的指南针。当药师投入到监护患者用药的过程中，有义务秉承执业理念和道德义务，做出符合患者利益的决策和行动，以履行职责。对每个执业药师而言，是他们共同持有的执业质量框架。

一直以来存在着因用药导致发病率和死亡率不断升高的问题。药师践行药学监护的执业目的，就是通过履行应尽职责，确保患者所有的药物治疗是合理、有效和安全的，确保患者能够依从医嘱用药治疗，最终帮助患者得到最佳的治疗结局。

药师可以有个人生活理念，但那是药师在非工作状态下的理念，因为药师也是普通人。但是，应该记住，药师在工作时必须持有药师执业理念，让患者体会到是和专业人士沟通专业问题。

4.2 药学监护实践的哲学论证

当构建药学监护实践时，首先需要思考应该持有什么执业理念，方能向患者提供专业服务，这是指导药师执业的哲学思想体系和伦理基础。因为，药师所作的每个决策、每一件事都可能涉及他人的生命健康，甚至关系他人生命。药学监护概念的哲学思想基础就是为了解决当今医疗卫生体系存在的社会问题和需求，既满足患者药物治疗的需求，又满足药师角色转型服务患者的需求，甚至满足医疗合理用药、减少浪费、控制医保费用以及减轻政府财政支出负担的需求。

因此，构建药学监护思想体系的四大要素是药师践行药物治疗管理服务的基础。

① 满足社会需求。
② 履行药师职业的特定职责。
③ 建立以患者为中心的服务方式。
④ 构建和维护互惠互利的治疗关系。

4.2.1 满足社会需求

一种职业能否存在于社会，取决于这个职业是否满足社会的需求，是否具备超越他人解决社会问题的能力。只有具备这些先决条件，社会才能赋予这一职业相应的行使特权和社会地位。这是执业理念的核心思想。

对于药师来说，践行药学监护是职业发展的基础，也是社会本身的需求，包括了改善患者治疗结局、改善医疗精准用药、控制医保费用以及减轻财政负担等需求。这就是哲学思想要求逻辑论证的前提。因此，满足社会需求的基础是需要药师具备解决因用药不当导致的发病率以及死亡率升高问题的能力。一方面，药师的培养需要从药学教育开始变革，与时俱进地调整相应的课程体系，培养综合技能，以提升药师的临床能力，更好地服务于患者，解决用药过程中出现的药物治疗问题。另一方面，既然药师职业可以帮助解决医疗过程中带来的社会问题，社会也应该为其营造一种良好的法律氛围，展现一定的政策姿态；应从教育和经济方面支持并推进药师职业的发展。从而让社会接受药师职业，药师也会拥有一定的社会地位和权利，并得到应有的报酬。当然药师得到社会认可的同时，也应自律和自治，并承担相应的社会责任和职业义务。

4.2.2　履行药师的职业责任

过去，药师的职能更多是偏向制剂配制、药物检验、处方调剂等工作。对于处方调剂则注重处方审核和药品调配。其关注点放在药品安全，审核医师的处方和力保自己不出现差错，确保调配正确的药品，将药物发放给正确的患者，交代患者在正确时间以正确给药途径使用正确的剂量，尽力保护患者使用安全的药品。然而，患者如何给药、效果如何、是否出现副作用或不良事件，是否按医嘱用药，这些问题产生的治疗结局是药师无法解决的。因此，药师只要掌握药品知识，知道作用机制和应该交代的不良反应就可以了。患者出现了疗效不佳或副作用时，也许自己停药，或另找医师就诊。在患者眼里这些责任都是医师的，也是医师诊断开药的结果。因为药师很少参与到患者的药物治疗之中，患者对药师的印象就是一个"拿药发药的人"而已，甚至认为在零售药店工作的药师就是一个"卖药郎"。这样的印象不利于药师职业的发展。

如今，慢性病患者越来越多，而药品研发发展迅速，其种类和治疗方案日趋复杂。同时医师与药师之间的职责完全分割，没有衔接互动和信息共享，药师没有起到应有的作用，这很不利于患者的用药安全，这是哲学思想的论证之一。

> **案例**　患者，男，70 岁，患多种疾病（高血压、高脂血症、骨关节炎、糖尿病、前列腺增生），经常去医院心血管科、内分泌科、骨科、泌尿外科看病。每科医生都开 1～2 种药，患者带回家 5～10 种药，服药一段时间后，患者又去医院。除了前面提到的几个科外，又去了消科内科治胃痛。医生听完患者主诉，开了治胃痛的药。回到家中，患者开始服用治胃痛的药，但是不见好转。患者除了增加了新的病痛外，精神也很差，认为自己状态很差，不断增加新的疾病，每天打不起精神。其实，他的胃病是服用治疗骨关节疼痛的 NSAID 类药物而引起的。现代化的医院分科治疗系统完善，为患者诊断专科疾病提供了方便，但也存在各专科医师患者信息共享不足的弊病。医疗系统中的另一角色护士也不能很好地监护在家服药的患者，因此就出现了不安全用药的案例。

药师在大学期间系统地学习了各个临床学科的药物相关知识，从作用机制到各种副作用等，很容易判断各种用药问题，尤其对于不良反应和相互作用更为敏感。在上述案例中，如果医师与药师建立互动关系，药师建立患者用药档案，教授患者正确服药方法以及对药物可能产生的副作用等，那么就可能避免用药安全的问题，患者可能不会出现胃痛，更不用去看消化内科，这样也就节省了患者和医疗保险机构支付的费用。

从患者整个医疗过程来看，如果药师能介入到患者的药物治疗之中，可以很好地监测和干预患者的用药行为，更有利于医疗质量的提高。因此，应该改变传统医疗体系对于药师的职能定位，应该扩展和授予药师新的职责，满足社会对于药师转型职能的专业需求。

当社会授权药师扩大原有的职能，以解决目前医疗过程中各种不合理用药所带来的药物相关问题时，药师应该顺势而行，积极转型成名副其实的临床角色，为每次向患者提供的服务质量打下坚实的基础。药学监护体系的建立确定了药师相应的职责以及需要遵守的执业规范。药师应是患者药物治疗最终临床结局的责任人之一。

4.2.3　建立以患者为中心的服务方式

以患者为中心的思想理念旨在指导药师能高质量践行药学监护的工作，承担应尽的职责。以患者为中心的服务方式并非指药师完全围绕患者治疗过程中使用的某一种药物或某一问题，而是要把患者及其用药体验作为一个整体来思考，再依据患者治疗的整体需求给予解决，既要解决患者的个人健康需求，又要解决药物治疗的需求。因此，思考的路径在于综合考虑和平衡各种必要的需求。平衡药物的利弊也要考虑患者的承受能力，不仅是精神层面的，还涉及经济层面的。同时，在患者药物治疗过程中应该考虑患者本人的偏好和期望，因为患者是疾病治疗计划的合作者和最终治疗的决策者，也是承担最终治疗结局的关键人。

因此，药师的重点工作只有建立在以满足患者药物相关的需求（这种药物相关需求就是解决和预防患者疾病治疗可能或出现的药物治疗问题）的基础上，才能使药师职业获得来自患者、医师和护士的真正认可，最终驱动药学监护实践的发展。

4.2.4 关爱和体贴成为监护患者的必要元素

术语 "caring" 是 care 衍生的动名词。care 的中文翻译为关注、关爱、关心、关怀、关切、照顾、照护、护理以及监护，不同的语境中表达出不同的含义，当 care 变成动名词时，意为体贴和关爱的状态，在医学实践中可理解为照护、护理或监护。然而，护理和监护属于医学相关的职业用语，其执业理念中本身就包含关爱、关心和体贴之内涵。所以，当 Cipolle 等使用 caring 表达于药学监护的执业理念中，其内涵是实施具体的行动。药师作为执业者在向患者提供药学监护相关服务过程中，必须做到全面了解患者的真实需求，严谨地评估者的药物治疗问题，确认和解决存在的用药问题，最终满足患者的治疗需求。

Cipolle 等在其著作中用了很大篇幅来论述 care 和 caring。他们指出 care 在药学监护执业理念的语境中表现为两种不同的涵义，但这两种涵义是互补关系。

① 从照顾患者的技术层面，表达出监护用药安全的涵义。

② 从体贴、关心患者个体，表达出对患者健康的关切程度。

第一种涵义中，会更偏向于药师应该关注患者的用药安全和疗效，体现出药学监护的"科学性"；而第二种涵义中，更深层次地表现出药师应该关注患者个体的需求，给予人文关爱和个体化照护，体现出药学监护的"艺术性"。

阐述药学监护中的 caring 涵义，旨在让药师真正读懂"药物本身没有剂量，患者用药后，才有剂量效应"这一句的含义。同时，也提醒药师掌握知识不能仅限于药物本身，单纯对照药物说明书或阅读临床治疗指南，判定患者用药是否存在问题，是远远不够的，还需要获得患者的信赖，投入时间与患者深度沟通，了解患者的病情及其对治疗的认知、内心的顾虑、想法以及用药体验。只有患者理解了治疗的意义，真正并正确用药了，药物才能显示出剂量的效应。药师决不能刻板地应用专业知识和技能说服患者进行用药治疗。

关注、关切、关怀和关心都是药师在执业行为中表现出的对患者的态度，理解和尊重患者的特异性和价值观，药师应以真诚和尊重的态度与患者沟通，而不能以"专家式"的态度与之沟通，这样才可能改善患者依从性。

对于监护一词的概念，更多的是来自医护人员在患者治疗和护理过程中密切关注患者病情变化的情景描述。因为，药师是针对患者用药安全问题而实施药学监护的，也就借用了医疗护理的描述，另一层面的涵义是药师有监测药物不良反应的义务，还有护理患者的义务。

4.2.5 药学监护应体现双方履行契约承诺的过程

在论述执业理念或哲学思想时，不仅需要讨论和论证以患者为中心的核心理念，也需要探讨药学监护中应该体现出应有的人文关怀和医疗护理元素，以展示药学监护对于患者服务的特征和特质。所以，Hepler 教授和 Strand 教授认为，药师在药学监护的过程中，除了应该承担患者治疗结局的责任外，在维护患者的利益上应该注重与患者建立一种"契约"（covenant）关系，通过真诚沟通，明确药师与患者之间各自应该承诺的治疗约定和责任，强调建立这种"稳固的治疗关系"就是双方之间的一种契约关系，这种契约关系的质量将直接影响到患者的治疗结局。此外，这种契约关系是建立在开放的而非排他的契约关系之上，患者的医师、护士也有知情权。

药师与患者在沟通过程中应该确认双方的角色和责任，以形成共识。这种角色和责任的约定应该是互助、互惠、互利的结果。患者不仅要认可药师的监护权威，也要承担应尽责任，说出治疗的真实体验和信息；而药师同样也需要承诺自己有监护患者用药的能力和义务，还要积极主动与患者沟通，及时随访评估患者治疗过程中遇到的药物治疗问题。经过与患者的讨论而确定新的用药方案会获得更好的疗效，这也是药学监护的核心内容。

双方的沟通与对话对于患者的药物治疗质量至关重要。因为，这是信息来源的重要途径，药师除了翻阅患者的病例外，更多的时间应该用于与患者的对话沟通，引导患者说出事实真相，这样才有利于药师对临床问题做出正确的判断。因此，双方的沟通形式决定了药学监护理念在实践中的运用，双方契约中体现的道德伦理决定了药师能否做到恪守承诺和尊重他人。这种契约的稳固程度决定了患者治疗的质量和成败。

Cipolle 等进一步以哲学思想论证了药师践行药学监护时应该具备的价值观，这是一个严肃的问题。价值观是人基于一定的思维感官而作出的认知、理解、判断或抉择，也就是人认定事物、辨别是非的一种思维或取向，从而体现出人、事、物一定的价值或作用。价值观对动机有导向的作用，反映出人们的认知和需求状况。

因此，Cipolle 等谈及的价值观不仅涉及药师对患者生命的价值理解，也涉及患者对药学监护的价值理解。然而，个人的价值观与专业的价值观是有区别的。个人的价值观更多的是考虑自己的层面，而专业的价值观则是职业团体赋予的。药师在践行药学监护中需要记住的是不能混淆这两种不同的价值观，需要避免把个人的价值观强加于患者之上，强调患者必须接受药师的个人意见，却忽视了患者的个人意愿，这样就很难达成双方的契约关系，最终也会影响到患者的治疗结局。

当药师真正理解了价值观的意义后，就需要将价值观运用于道德伦理上，防止把个人的利益置于患者的利益之上。医药卫生行业的各种职业都关乎人的健康生死，更需要遵守职业的道德伦理。当药师在临床实践中与他人共同决策时，道德伦理的思考将直接影响和规范自己的执业行为。比如，药师在帮助患者决定选择药品或健康问题时，如果自己心存利益导向，而不以患者获得最大利益为导向，推荐获利更大的保健品或药品给患者，这样的行为就背离了职业的道德伦理。因此，药学监护过程中体现出的道德伦理，本身就是要约束药师，在药师探索自身价值和伦理定位过程中具有现实的意义和必要性。

4.3　以执业理念强化药师执业的道德伦理

由于药学监护实践过程中涉及患者的生命健康问题，因此常常会遇到一些伦理困境的情景。患者和药师可能具有不同的文化和宗教信仰，持有不同的价值观，知识层次有所不同。此外，医药和经济的不断发展，人们的生活发生巨大改变，每个个体追求自身的发展，难免会陷入伦理困境的漩涡之中。现实生活中，两者之间如果处理不好，就会影响到药师实施药学监护的服务质量，也会影响到药师职业的形象和发展。

药师在其执业的过程中应该具备的职业行为和遵守的伦理原则见表 4-1。

表 4-1　药师在其执业的过程中应该具备的职业行为和遵守的伦理原则

职业行为	伦理原则
尽自己最大努力帮助每一位患者	善行
任何情况下绝不伤害他人	不伤害他人
告知患者事实	诚实
表现出公正性	公正
表现出忠诚度	忠实尽责
让患者成为最终决策者	自主权
永远保护患者隐私	保密性

第一，作为药师，善行（beneficence）是首先需要做到的品德。什么是善行呢？罗曼罗兰说：“善不是一种学问，而是一种行为。”福楼拜也说过：“与其说是为了爱别人而行善，不如说是为了尊敬自己。”药师为患者践行药学监护，更需要与人为善，建立以患者为中心的理念，做好每一件事。对于每位患者，尤其贫穷者或 HIV 感染者等弱势群体，更需要关爱和爱心，Cipolle 教授常说，只有把任何一位患者当作自己的长辈来对待，善行才是真实的。

第二，对于患者的药物治疗，药师需要尽自己所能，首先做到不伤害（nonmaleficence）他人。这也符合希波克拉底的思想。尽管我们会努力去克服困难，不伤害他人，但药物治疗过程中难免会遇到潜在的副作用或药物不良事件等风险。因此，对于药师来说，不能随意强行实施药物治疗方案，需要站在患者的角度，以满足患者的治疗获益为先。

第三，诚实（veracity）的品德对于药师是必须养成的。然而，现实中是否任何事情药师都要诚实告知呢？如果没做到是否违背了药师的职业道德？是否伤害他人？如果为了患者的利益，用善意的谎言是否会保护到患者呢？因此，药师是否需要告知患者所有的问题呢？告知所有问题是否会让患者更感到困惑呢？应该说，不存在标准答案！

坚守诚实是应有的品德，但也应该认识到，在真实的世界里，基于人们经历的痛苦和煎熬，每个药师都有可能犯错误，当确信真相会伤害患者时，在情感上常常难以做到告知全部的事实。药师需要花时间思考是否应该说出实情或说出实情是否影响到患者的治疗质量。但是，有时善意的谎言带来的后果就是难以得到患者的信任。

因此，药师需要掌握沟通技巧。说出实情，告知患者坏消息是一件令人心碎的事情。是糊涂一点混过当下，还是让一切水落石出，这些都是内心世界的挣扎。行善和不伤害他人是最为根本的准则。诚实原则能为患者带来更大的获益。作为药师，需要持续在实践中完善自己，学会遇事敏感且做到有效的沟通。

第四，对于药师来说，公正（justice）原则应该比公平更容易一些。事事做到公平合理并不容易，但是做到公正，只要有原则不离谱就可以满足患者的合理需求。对于弱势患者来说，药师拥有的绝对医疗资源远远多于患者，在一些可选的范围内，尤其是针对一些患者的医保或保险报销的可控范围，药师需要做到公正并有利于患者疾病的治疗。这些尽管看似是小事，但却能反映出一个药师对每位患者的公平态度。

药师在现实生活中坚守自己的品质至关重要，尽可能秉承公正公平的原则，为患者提供药学监护，不管患者是谁，理应做到一视同仁。任何歧视行为都是不可取的，也是不道德且无法容忍的！

第五，忠诚尽责（fidelity）的品德在药师执业过程更是应该遵守和做出的承诺。在药师践行药学监护过程中对于双方的契约，应该许下诺言，提高自己的能力以胜任工作，努力完成患者期待的承诺。对于粗心或健忘的患者，更需要细心认真做到书面的提示或通过患者可以获得信息的途径提醒患者用药，这些都是尽责的表现。

第六，让患者成为最终的决策者，给予患者自主权（autonomy）。这是出于伦理角度的考虑。这种自主性的目的是避免个体不会受到强制或威胁，可以自主地做出决策。然而，这并非放任患者随意决策，尤其是罹患多病的患者，常常四处看病，到处取药，甚至擅自停药或更换药品，这些行为都不利于患者的用药安全，也不利于患者获得最佳的用药体验。也就是说，患者的这种自由决策的行为与药师是否达成监护目标有很大关系。当患者的选择与药师的选择发生冲突时，药师应该尊重患者的选择。因此，如果缺失双方的尊重和信任，就不存在治疗关系，也就失去了监护的意义。

药师为患者制订监护计划时应谨慎思考，了解患者是否真的理解所有重要的事实和价值。药师需要知道患者确实有能力做出知情的自主决策。如果患者不清醒，他还能自主决策吗？这些都是经常遇到的，比如，儿童患者、精神病患者或者阿尔茨海默病患者，都无法自主做出决策。

但是，对于药师来说，应该尽量避免家长式作风（paternalism），以压倒性意见的做法或忽视患者的偏好推进患者获得治疗的益处，这是不可取的。药师需要为患者提供药学监护，真诚与患者沟通，建立双方约定的治疗契约关系，并承诺自己的职责，患者需要理解药师的责任和义务，更重要的是知道自己在这种关系中的责任，只有双方明确各自的角色、原则和责任，建立这样的契约关系才有意义，才能产生有效的结果。

最后，药师作为一个医务工作者，严格保守患者的隐私——保密性（confidentiality）是临床工作中众所周知的原则。药师与患者深度沟通，必然涉及很多患者隐私，为了双方能更为顺畅地交换信息，保护患者隐私是必须的，不应该轻视！在双方的沟通过程中必须让患者感到自己说出的每一条信息，即使是非药物相关的事件信息，都能得到药师的尊重。在医疗中，患者的隐私始终应是最被关注的问题。不少国家出台了相关法律，例如，2003 年美国联邦政府发布了《医疗保险权利与责任法》（Health Insurance Portability and Accountability Act，HIPAA），旨在保护个人健康信息的隐私和安全，进一步促进和规范了患者个人隐私的保护权利。

因此，针对药学监护实践方法中涉及的道德伦理应制定一套专业行为的标准，以规范和明确药学监护执业者的职业责任。

4.4　药师的职业行为准则

Cipolle 教授等提出了一个重要概念："监护他人是一种特权，这种特权只限于那些做好充分准备且遵守职业行为准则的专业个人拥有"。因为药师所实施的监护工作是关乎他人生命的大事。如果药师不遵守职业行为准则，不具有胜任该职业的能力，尤其是在解决医疗问题中，谁还敢把生命托付给药师？

Cipolle 等依据医师、护士、牙医等职业的职业行为准则，从服务质量、道德伦理、同僚关系、多方合作、继续教育、参与研究和资源分配等事关职业发展的七大方面，编写了药师实施药学监护应该遵守的职业行为准则（表 4-2）。

表 4-2　药师的职业行为准则

类别	职业行为准则
服务质量	依照专业实践标准和相关法规条例,以评估自己的执业行为
道德伦理	代表患者的利益所做的决定和行动,应遵从道德伦理及行为规范
同僚关系	应该协助其他药师、同事、学生和其他相关人员的职业发展
多方合作	照护患者时,应与患者、家属或看护者,其他医务人员共同合作
继续教育	需要不断学习新的药理学、药物治疗学和药学监护实践方法的最新知识
参与研究	在执业中经常应用各类研究的成果,在必要时也参与研究
资源分配	在规划和提供患者监护时,应考虑药物的疗效、安全性和成本等相关因素

注:摘自参考文献[5]。

　　针对每条准则标准,作者提出了相应的要求和评估标准,这是药师职业行为建立的规范,也是职业发展的一个基石以及处事原则。对于这些标准,药师应该铭记在心,在每次与患者互动交流、共同决策中以及在与同行共处时,能真正体现出来。

　　执业理念是药师执业者在监护患者用药时真实的行为表现。药师应秉承这一理念,理解掌握并运用于每次药学监护中,才有权监护患者。执业理念列出的药师对患者的道德义务,也明确了应该以循证医学作为决策依据。执业理念也是药师在监护中面临艰难决策时的法律基础,而职业行为准则是指导药师职业发展的基本准绳。

思考题

　　1. 如何用哲学思维论证药学监护存在的必要性?
　　2. 如何正确理解药学监护中对药师职业行为的实际要求?

（康　震　于　锋）

第5章 理解以患者为中心的思想精髓

说明：本章重点介绍了什么是以患者为中心，如何理解患者对自己生病的认识；强调了患者用药体验的概念以及理解患者用药体验对于评估药物治疗的意义和价值；同时，重点探讨了药师与患者应该建立一种契约式的治疗关系，这是监护患者的核心起点；最后，讨论了提供以患者为中心的服务才能改善患者的依从性，药物治疗管理是解决患者用药依从性的一种有效办法。

学习目标：

- 理解什么是以患者为中心的概念，其内涵是什么。
- 理解患者对于自己生病的认识。
- 掌握患者用药体验的概念和内容。
- 掌握药师如何与患者建立一种契约式治疗关系。
- 熟悉药物治疗管理是解决患者依从性的一种有效办法。
- 了解以患者中心的服务模式对于改善患者依从性的影响。

5.1 正确理解"以患者为中心"的内涵

以患者为中心的概念是医疗实践中一种理念性的职业行为准则，力求最大限度地提高医疗的安全性、创造临床价值和经济价值，让患者有效得到心理舒缓，给予最大的帮助，包括倾听、友善告知以及鼓励患者参与到自己的治疗之中。以患者为中心的思想是尊重个人偏好及响应个人需求和价值观。简单地说，以患者为中心就是什么都围绕患者，不仅关注问题本身，还要关注患者的内心世界和影响内心世界的各种因素。此外，不管患者的年龄或疾病严重程度如何，只要患者条件允许，最好的情况是让患者能参与所有的临床决策。

哈佛医学院代表 Picker 研究所和联邦基金会做了一项研究和文献回顾分析，从医疗实践的宏观层面，总结出了一些有助于患者获得积极医疗体验的临床实践，提出了"以患者为中心"的八个思想原则。

① 充分尊重患者的价值观、偏好和主诉需求，让患者参与决策。
② 协调和整合医疗服务，改善和减轻患者对疾病表现出的脆弱和无力。
③ 通过信息共享和有效沟通，缓解和解除患者因信息不对称而感到的担心和恐惧。
④ 构建舒适的就医环境，舒缓和改善患者身心疾患和疼痛。
⑤ 注意改善患者对疾病治疗、家庭创伤和经济负担的焦虑和恐慌。
⑥ 鼓励患者的家人和朋友参与到患者的疾病治疗之中，帮助患者消除孤独感。
⑦ 改善患者出院后对日常生活、药物治疗、长期护理等照护的衔接与连续性。
⑧ 提供充足的基层门诊医疗及转诊服务，使患者获得最便捷的救助。

从宏观层面理解"以患者为中心"，再到微观层面思考药师在患者药学监护流程中的每个环节，就不难理解如何实施和采取什么行动才符合"以患者为中心"的核心思想。

实际工作中，在疾病诊断和药物治疗之前，医师都要先了解患者就诊的原因，才能明白患者的疾病问题是什么。药学监护也一样，患者的需求总是服务的重点。在药学监护实践中需注意思考、决策和行动的顺序，首先需要与患者沟通和分析信息，再确认患者存在的问题，最后才知道如何干预患者的药物治疗方案。

因此，对于药师来说，首先要了解患者的想法，也就是患者对自身所患疾病和药物治疗的认知和看法。因为，患者对于这些问题的认知和想法可能与医师和药师完全不一样。因此，为了便于理解，我们把患者对自身患病的看法称为生病（the illness），而把医师对患者生病的看法称为疾病（the disease），把患者对用药的看法称为用药体验（medication experience），把药师对用药的看法称为药物治疗（drug therapy，medication）。

5.2 理解患者对自己患病的认知

认知（cognition）是指个体认识客观世界的信息加工活动，或取得和应用知识的过程，也是个体最基本的心理过程，包括感觉、知觉、记忆、思维、想象和判断等。Cipolle 特别强调了患者对自己生病认知的重要性，因为这会影响到后期药师对患者问题的判断。由于生病是患者生活体验的一部分，生病会影响到他们的日常生活，有的是正面的，有的是负面的，因此，如果医师和药师不花时间与患者沟通以了解患者的病情和用药状况，也许会产生很多负面的结果，包括患者依从性差的问题，甚至可能产生一些医患矛盾。

既然事事都应该思考如何做到以患者为中心，就应该了解不同背景的患者对生病认知的差异，才能知道患者应对疾病治疗的能力和态度，知道他是否能配合药师的指导，知道他是否愿意与药师深入交流，从而采取不同的对策，增强患者对药师的信任感，促进双方建立互信互赖的治疗关系，进行有深度的沟通，及时发现问题，最终达到治疗的最佳结局。

如果患者是一位对疾病一无所知，但心理调节能力强的人，药师只需要花时间讲解和说服，如果他愿意配合或能认真听取建议，就容易建立治疗关系。但是，如果患者对疾病一无所知又心理脆弱，药师不仅需要给他信心，还需要获得他的信任，药师的专业形象、专业能力和沟通技巧就更加重要了。此外，还有一些患者对自己的疾病尽管有认知，但心理调节能力很差、表现出脆弱和恐惧，这样的患者对于药师的专业性更是在意，因为药师的专业能力和给予的心理安慰水平决定了药师能否获得他的信任。面对那些对疾病有认知且心理坚强的患者，药师就会轻松很多，药师只需要态度友善并有较强的专业能力，给予恰当的建议，患者就能很好地配合药师，药师采集患者的信息也会比较完整，更有利于药师判断患者的药物治疗是否存在问题。

此外，患者对待自己健康问题的态度也决定了未来治疗是否成功。患者在对待健康问题上，可能会涉及一些宗教信仰、世界观以及对治疗的期待，这些因素都会影响到与药师之间的配合和治疗。进一步说，患者对药物治疗的理解、主观认知、情感、感受和个人经历都可能影响到患者用药的依从性。

Cipolle 等花很大篇幅专题论述如何理解患者对生病的认知，旨在让药师能真正了解患者的很多信息，告诉并教会药师如何利用这些有用信息，为患者制订合理可行的治疗目标和监护计划。

只有真正理解患者的生病体验和主诉病情，信息才是有意义的。聆听患者表达出来内心的感受和情感（包括焦虑，甚至恐惧），以及生病的经历和就诊治疗的想法，对于药师解决患者的问题是非常必要的。让患者主诉的目的是想找到生病的原因并得到有效治疗。这是一个了解"发生了什么"的过程。但是，对于患者和药师来说，他们各自的理解和思考都是不一样的，因此，药师只有理解患者实际发生的情况，才能更好地抓住问题的本质。

药师采集患者的信息，把每个患者的病史记录下来，其详细程度、深浅程度和理解程度不尽相同，采集到的信息是临床干预的唯一基础，采集信息的质量取决于药师问诊的质量。因此，问诊质量成了采集患者病情信息的关键，药师通常会记录与临床相关的重要信息，却忽视了患者的主诉才是临床提示的关键信息。所以，药师不能把自己当成临床"作者"，与患者沟通完，自己撰写患者的"病史传记"。因为这样往往忽视了一些患者对疾病治疗有自己的看法和认知，如今互联网信息随时可查，有的患者会对病情进行一番的"研究"，搜索定义和各种治疗方法，这些信息有助于提高自己"研究"成果的可靠性，因此，患者的一些解释往往是治疗关系的重要组成部分。药师必须了解患者的观点意见，这些意见常常与治疗相关。所谓契约式合作关系，就是指患者讲述的病情和他对疾病的认知有助于患者本人得到更好的治疗，也有助于药师对临床的正确判断。

5.3　重视和挖掘患者的用药体验

用药体验对于医疗行业，乃至对于药师来说，都是一个全新的概念。用药体验是指患者个体在日常生活中对自己用药的主观感受和亲身体验，是药物治疗全部过程的感受总和。

每位患者的用药体验都始于第一次与药物的接触，也是一次药物进入体内前后赋予患者的真实感受，这种经历包括了药物对身体产生的积极或消极的影响。持续漫长用药治疗通常会引起患者个人对药物产生怀疑，甚至产生厌倦或恐惧的心理阴影。在这种状况下，患者个人肯定会改变自己的用药行为或用药方式，以控制自己药物治疗的程度。患者用药时间越长，自己对药物在体内产生的作用会有越深的体会和理解，这种体验和经历有时会使患者感觉良好，有时却让患者难受而害怕用药。

患者的用药体验信息包括患者药物治疗的有效证据、身体感受或者治疗失败的体验，还有目前正在服用的处方药、非处方药和保健品，以及患者如何服用这些药品和真实的用药行为等。这些信息非常重要，因为用药体验会直接影响患者对药物治疗的选择或放弃。

当患者（尤其是老人）使用药物没有产生预期的效果或产生波动造成身体不适时，有可能会到处寻医或者打听患有相同疾病的朋友用药情况，但是患者却忽略了每个个体在使用同一种药物过程当中所产生的效果可能是完全不一样的。

不同背景的患者对药物治疗后的用药体验可能不一样，有些患者不太注意总结经验，生病用药治愈了就不想了，这种情况更多的是一些小病，而对于长期用药的患者，他们反而更关注自己的用药效果，也会总结出一些经验，有自己清晰的信念、偏好和习惯。

当然，一些负面的用药体验会影响到下一次再使用同样的药品，患者会有抵触情绪或拒绝的行为，甚至害怕使用任何药物，尤其一些发生严重的药物不良反应的患者更是如此。

亲戚和朋友对一些患者用药体验的影响很大。尤其是对于一些原来未患过疾病的患者，如果他们有一些素养，也许就想自己找一些资料解决。对于罹患严重疾病（如恶性肿瘤）的患者，个体间的心理状态差异很大，即使是素养较高的患者，也可能很难有平静的心态，使用药品时更需要专业的辅导。

　　患者对疾病治疗的用药体验是一个实践行为的概念，可以使药师更深入地了解患者个体的生病经历、用药经验和用药行为，这些生活经历形成了患者对药物治疗的态度、信念和偏好。因此，药师只有真正理解患者的用药体验，才有利于所制订干预措施和监护计划的贯彻执行，患者的用药相关需求才能得到满足。

　　近年来有很多学者对患者的用药体验做了不同的研究，也列举了不少调研的信息和反馈，结合学者调研的患者描述，用以下几种典型来代表不同患者的用药体验。

　　① 一次尴尬的人生体验。

　　② 药物在体内产生的神奇感受。

　　③ 一场持久的精神斗争。

　　④ 自主驾驭用药的行为。

5.3.1　一次尴尬的人生体验

　　有些初次被诊断出慢性病（如糖尿病、抑郁症等）的患者，可能会拒绝用药，或表现出一些尴尬或沮丧的心态。其主要原因如下。

　　• 患者认为自己对健康状态失去了控制。同样，当患者长期服用药物数量越来越多时，认为会进一步加重病情。这种感觉也是患者用药体验的一部分。例如"我觉得如果我服用了劳拉西泮，我就失败了。如果我不用药物自己克服它，那么我会好起来的"。

　　• 很多患者认为服药是衰老的表现，尤其是年轻患者，在描述用药时，会深感沮丧，怀疑自己提前衰老了。例如，"我觉得我像个 90 岁的人，和我爷爷一样，每天需要服用很多药，如果是老人，那没关系，但如果是个年轻人，那就太奇怪了"。

　　• 有些初次接触慢性病药物的患者，会质疑给他们开具的药物是否真的有必要。当患者意识到他们应该长期服用药物时，会突然产生对未来的不确定性。例如，"我不知道这些药能给我带来什么。我想看看如果我决定不用药会发生什么"。所以，有些患者在服用慢性病药物时，会感觉到他们的生活自由受到了限制，只有他们打消这种质疑，认识到服用药物是正确选择时，才会开始自主服用药物。

　　• 另一些有精神类疾病的患者拒绝用药，可能是因为对所患疾病存在羞耻心理。尤其一些服用抗抑郁药的患者，害怕自己与精神疾病联系在一起。例如，"也许我只是觉得很尴尬，即使没人知道。我想人们会认为我软弱无能"。

5.3.2　药物在体内产生的神奇感受

　　患者服用药物后，身体就会产生预期的药理作用，出现预期的副作用或始料未及的不良事件，所有这些现象都是患者亲身的体验。

　　• 当患者在生病中可能会感到虚弱、无力或头昏，药物可能缓解病痛，使身体恢复"健康"。患者往往会体验出药物在体内产生的神奇效应。一旦患者认为服用药物的益处大于风险，并理性地对待，那么他们会愿意服用药物。例如，"药物可以使患者恢复'正常'或带来浑身感受的变化。""我很感激胰岛素救了我的命，让我还活着，但也有点害怕，我要依靠这神奇的药才能活着。""我一辈子都在与抑郁作斗争。我的精神科医师让我开始服用抗抑郁药。非常感谢这些药物，如果没有这药物，恐怕我都无法工作。""有时我的身体会受到疾病的干扰破坏，只有用药才能恢复。就像癫痫患者，只有服用抗惊厥药物，才能恢复自己的正常生活"。

　　• 药物可以帮助改善患者的生活，如果所获得的好处足够多，那么他们将愿意接受药物所带来的副作用。当然，药物导致的不良反应是患者用药经历的一部分。例如，"你要学会在服用的抗抑郁药物所带来的好处和副作用之间作决定。就像我觉得西酞普兰给我的感觉很好，我不在乎因为服用它可能会尿裤子"。

5.3.3　一场持久的精神斗争

· 当患者开始服用一种慢性病药物时，会突然感到这是一条走不完的路，就像要开始一场持久的战斗一样。例如，"第一次有人告诉我，为了我的后半生，我必须接受这个事实。""我感觉服用越来越多的药品已经是我生活中的一部分了，我要依靠这些药物维持我的正常生活"。

· 定期服用药物可能会使患者处于一种被动状态，或让患者感觉丧失了自由，最后产生对药物的依赖。诸如，"我时常想，如果我几个月没服药会怎样。但我觉得我别无选择，好像那些药把我囚禁起来了，我已经成为了药物的俘虏"。

· 由于需要长期服用药物，患者也必须为此负责。为了使身体达到正常功能，一些患者不得不无限期地服用药物，但仍然希望最好不要这样。诸如"我为自己感到难过，因为我还在服用这些药片。我不想这些事总缠绕着我的生活。""我一直希望能从中解脱出来，但总是做不到"。

5.3.4　自主驾驭用药的行为

· 当患者不了解药物的适应证时，会询问所服用药物的用途，认识药物在机体产生的作用和可能持续的效应之后，患者会自主地逐渐尝试成为治疗方案的管理者。尤其是患者在服用慢性病药物一段时间后，就开始熟悉了药物对他们身体的影响和效果。他们会慢慢找到管理和控制用药的自创方法，因为，他们已经对这些药物有了认知和了解。诸如，"一般人们不一定理解你需要考虑哪些事，就像患了糖尿病一样，你必须自己知道要做哪些事。比如，打胰岛素针，你需要知道注射多少单位的胰岛素剂量，而且有可能每天都要变化……"

· 患者自己会通过用药经验学习药理学相关知识，他们了解自己的身体，感知药物产生的变化。因此，对长期服用药物的患者来说，驾驭自己用药是一种常见的自主行为。"我知道怎么摆脱它，慢慢地减少它，否则会病得更重"。

· 但是，医师很少认识到这种做法是一种患者驾驭用药的形式，相反，患者可能被医师或药师贴上"不依从"的标签。诸如另一位患者描述了自己用药后身体的感觉和管理用药的结果："当医师加大剂量的时候，我觉得自己服用的剂量高了……开始有一种很奇怪的感觉，从脑袋感到有点晕，到胸部甚至感觉疼痛。我心里想，我就不吃这个了。所以我放弃服药了，随着一周过去了，我也慢慢好起来了。"

· 有些患者则通过减少剂量，来进行自我管理用药，特别是在他们不确定药物的效果或担心自己变得"依赖"用药时。例如，一位患者描述自己的用药情况："我在必要时，会调整舍曲林的剂量，我更喜欢这样管理自己的用药，只要能控制情绪就好。"

从患者的角度来看，自我管理的行为是理性的，可以帮助他们进行有效的药物治疗。尽管很多专家经常用一种家长式的视角评判患者的这些行为，并认为这些都是不理性的和不合逻辑的用药行为。上述四种不同的用药体验尽管彼此独立，但存在一定的时间上的逻辑关系。可以说是患者在服用慢性病药物时，从首次尴尬的体验开始到可以驾驭用药自主管理的一个自然变化过程，也可以看成是患者用药不同认知的四个阶段。患者这种看似不合逻辑的实践行为，恰恰为药师理解患者，学会如何影响患者的用药行为，提供了一个难得的真实素材。

5.4 药师如何理解患者的用药体验

药师管理患者用药的第一步就是引导患者说出自己的用药体验。药师在这一交流过程中需要认真倾听患者的主诉，思考他们所描述的每个细节，才能找到问题所在。应该从以下几个方面思考影响患者用药的因素。

5.4.1 患者对用药的总体态度

患者的用药体验是患者生活状态的一个方面表现。患者对自己生病治疗的态度、偏好、认知、顾虑以及记忆反映在用药体验的描述上。患者的年龄和阅历不同他们描述用药体验可能是完全不同的。当然随着年龄和社会阅历的增加，患者会逐渐形成自己对药物治疗的态度和具体用药的偏好，表现出积极或消极的一面。有些人不愿意服药，有些人喜欢服药，什么情况都有。有些人喜欢服用中药汤剂；有些人觉得中药汤剂不好喝，或觉得麻烦，还得煎煮；有些人喜欢服用西药，觉得解决疾病更快；有些人坚信保健食品有用，所以总是优先使用保健食品。

这些信念和态度都反映了患者的用药偏好和习惯。这些偏好和习惯会直接影响医嘱的执行和干扰用药的情况，如果药师想干预患者的用药，就需要透彻了解他们的态度和习惯。

5.4.2 患者对用药方案的理解程度

患者对药物及如何合理用药的了解和理解千差万别。有些患者对此一无所知；而有些患者对于自己疾病和用药的了解甚至比药师更深刻；有些患者不仅如此，还非常用心并详尽记录自己的用药情况，对每次用药的剂量或掰成几分之几片都非常清楚，甚至还画图注释，连气温、天气变化情况，服药后的感受都会记录。这些患者的宝贵记录和体验，为药师判断患者用药的有效性、安全性以及依从性提供了具有意义的有效证据。

想要帮助患者达成治疗的目标，需要让患者清楚为什么要吃药、每种药品的作用是什么、什么时候起效、可能出现的不良反应、何时用药、每次服用的剂量、大约需要多长的疗程以及服药期间应该注意什么，如何处理不良反应，一般需要自己观察什么临床指标或实验室检查指标，需要自己监测什么指标，例如血糖值的变化情况。只有了解患者对这些情况的理解程度，才能真正理解患者对用药的掌握程度。

5.4.3 患者对疾病治疗的合理期望

有的患者对自己疾病治疗的期望很高，这是可以理解的，因为谁都不愿意患病，只有及时有效的治疗才能最大限度地恢复正常生活。因此，当药师评估患者前，需要确定患者的期望是什么。但是不切实际的期望是不可取的，需要探询、引导和解释。

由于患者的认知和素养不一样，能否将自己的需求清楚表达给药师也有差异。有时药师往往急于求成想与患者建立治疗关系，确定治疗目标，但有些患者会犹豫不决，不一定信任药师，或者认为药师不会花时间管理或处理他们的想法。实际上这是双方互相了解逐渐形成信赖关系的一个过程。药师用心服务患者，患者才能提供更多的信息。药师的决策影响到患者的治疗效果，使患者恢复健康，患者就越信赖药师越离不开药师。唯一需要药师关注的是要区分从治疗客观真正需要的和从患者主观内心想要的，因为，从患者主观内心想要的不一定能够满足，而从治疗客观真正需要的，在药师判断临床允许的情况下，是可以帮助解决的。比如，由于患者服用的药品种类过多，希望药师能帮助其精简处方，药师理应尽力解决。

5.4.4　患者对药物治疗的顾虑

患者对于药物治疗常常会有顾虑，即使患者是个"老病号"，也会犹豫不决。主要的顾虑还是用药风险问题、自己曾经出现过严重不良反应或对一些药物如何使用及如何服用搞不清楚，有些人犹豫是因为药品太贵无法承受，有的患者却是因为买不到药品而害怕耽误治疗。

那些以往服药出现过不良反应的人，他们的顾虑会更加严重。药师最重要的是需要搞清患者有所顾虑的真实原因，对于出现过不良反应的问题需要特别关注，有些是药物过敏反应，有些是正常剂量下的不良反应，有些则是使用不当导致的，需要加以区分。

对于还未服用药品的患者有可能会到处征求用药意见。有些人对磺胺类药物过敏，或服用头孢类抗生素后喝酒出现不适症状，或阅读过类似文章，这些信息和体验都会让患者感到坐立不安，甚至产生恐惧心理。这时药师必须认识和了解清楚患者的问题所在，才知道如何帮助患者。

5.4.5　患者的文化、伦理和宗教问题

患者所处的社会环境以及自身的价值标准和宗教信仰都会影响到患者对药物治疗的态度。因此，药师在接受患者参与药物治疗管理服务时，对于患者的个人信息采集，尤其需要了解少数民族患者和不同宗教习俗的患者，需要尊重和接受他们的个人信仰，以免产生不必要的伦理困境。

5.4.6　患者的用药行为及角色

患者的用药行为往往受到很多因素的影响，如信息、体验、顾虑、认知、态度、偏好、信仰、价值观、宗教习俗，可能还有家人、亲戚、朋友、同学以及医务人员，或品牌、中医药文化、经济等，有时甚至产地等都是影响因素。

患者的用药行为涉及是否决定药物治疗，是否服用药物，如何服用，服用后是否续方调配，是否依从医师医嘱按疗程服药，是否擅自改变治疗方案，甚至是否会不相信医师的建议而放弃治疗。药师需要积极地引导和鼓励患者遵从医嘱按时正确用药，才能获得理想的治疗结局。但是有时患者不一定能很好地描述清楚自己的用药体验，也许会有一些片面，甚至说错药品名称或者明明正在服用的是复方制剂但却说成单一有效成分。这些问题都需要药师做到耐心、细心和富有爱心，还需要药师具有智慧和技巧掌握患者的动向，及时纠正患者的错误用药行为，改善其治疗效果。

当然，患者在疾病治疗过程中的角色不应该是一位单纯执行医嘱的人，而应该是一个具有独立思考和自我管理的个体。除了尊重患者个体的意愿和偏好，更需要引导患者重视参与治疗的管理，及时反馈治疗情况和出现的问题。做好自我管理，这是患者应该在治疗中承担的责任。

药学监护是药师的一项执业行为，只有药师了解和掌握患者的用药体验，才能发挥监护用药的作用。对于药师来说，要积极起来！一定记住：谈话看似平常，但却是药师解决患者问题最有价值的信息来源。

5.5 药师与患者之间如何建立互信的治疗关系

药师与患者建立一种契约式治疗关系是 Hepler 教授提出的，其主要目的是促进药师以患者为中心践行药学监护，以获得最佳结局。而药师要做到以患者为中心的执业行为，首先就必须能获得患者的信任，与患者在一种互信的状态下建立起治疗关系，对后续的信息采集以及执行监护计划非常关键。

5.5.1 如何理解治疗关系的定义

什么样的关系才算是治疗关系呢？药师与患者形成的治疗关系一定是双方完全理解了治疗关系的重要性后，互相坦诚尊重共同达成的目标，在明确承诺自己的角色和责任的过程中逐步轻松自然地形成的关系。这也是一种约定和许诺，需要各自做出努力才能获得最终的成果。

治疗关系有别于其他的个人生活关系，建立这种关系的目的是想解决医患双方在治疗疾病过程中的信息共享和交流畅通。要充分了解患者的完整信息，包括用药体验和用药行为。当然，完整的信息还涉及患者真正的内心想法。双方的这种治疗关系是否稳固决定了药学监护的最终服务质量。

5.5.2 药师与患者建立治疗关系的重要性

药师应该尽一切可能与患者建立互信互赖的治疗关系，除了与患者的充分沟通非常关键外，首次见面的印象也决定了沟通能否成功。因此与患者建立治疗关系需要具备以下条件：
① 注意非语言的交流。
② 认真用心的倾听。
③ 运用辩证思维思考交流的信息。
④ 敏感捕捉患者的情绪表露。
⑤ 及时回馈对方的信息。
⑥ 以同理心建立信任感。

其中关注患者的情感表达是交流的重要部分，而建立信任感是整个监护的一个组成部分。有时患者的偏好会与药师的建议产生冲突，药师应该重视患者的个人偏好，理性、合理地处理好患者的偏好问题。双方建立治疗关系是一个寻找共同价值标准的过程，药师需要花时间和精力更深层次地理解患者的态度、世界观、价值观和期望值以及内心世界的复杂情绪，以建立一种稳固的治疗关系，从而积极影响患者的治疗决策，做好后续的计划、干预和监护工作。

5.5.3 患者是信息的主要来源

患者是信息的主要来源，尤其在药学监护中更是如此。但是患者的信息传递能力不尽相同，甚至差距很大，有些患者有一定的素养和知识，能很好地配合并尽力主诉出药师希望获得的信息，而一些患者就很难做到，使得药师花费很长时间却采集不到重要的信息。这也是药师自己需要注意的地方。

很多药师，尤其是住院区的临床药师都比较习惯于查阅患者病历、实验室检查结果或询问医师和护士，并以此作为信息的主要来源，但是这些信息往往比较片面。

因此，药师与患者建立的这种治疗关系越稳固，就越容易采集到完整的患者信息，包括患者个人的隐私信息和复杂心态的信息。这些信息对于药师判断患者是否存在药物治疗问题以及建立治疗目标和治疗计划至关重要。

5.5.4　患者也是治疗的决策者

过去总是认为医师的专业水平很大程度决定了患者疾病治疗能否成功。但是，现代医学发现，患者自身的因素对治疗能否成功起到了至关重要的作用；患者是疾病治疗的最终决策者，尤其是在最后的药物治疗环节。因为，即便医师诊断正确，处方药物及建议给药剂量合理，但是服药还需要患者本人认可和采取行动，治疗才能算成功。患者服药的行为包括决定或拒绝用药、服用多少、服用多长时间，这些用药行为都决定了治疗能否成功。

因此，药师必须建立良好的治疗关系，才能积极影响患者的治疗决策。同时，双方对治疗过程中的体验结果信息应该及时共享，只有这样才能真正发挥药师的影响力，引导患者治疗中避免不良事件的发生，获得最佳的用药体验。

在双方遇到需要解决的矛盾和冲突时，一定要记住 Cipolle 教授的一句话"对待每位患者，要像对待自己的长辈一样"。

5.5.5　患者更是药师的老师

为什么说患者是药师的老师呢？因为对于长期用药的慢性病患者来说，他们拥有的用药体验和经验远远比药师多得多。只有患者才能教会药师了解他们的用药情况或受到影响的情绪变化。

例如一些高血压患者，他们会随着气候或天气温度的变化，随时调整给药剂量，并不会依据医师的处方用药剂量服药。而痛风患者也知道，当处于痛风发作急性期时，如何少量多次服用秋水仙碱，以防出现恶心呕吐的副作用。这些都是药师可以从患者身上学到而书本或文献难以看到的信息。

慢性病患者的一手用药体验的信息，也常常能够反馈一些治疗效果的信息，因此收集此类信息对于药师日常积累临床经验非常关键。学习和运用患者的意见和观点，才能更好制订合理的治疗目标，确保患者获得有效的治疗结局。

5.5.6　患者的权利与责任

药师在提供以患者为中心的药学监护中，在做出决策时，首先考虑的是患者的权利和责任，药师需要认识到患者应该想到的结果和他们需要承担的责任。然而，这些都需要建立在双方是否形成一种互相依赖信任治疗关系的基础上。

因为，患者总是希望药师能更体贴地关心他们的需求，希望药师把他们的需求放在第一位，更需要得到药师的同理心和理解，希望药师能够运用自己丰富的知识和技能帮助他们渡过难关，希望他们的疾病能得到正确并卓有成效的治疗，希望药师能尽自己所能维护他们的权益，解决他们的药物相关问题，还能承担决策和建议的责任。

当然，患者的权利和责任是相辅相成的。患者也应该意识到自己应该承担的责任，只有双方共同努力和密切合作，才能获得最终的期望结果。

5.6　改善患者依从性才能体现出以患者为中心的思想

患者依从性是指患者接受治疗方案的能力和意愿。药师根据临床证据判断该方案的药物适应证是否适宜和确实有效，是否可能产生预期的治疗结局，且不会有任何伤害出现。

　　患者依从性一直是医疗卫生体系中一个持续的话题。这个问题早就被认识到了。事实上，研究文献也可以查到数万篇关于这个主题的文章。但由于问题的复杂性，仍然不能认为依从性是一个容易解决的问题。

　　患者依从性本质上是一种用药行为问题，患者依从性不好与沟通质量有很大关系。依从性的质量将直接影响到患者的治疗结局。然而，很多执业者，包括药师在内，都过度强调依从性问题，而忽视了药物的使用是否适宜、有效和安全。盲目强化患者的用药依从性不一定能获得用药的安全，有时还会出现相反的结果。

　　改善患者依从性已经成了医疗界的一项国家性计划目标。依从性问题也成了众多学者、制药厂家、经济学家及行政管理者和执业者的重点话题。近年来，一些开创性的工作尽管获得一些成果，但是，其成效依然有限。患者依从性差不仅造成了治疗的不良后果，也造成了很大的经济损失。

　　经研究统计：

- 60%的患者无法确认自己服用的药物。
- 30%～50%的患者忽视医嘱或干脆按说明书服药。
- 12%～20%的患者服用了其他人的药物。
- 在美国，因患者不依从导致的住院费用每年估计高达 85 亿美元。
- 在美国，每年大约有 125000 名人死于用药依从性差。
- 10%～25%的患者到医院和护理院住院是因为患者没有能力按处方指导服药。

　　在中国，过去的 30 年中，不依从用药的比例依然很高，40%的患者没有坚持治疗方案，20%的患者拿到新处方后没有去药房调剂。

　　从以上数据看，改善患者依从性的工作任重道远。药师也必须在以患者为中心的执业理念下，找到患者不依从的深层次原因，消除患者用药沮丧和困惑，以提高患者用药信心，积极影响患者的用药行为。只有真正理解了患者内心深处的问题，才能解决阻碍患者依从的根本原因。

5.7　药物治疗管理服务是解决患者依从性的一种有效办法

　　很多文献表明，药物治疗管理服务可以有效降低患者不依从性，降低的幅度还取决于很多因素，包括患者的认知、态度、素养和管理能力等。

　　患者不依从用药是普遍的现象，而且代价高昂。2011 年 DiMatteo 等在《健康心理评论》杂志上发表了一篇文章，提出了指导临床实践改善患者依从性的信息-动机-策略（IMS）模型。该模型是基于荟萃分析和大规模临床循证研究后得出的稳定结果，反映了医疗实践的真实情况，为评估和提高患者依从性提供建议，尤其是针对慢性病管理更具价值。

　　这个模型包括 3 个重要的临床行为。

　　① 确保患者拥有正确的信息和知识，坚持倾听患者的顾虑，鼓励患者参与决策和建立伙伴关系，建立信任。

　　② 帮助患者相信医师的治疗方法，激励患者给予承诺，即针对那些影响患者信念、态度和动机等方面因素，解决他们的认知、社会、文化问题。

　　③ 帮助患者克服治疗的实际障碍，坚持并制定可行的长期疾病管理策略，包括评估和加强患者的社会支持、识别和治疗他们的抑郁症，并帮助患者克服成本相关的治疗障碍。

2018 年 Leslie R Martin 等提出了一些策略，以缓解患者心理问题，战胜不依从药物治疗的行为。在 DiMatteo 的 IMS 模型上给出了他们的建议。

① 强化理解患者　尤其是那些对健康认知不足的患者，对医师给予的医嘱信息和治疗方案的理解不足时，往往容易出现不依从的问题。

② 简化治疗方案　治疗方案越复杂，患者执行越困难，尤其是多病共患多重用药的患者，更需要精简处方，或更换剂型减少服药次数，这对于提高依从性非常关键。

③ 提高对患者用药动机的理解　解除患者的恐惧和顾虑，制订适宜的治疗目标，激励式沟通和鼓励患者参与治疗，积极反馈用药情况。

④ 为患者提供更多的社会支持　包括患者与医务人员和药师之间的关系和支持，以及家人、亲戚和朋友给予的帮助和支持，构建温馨和谐的治疗环境。

⑤ 制订可行的治疗策略　给予一些简易操作工具，提供合理的饮食和运动指导以及改善生活习惯的清晰行动方法。

⑥ 合理使用一些技术性工具　如服药提醒器、时间电子闹钟、智能分药盒，甚至是智能手机 APP 或智能手表提示工具等。

⑦ 创建个体化及多方协作的干预计划　通过多方共同协同和沟通以及信息共享，帮助用药依从性差的患者坚持治疗，包括解决经济负担等，给予更多的信心和力量。

Cipolle 等认为药物治疗管理服务是改善患者依从性的一种有效办法，因此，给出了解决办法的三个原则。第一，在改善患者用药依从性之前必须先确认患者用药是否适宜、有效和安全，只有先审核患者使用的所有药物，并确认用药没有重复以及所患疾病都得到治疗，使用的药物都是有效、安全的，再检核患者的用药依从性才是有意义的。第二，药师必须坚持以患者为中心，倡导和鼓励患者参与到药物治疗的决策之中，做好自我管理和用药监测的工作，承担相应的责任，找到患者用药依从性差的背后原因，才能知道如何改善患者的依从性，才能有利于治疗结局的达成。第三，药师不仅要充分理解患者的用药顾虑、偏好以及对治疗的期望，还需要挖掘患者的用药体验，根据患者的情况提供个体化的监护服务。

Cipolle 等认为药物治疗管理服务可以促进患者依从性达到 90%，最为核心的是药师与患者建立一种具有积极意义的治疗关系，只有相互信任和尊重才能很好地维护这种治疗关系，这也是提高患者依从性的基础。他们对于如何利用对患者用药体验的理解，发现患者存在的药物治疗问题给出了答案和方向。

首先，需要了解患者是否正确理解使用的药品，是否知道为何使用这些药品，是否按医嘱用药，了解这些信息至关重要。因为患者使用的药物，不一定都是医师处方的药品，可能还有朋友推荐的，还有自己购买的 OTC，可能包括维生素、减肥药、外用软膏，还可能有中成药、中药汤剂。很多药品是可能相互作用带来一定风险的。药师所做的就是要了解患者是否知道药物的适应证是什么，为何使用；解决患者使用这些药物是否合适，是否都有对应的适应证，患者自己是否还存在其他疾病隐情或风险，却不注意而忽视预防性用药。

其次，药师需要了解患者对药物治疗的认知和理解。了解患者是否知道每种药物何时起效，如何使用、使用多大剂量以及使用何种剂型等情况，才能知道患者使用的药物是否有效或使用的方法、剂量是否正确，找到效果不佳的原因。

第三，需要了解是否知道可能会出现的副作用，是否表达出使用药物后出现的一些可疑反应或临床指标的变化，以确认患者是否出现不良反应或中毒迹象，从而推断出现这些问题的原因是剂量过高,是患者对药物过敏,还是不能耐受等问题。

最后,需要了解患者对于药物治疗风险的认知,为何不愿意或无法正常按医嘱用药,是存在心理问题而不愿意用药,还是本身就反感天天用药,或者是不了解使用说明而不知所措,还是自身总是健忘或因年龄问题而出现认知障碍,又或者是家庭生活压力太大等问题,这些都是检查患者依从性行为的必要手段。

这些都是可以从患者用药体验的交流中感知和判断出是否存在药物治疗问题的方法。只有经历从了解患者的用药体验,到理解患者用药相关需求,再到确认药物治疗问题的过程,才能掌握药物治疗管理服务的思想精髓。如果药师希望患者参与用药监护,并且也认真做好以患者为中心的监护服务,那么药师需要为患者提供获取知识和学习这种技术的方法,教会患者如何提问、如何改变自己的行为。只有相互思考、相互帮助才能达到最终的目的,这也体现出以患者为中心的主题思想。

希望整个医疗卫生体系所有的医务人员都能做到以患者为中心,不是仅仅放在口头上,而是脚踏实地做到与患者充分沟通,理解患者的方方面面,站在患者的角度思考问题,并与患者构建一种和谐的治疗关系,最终,以实际行动促进药物治疗管理服务的推广和普及,改善患者的治疗结局,减少医疗服务资源和费用的浪费。

思考题

1. 你是否可以举例说明什么行为体现出以患者为中心的核心思想。
2. 为什么在践行药学监护中强调以患者为中心的思想理念?

(康　震　于　锋)

第6章　药物治疗问题概述

说明：本章主要阐述了药物治疗问题的概念，什么是药物相关需求，药物治疗问题有哪些类别，详细介绍了七大问题的常见原因，如何陈述药物治疗问题，如何排列优先处理药物治疗问题的顺序以及如何应对不存在药物治疗问题的患者，最后，谈及如何记录这些问题。

学习目标

- 理解什么是药物治疗问题，什么是药物相关需求，其本质是什么。
- 掌握患者的医疗问题与药物治疗问题的差异。
- 掌握患者治疗中存在的药物治疗问题的组成、分类和原因。
- 熟悉药物治疗问题（DTP）与药物相关问题（DRP）的本质区别。
- 熟悉处理药物治疗问题的优先顺序。
- 了解DTP、DRP、ADR、ARE、DRM的不同之处。

6.1 药物治疗问题的论述

药物治疗问题（drug therapy problem，DTP）也是近年来一个很新的概念。当然，医药界更多谈论的是药物相关问题，严格来说，两者之间是存在差异的，将在"6.1.2 药物治疗问题术语之辨析"中讨论。药师在药学监护中承担的主要核心职责就是确认、解决和预防患者的药物治疗问题。这一职责体现了药学监护的核心价值。如果患者存在药物治疗问题没有得到解决，就会影响到最终的治疗结局。确认药物治疗问题是一个诊断患者疾病治疗过程中是否存在药物治疗问题的过程，这不仅需要识别更需要进行临床判断和决策，与医师和护士一样，需要承担临床判断的责任。因此，确认药物治疗问题属于药师的工作职责，就如同确认临床诊断属于医师的工作职责一样。准确地说，药学监护属于一种医疗行为，药师践行这项实践需要承担相应的法律责任。

6.1.1 药物治疗问题的定义

药物治疗问题是患者在药物治疗过程中出现的一种影响治疗结局的不良事件，可以通过专业干预得到纠正，使患者药物治疗获得正向的治疗结局。它是患者药物治疗过程中引起的临床问题，而不是医师开具处方和药师处方调配等非患者用药的差错造成的问题。这些问题可以由药师确认、解决和预防，其他提供药物治疗的医疗服务人员也可以解决这些问题。

Cipolle等的定义是"药物治疗问题是指患者在药物治疗过程中出现的，且相悖于期望的临床结果，确定或可能是药物引起但需要专业判断和确认的不良事件"。

1990年，Hepler教授和Strand教授提出了DTP分类法，把药物治疗问题分为八大类。1998年Strand教授团队修改为七大类问题。因此，适当的DTP分类是药学监护实践和研究的重要组成部分。根据这些类别，药师可为每个患者生成一份 DTP 列表。按这样的办法，药师对患者的药物治疗及其病情（医疗状况）能有一个更清晰的了解。这样可为药师提供更多的信息，便于药师随访和评估患者的药物治疗。某种意义上，可以把这一术语"DTP"更改为"DTPsm"，称为"无缝监控的药物治疗问题"（drug therapy problem for seamless monitoring，DTPsm）。

这意味着药师完全介入到患者疾病药物治疗的整个过程之中，患者用药也能获得无缝衔接的药学监护，在监护过程中药师一旦发现问题，如果超出职责范围，则直接转诊给相应的医师会诊，医师重新诊断解决后，再次将患者转诊回药师，继续接受药师的用药监护，这是一个治疗与监护的完整闭环。

6.1.2　药物治疗问题术语之辨析

在践行药学监护过程中，有时会混淆药物治疗问题与**医疗问题**（medical problem），比如一位糖尿病患者，经过检测餐后血糖，发现血糖达到了 10mmol/L，患者的血糖过高属于医疗问题。而药师需要诊断的是为何血糖偏高，这个临床结果与用药之间的关系是什么。药师需要确认患者血糖偏高是否是药物治疗问题引起的，他存在的药物治疗问题是什么。对照正常血糖值的要求，推断是药物选择不合适，还是给药剂量偏低，是否应该增加剂量，或者需要增加另一种药物以协同增效，这些问题都是不确定的，因为，可能还有其他干扰因素。但是这些问题都属于药物治疗问题。

很明显，DTP 是容易被患者、护理人员或专业人员发现的，并且对患者和在时间点上都具有特征性。换言之，原则上 DTP 是可被发现的，尽管有不少 DTP 可能发现不了。

药物治疗问题是患者药物治疗中呈现的一种与治疗目标不一致的疾病状况，但本身不构成对患者的严重伤害；或在引起明显伤害之前可观察到的潜在伤害，并不是一种最终的治疗结局，既可能是因药物引起的，也可以借助药物治疗或预防存在适应证的问题。而医疗问题是指一种病情的状态，一种与生理改变有关的问题，可能会损伤身体器官系统。

潜在的或理论上的 DTP 是患者的实际药物治疗方案与临床治疗指南、常用剂量或其他治疗方案之间存在的一定差异。实际发生的 DTP 呈现出一种相应的身体表现或结果，例如出现症状或实验室检查结果。

> **举例**　糖尿病是葡萄糖在体内代谢障碍的一种疾病，其结果会导致眼睛、肾脏以及其他器官受损，这些都是因为小血管破坏导致的，因此，糖尿病是一种医疗问题，即需要治疗的问题。然而，糖尿病可能存在多种药物治疗问题，例如患者需要胰岛素却没有得到治疗，就是一种药物治疗问题。总之，糖尿病本身不是一种药物治疗问题，但是需要药物治疗而未治就成为了一种药物治疗问题。假设患者不依从胰岛素治疗，之后出现肾脏疾病，肾病就成了一种医疗问题，而依从性差就是一种药物治疗问题。

然而，最初描述患者治疗出现的过程问题都是采用**药物相关问题**（drug-related problem，DRP）这个术语。Hepler 教授认为，目前有些很多研究过度使用了 DRP 概念来示意一种临床结局，也就是表示为一种**药物相关病症或疾病**（drug-related morbidity，DRM），指疾病状态或临床不良指征状态。药物相关问题具有两层意思：①出现一种药物治疗问题，即药物治疗过程中的一个事件（见药物治疗问题）；②产生一次药物不良事件或一种药物相关病症，即药物治疗的结果，而这一结果可能是治疗中产生的，也可能是用药差错造成的，其范围更广。

药物相关病症是指患者遭遇一种无意的生理伤害，科学上似乎与药物治疗相关或与尚未治疗的适应证存在一定关系。这种似乎存在的关系是指从理论到时间上都能找到有效的关联证据。如上所述，DRM 本质上是一种药物不良事件（ADE），还包括尚未治疗的适应证或治疗过程中造成的伤害（治疗失败的情况）。

DRM 的概念与应用药物相关问题来表示临床结果和药物相关的患者不良事件有关。这一定义规定患者受到的伤害不是由疾病自身引起的。患者可能因药物治疗而感到不适，并可能寻求另一个医师就诊或自行停止治疗，无论病因是否得到专业认可。DRM 包括药物相关病症和药物相关疾病。在其临床（客观）表现中，当有足够证据表明症状是由药物治疗引起时，DRM 可称为药物相关疾病。但是如果 DRM 主要指患者的体验时，就应该被恰当地称为药物相关病症。

广义上说，DRM 是指药物治疗的失败或误判的结果事件。包括三类状况：

- 明显的不良反应或中毒反应［药物不良反应（ADR）或 ADE］。
- 治疗失败，尝试药物治疗但未达到理想的预期结局的事件。
- 患者未接受存在临床指征必需的药物治疗的事件。

例如，假设一个患者因为过量服药（指过量服用了正确的药物）而被送进了医院。这就容易混淆是过程的问题还是结果的问题。药物过量是治疗过程的一部分，有些人服用过量会出现中毒症状，有些人则不会。在所有例外的情况下，中毒的临床表现是结果，本该是入院的原因，而不是给药过量的原因，问题的区别很重要。因此，Hepler 教授认为需要使用一个新的术语，以描述药师在药学监护中确认的问题性质，应该更偏向药物治疗问题。

他进一步解释说："DTP 是患者药物治疗过程的一部分，但与 ADR、ADE 和 DRM 不同，ADR 和 DRM 是药物使用的最终结果。在专业术语系统中，DTP 是指药物使用中患者个体的一种状态，是治疗过程的中间结果。DTP 可能是药物相关疾病的前兆。DRM 和 DTP 之间的区别最初看起来很微妙，但是明确区分 DTP 是过程中的结局，还是最终的结果，非常重要"。

DTP 的概念在三个方面补充了差错和违规操作造成的问题。首先，DTP 是导致 DRM 的重要且常见的潜在危害。潜在的先兆包括潜在的伤害（患者在治疗中的状态）和潜在的失败（系统过程或结果的状态），这些都是由人为错误和违规造成的，但它们本身并不构成伤害或导致伤害。

然而，欧洲学者似乎更倾向于应用 DRP 的概念。欧洲药学监护联盟协会（PCNE）对药物相关问题的定义是"指一个实际存在或可能存在的影响健康保健结果的药物治疗事件或情况"。PCNE-DRP 分类系统是一种阶层式的分类方式，与现行 Strand 团队的分类系统的主要不同之处在于注重药物使用前后的全过程，包括患者服药前的各种"用药差错（medication error）"，涵盖了医师、药师或护士可能出现的差错问题。基本分类为：［问题］、［原因］、［干预］以及［干预方案的接受程度］的主分类，下一层为子分类，目前为第九版本。

他们认为 DRP 可以发生在从医师处方到药师配药的整个用药过程之中，但因患者缺乏随访和重新评估治疗结局也可能导致 DRP。药学监护是与其他医务人员合作开展的一项活动，直接提供给患者，以提高患者的用药质量，实现预期的治疗效果。药学监护发现并解决实际或潜在的药物相关问题。

国际上，很多学者对于 DRP 分类系统进行了各自研究，文献分别发表在不同的国际期刊上。目前 DRP 大约有 14 种不同的分类，其解决问题的焦点不同。有些分类是分层的，分为主要组和子组。DRP 的话题包括术语、定义以及 DRP 的指南等内容，其中最有影响力的分类法就属 Cipolle 和 Strand 研究团队及欧洲 PCNE 协会的两种分类法，这两种方法各有千秋。

从这些分类方法看，药物治疗问题的分类和术语定义的产生，最为重要的是解决问题要化繁为简，便于记忆，容易掌握和常规应用。所以，Strand 教授团队提出的药物治疗问题分类法更为合理，主要集中解决患者用药过程出现的问题，关注点在患者及其行为问题上，药物治疗问题是一种临床问题，解决办法类似于临床方式。由于患者可能存在药物治疗问题，而药品本身不会存在药物治疗问题，因此，也排除了专业行为不当的干扰因素，所以称为药物治疗问题，而不是药物相关问题。欧洲 PCNE 的方法包含了患者外的其他人员因素造成的问题，这种分类法容易让执业者走偏思考的方向，其分类法似乎适合研究，而不是作为临床判断服务之用。

6.2 如何解决药物治疗问题

在实际工作中，严格区分医疗问题和药物治疗问题是很有必要的，也有利于明确医师与药师之间的执业范围和岗位职责。解决医疗问题属于医师的责任，而解决药物治疗问题则属于药师的责任。药师在践行药学监护中必须学会如何区分这两类问题，以确保自己不陷入疾病诊断的漩涡之中。即使患者想得到药师的意见，也需要注意避免讨论疾病的诊断问题。

因此，充分理解药物治疗问题的构成和分类，药师才能集中精力，明确自己的执业范围。一旦医师对患者做出疾病的诊断并给出处方的治疗方案，药师就能帮助解决药物及给药剂量相关的药物治疗问题。确认不良反应和依从性问题也符合药学专业的核心思想。

6.2.1 药物治疗问题的临床表现

为了能更好地确认、解决和预防药物治疗问题，必须先了解患者存在药物治疗问题的临床表现到底是什么，通常可以包括以下情况：

① 患者经历的一次不良事件或事件的风险
- 患者主诉、体征、症状、诊断、疾病、不适、损伤、残疾。
- 实验室检查指标异常。
- 生理、心理、社交文化或经济问题导致的结果。

② 药物治疗相关的问题
- 涉及药物或给药剂量方案。

③ 患者遭受的不良事件与药物治疗之间存在一种关联或因果关系
- 药物治疗的结果。
- 需要增加或调整药物治疗方案。

陈述和确认患者 DTP 的原因时，需要同时了解上述三个方面的情况。至于患者是否存在问题，需要药师运用掌握的药物治疗学以及临床判断技能才能做出决策。

> **举例**
> **例 1** 某位患者因感冒、发热、咳嗽，自己到药店买药，决定服用三九感冒灵颗粒，每天 3 次，每次 2 包，以及美息伪麻片（白加黑），白天 2 次，每次一片，晚上吃一片，因对乙酰氨基酚过量引起肝细胞中毒的临床表现。

　　注解：此案例属于不必要的药物治疗。从习惯上看似乎合理，中西药结合治疗。但实际上，三九感冒灵颗粒是中西药混合剂型，每包颗粒剂含有 200mg 对乙酰氨基酚，而美息伪麻片，白天片含有 500mg 对乙酰氨基酚，如果两药合用，单次剂量超过了规定的600mg，容易造成肝细胞中毒。

　　例 2　一位老年患者，因患慢性前列腺增生，夜尿频率过高，医师为他处了特拉唑嗪片，每天 1mg，患者初次服用，出现直立性低血压。

　　例 3　患者，女，68 岁，因患霉菌性阴道炎，医师为她处方了甲硝唑阴道泡腾片，患者回家，用温水泡服，抱怨此药效果不佳。

　　在上述的案例中，获得的信息主要是基于患者临床问题的描述，而不是药物的问题或执业者行为差错问题的描述，执业者包括医师、药师和护士。传统的药学观念都是基于处方调剂业务开展的，所以，关注点在患者的处方上有关正确的给药剂量、正确的给药途径、正确的给药频率以及正确的治疗疗程等问题，药师解决问题的焦点在医师开具的处方和药师交付药品的过程中可能的差错问题，以防出现不安全用药，关注的重心不在患者的临床病情上，也就无法管理到患者的用药安全问题。

6.2.2　判断药物治疗问题的逻辑与意义

　　如果患者没有使用药品，药品本身不会引起副作用。除非患者在合适的时间服用了正确的药物剂量，否则药品本身并不能预防疾病。如果患者服用的正确药品适宜但剂量不够，也无法治疗疾病。但是如果患者忘记服药，并不能认为药物治疗方案是无效的。因此，药物治疗问题反映出患者、疾病和药物治疗之间存在着一种相互的关联性。毫无疑问，传统关注的问题以及患者的认知问题都应该成为药师演绎和判断药物治疗问题的核心重点。需要一套定义药物治疗问题的标准规范，以及明确问题的分类法才有助于管理药师的执业行为。目前药物治疗问题的分类是明尼苏达大学药学监护 Peter's Institute 研究小组于 1990 年首次定义和描述，并在其基础上发展起来的。他们最终确定了所有的药物治疗问题，归纳为七大类别（表 6-1），且适用于各种文化和语言背景下的执业环境使用。

表 6-1　**药物治疗问题的类别和描述**

	问题类别	描述
1	不必要的药物治疗	患者无临床指征(适应证)，不需要药物治疗
2	需要增加药物治疗	患者需要增加药物来治疗或预防一种疾病
3	不恰当的药物选择	药品没有起效，不能产生患者所需的预期疗效
4	给药剂量过低	给药剂量过低，未达到预期的疗效
5	出现药物不良反应	患者使用药物后产生副作用
6	给药剂量过高	药物治疗剂量过大，导致患者遭受不良事件
7	患者依从性不佳	患者不能或不愿意按医嘱服药治疗

　　应深度了解药物治疗问题的七大问题类别。这些类别说明了药物治疗问题可能由药物使用引起，也可以通过药物治疗来解决，这也就界定了药师的执业范围和承担的职责。

　　七大类别的问题顺序是按解决适应证、有效性、安全性和依从性问题的逻辑排列下来的（表 6-2）。因此，也就说明，前两个问题与药物对应的适应证有关，第三和第四个问题与药物的有效性有关，第五和第六个问题与药物的安全性有关，最后一个问题与患者用药依从性有关。这也是药物治疗评估方法的决策流程。

表 6-2 解决药物相关需求的逻辑顺序

药物相关需求	药物治疗问题的种类
适应证	不必要的药物治疗
	需要增加药物治疗
有效性	不恰当的药物选择
	给药剂量过低
安全性	出现药物不良反应
	给药剂量过高
依从性	患者依从性不佳

从医疗卫生体系的宏观角度来看，药师在践行药学监护时，将不同病种患者存在的各种药物治疗问题划分为七大类别。这一过程意味着药师被授权解决患者存在的用药问题。因此，对药物治疗问题进行科学分类，有助于医疗卫生体系的有序发展，使药师的服务从解决无形的合理用药问题转变为提供可定量的有形药学服务。这一转变形成了一种机制和服务模式，使药师能够预先确认、解决、预防患者治疗过程中出现的药物治疗问题，并进行定量预测和干预，从而体现出药师服务的质量和价值，具体表现出以下六个方面的意义。

① 有助于建立一个解决问题的系统流程，帮助患者获得有效的治疗结局。

② 有助于明确和划分药师实施药学监护承担的专业职责和问责义务。

③ 阐明了药师践行药学监护成为监测药物不良反应的一个常规工作，同时纠正患者的依从性和顺应性问题，减轻医师和护士的工作负担。

④ 建立全国性的药物治疗问题相关数据库，促进药物流行病学的研究。

⑤ 促进药师的临床工作术语与其他医疗专业术语保持一致性，体现了药师职业的医疗属性。

⑥ 促进循证医学的发展，应用基于人群的研究证据来解决个体患者的药物治疗问题。

6.3 药物治疗问题的种类和原因

药物治疗问题与临床问题一样，需要界定清楚引起这些问题的原因，才能干预解决或预防这些问题的发生。明确了问题的起因和分类，就能便于药师践行药学监护做出临床判断，确认和解决患者存在的药物治疗问题。

6.3.1 问题的种类及原因

(1) 不必要的药物治疗 (unnecessary drug therapy)

- 重复用药 使用同一种药物成分或同一药理分类药物。
- 无适应证存在的用药 目前尚无充分的临床用药指征。
- 使用非药物治疗更恰当 更适合采用非药物手段的治疗。
- 治疗可避免的不良反应 此药物用于治疗另一药物可避免的不良反应。
- 成瘾性用药 因药物滥用、饮酒过度或吸烟引起的医疗问题。

(2) 需要增加药物治疗 (need additional therapy)

- 存在未被治疗的适应证 存在未被治疗的急性状态或疾病（有病未用药）。
- 需要给予预防性药物治疗 需要给予预防性治疗以降低新发疾病的风险。
- 需要合并另一药物协同增效 疾病状况需要联合用药治疗以获得更好疗效。

(3) 不恰当的药物选择 (ineffective druguse use)

- 病情对药物产生耐受或耐药性 正在使用的药品无法控制病情或已耐药。
- 还有更安全有效和方便的药物 该药物对于目前疾病治疗不是最有效的，需更换另一种药物。

- 药物剂型不合适　需更换另一种剂型。
- 以前用过此药治疗失败　该药品对患者病情无效。
- 此药物不符合患者适应证　该药适应证与患者疾病无关。
- 患者使用存在禁忌　患者对此药存在治疗禁忌证或存在与另一药物配伍禁忌。

（4）给药剂量过低（dosage too low）

- 无效剂量　给药剂量过低，无法产生预期疗效。
- 药物需要增加监测　需要临床检查或实验室检查结果以确定给药剂量是否过低。
- 给药间隔太长或频率不合适　给药间隔过大，难以产生预期疗效。
- 药物疗程不适宜　药物疗程过短，难以获得预期结果，还可能反弹。
- 药物相互作用　药物相互作用使患者体内活性药物浓度减少导致疗效欠佳。
- 不正确给药途径造成剂量减少　给药途径或方法不适宜，造成体内药量减少。
- 药品储存不正确　药品储存方法不正确导致药物失效。

（5）出现药物不良反应（adverse drug reaction）

- 正常剂量下的不良反应　药物引起非剂量相关的不良反应。
- 使用不安全的药品　由于患者或药品存在各种风险因素，需要选择更为安全的药品。
- 药物相互作用　药物相互作用引起非剂量相关的不良反应。
- 不正确给药途径　由给药途径不正确引起的不良反应。
- 产生过敏反应　药物引起过敏反应或患者特异体质造成的反应。
- 药物加量/减量速度过快　因药物剂量调整速度过快导致的不良反应。

（6）给药剂量过高（dosage too high）

- 给药剂量过高　给药剂量太大，导致毒性反应。
- 药物需要增加监测　需要临床检查或实验室检查结果以确定给药剂量是否过高。
- 给药间隔太短或频率过高　给药间隔过短，导致血药浓度过高。
- 药物治疗的疗程过长　药物治疗的疗程太长。
- 药物相互作用　药物相互作用使患者体内活性药物浓度过高，导致患者中毒。
- 患者肝肾功能不全　肝肾功能不全的患者，需要减少给药剂量。

（7）患者依从性不佳（patient non-adherence）

- 没有理解说明书　患者没有理解如何正确使用药物及其给药剂量。
- 服药观念不正确　患者不愿意按照医嘱服用药物治疗。
- 给药方式或时间复杂　患者服用多种药物，给药时间过于复杂。
- 忘记服用药物　患者忘记服用足量的药物。
- 负担不起药品成本　患者无法负担医师推荐或处方的药物费用。
- 无法吞咽或自行给药　患者不能按医嘱吞咽或自行给药。
- 药品无法获得　药品缺货，患者购买不到。

　　药师应该掌握药物治疗问题产生的原因，因为践行药学监护的核心工作就是确认患者是否存在药物治疗问题。找到药物治疗问题的原因，才能很好地做出干预的决策，制订下一阶段的药物治疗监护计划，最终帮助患者达成治疗的最好结局。

6.3.2　数据反映出问题的背后原因

　　Cipolle 等在美国经过了近 20 年的数据收集，数据反映出一些普遍存在的问题。从其中一组 2006—2010 年持续 54 个月接受药学监护的 22694 位患者中，查到就诊 50124 次的问诊记录，确认了 88556 个药物治疗问题。还可以通过这个数据库的检索查到药物治疗问题的种类、原因和解决问题的干预措施等信息。

Cipolle 等从数据中发现了很多现实问题，也阐述了出现问题的一些原因。数据表明，85％的患者都存在一种以上的药物治疗问题，10％的患者存在 10 种以上药物治疗问题。

在七大类问题中，排在首位的是需要增加药物治疗，占了 34％；而排在第 2 位的是给药剂量过低，占了 23％；第 3 位的是患者依从性不佳，占了 14％；第 4 位的是出现药物不良反应，占 11％。从数据看，增加药物和剂量、提高患者依从性以及规避药物不良事件应是最需要关注的药物治疗问题。

对于药师来说，应该认识到患者需要增加药物或增加剂量背后的原因，是因为医师没有关注到患者是否存在尚未治疗的适应证，还是因为有药物治疗适应证但是单一药品无法达到预期疗效而需要增加药物，或是因为给药剂量偏低，或患者总是漏服导致给药剂量变低，或所选药品质量问题，又或者是因为受到其他药物的干扰，发生药物相互作用导致剂量变低，这些都是从一些与药物相关的问题思考。同时，还需要考虑患者依从性不佳的背后原因，是家庭经济原因，还是患者自己不正确给药或其他原因。因为，这些问题的存在有可能导致患者重复就诊，甚至住院，会加重医疗费用的负担。

对于给药剂量的理解，需要注意推荐剂量与实际需要的剂量差异。药师必须根据患者自身的病情、体重、耐受以及其他因素，综合考虑才能真正掌握调整适合患者的给药剂量。因此需要注意三种给药剂量（适当的初始给药剂量、达到治疗目标的调整剂量、最大的调整剂量），尤其是对高血压、糖尿病以及血脂异常的患者。

此外，应该关注到 Cipolle 等提供的"22694 名综合医疗门诊患者药物治疗问题的主要原因"（表 6-3）。药师需要从每类药物治疗问题找到该类问题中哪种原因更多，这样有利于药师在未来执业监护患者时作为考量的依据。

当药师再从大类问题看具体产生原因的细节时，可以看出一些问题，也需要引发药师进一步思考。很多患者需要增加药物治疗的核心问题是风险筛查不够，不是医师疏忽，就是患者没有体检或本身对此不够重视，药师需要耐心教育，启发患者改变理念。

表 6-3　22694 名综合医疗门诊患者药物治疗问题的主要原因

药物治疗问题种类	该类药物治疗问题的主要原因	主要原因占总问题数的百分比
不必要的药物治疗	重复治疗	2.3％
需要增加药物治疗	应给予预防性药物治疗	16.0％
不恰当的药物选择	还有更好的药物治疗	4.6％
给药剂量过低	无效剂量	10.5％
出现药物不良反应	产生不期望的药理作用	5.4％
给药剂量过高	给药剂量过高	3.3％
患者依从性不佳	没有理解药物说明书	3.8％

注：摘自参考文献 [5]。

给药剂量过低的问题，在于医师处方开具的剂量对患者来说是无效剂量，因此，需要注意患者体重；或是否存在其他药物的诱导作用，导致代谢加快剂量变小；又或者是，患者的病情加重导致原有剂量不够了，比如，糖尿病患者病情加重恶化，血糖升高，确实使原有给药剂量变成了无效剂量。

药物不良反应的主要原因是产生不期望的药理作用，这意味着是在正常剂量下产生的结果。有时，有些患者比较敏感，或产品质量差异也会导致不良反应，例如，口服氨氯地平时，有些产品不会导致踝关节水肿，而有些产品则会导致严重踝关节水肿的不良反应。如果这样，就需要注意药品品牌的选择了。

　　患者依从性差的主要原因为患者没有理解药物说明书。有几种情况导致不理解说明书。首先，患者面对厂家提供的详尽药物说明书时，易走入误区，以为说明书中提示可能产生不良反应的数量很多，产生怀疑和害怕，自我设限，减少服用次数或擅自减少剂量。其次，有的说明书过于复杂、表述不清，尤其是带有器械装置的药物，如哮喘用激素吸入剂，患者可能不会打开或不会使用。这种情况，药师就应该与患者沟通，加强辅导，教会患者正确使用。

　　因此，对于药师或研究者来说需要从大数据中找到问题的本质，给予适当的建议。在选择一线用药的同时，需要注意患者的个体化治疗，更需要记住 Cipolle 的一句话"药物本身没有剂量，患者用药后，才有了剂量效应"。

6.3.3　不必要的药物治疗

　　对于这一类问题，数据显示最多的原因是患者重复用药，也就是只需要一种药物治疗，却同时使用了多种药物治疗。Cipolle 等研究的数据列出了最常见的出现不必要药物治疗问题的药物清单，可以看出都是常见疾病的用药，例如维生素 E、维生素 C、奥美拉唑、阿司匹林、复合维生素、叶酸、维生素 D_3、布洛芬以及二甲双胍等，主要用于维生素缺乏、消化性疾病、卒中预防、血脂异常、骨质疏松、疼痛以及糖尿病。因此，药师需要有意识关注这些疾病相关患者的总体用药情况，也许同样能发现一些新的问题。

　　药师也需要关注一些患者疾病用药隐藏的问题，例如患者的用药情况可能涉及级联效应，或者有些迹象表明患者的不良反应不是由当前服用的这一个药品而是由另一个服用的药品引起的，且这一不良反应是可以避免的。

> **举例**　一位高血压患者近一段时间持续咳嗽，不管服用镇咳药还是祛痰药都难以控制咳嗽，患者却一直求医治疗，服用止咳药物，实际上，这位高血压患者同时还有糖尿病，医师为了防止血压过高影响靶器官（如眼睛和肾脏），为其处方了依那普利降压药。因服用依那普利而出现了干咳问题，患者并不了解也没有告诉医师其在服用高血压药物。这种情况使用止咳药就属于药物用于治疗另一药物产生的可避免的不良反应。

6.3.4　需要增加药物治疗

　　从 Cipolle 等的研究数据中可以看出，不用药的患者也会存在药物治疗问题，这也体现出药学监护的核心思想之一——预防慢性病的发生。排在这类问题首位的药物治疗问题竟然是存在应给予预防性药物的适应证。因此，需要药师关注患者是否存在一些发生疾病的风险，平时帮助患者提供即时检测服务（血糖、血压、尿酸、血脂检测）以及心血管风险筛查服务，当然，还可以提供骨密度检测。不过，每个国家对于药师提供这些服务有规范和具体要求，不能超越自己的执业范围。

　　Cipolle 等认为，药师提供药物治疗管理服务，需要更为积极主动地在公共卫生事务中发挥作用。因为，多数的药师是在社区的药房工作，离患者最近，理应宣传教育患者，促进疾病的预防，日常的预防性用药也是患者关心的话题。所以，在日常的宣传活动中，必须建立以患者为中心的思想理念，针对患者的检测结果和风险筛查情况，给予患者合适的建议，提示患者及时就诊医师并开具预防性药物治疗。药师不能仅受限于日常审核患者已有的处方和用药清单，否则会遗漏那些可能处于高风险或可能发展成药物治疗问题患者的疾病预防。

> **举例**　很多糖尿病患者知道如何控制自己的血糖问题，不仅按时服药也自觉控制饮食，但是有时由于没有科学的饮食指导，可能会出现饮食过度管理，造成营养不良，引发免疫力下降，患者就容易感冒，甚至感染或转成肺炎，也可能会患带状疱疹。因此，糖尿病患者需要注射肺炎球菌疫苗以及带状疱疹疫苗，以防发生肺炎和带状疱疹病毒感染。

同理，针对那些已确定具有风险因素的患者可能出现继发性心肌梗死或卒中的问题，建议给予小剂量阿司匹林。也有研究表明，对于老年人适当补充维生素 D 和钙剂可以降低骨折或罹患佝偻病的风险。

6.3.5　不恰当的药物选择

通常说，治疗疾病需要用对药品才能真正起效，否则不仅无效反而有害。因此，药师不仅需要了解药品作用机制，理解疾病病理生理，更需要理解患者用药体验，才能做出正确的临床判断。

不恰当的药物选择通常是指患者用药后显示所用的药物疗效未达到预期的结果。多数情况与药物选择不当有关。既然是选错药物的问题，就是用药不恰当造成的，也许与厂家质量有直接的关系，或者存在禁忌证、耐受或抗药的问题，或是药品剂型选择不合适。这些原因都会导致不恰当的用药。

药物治疗常遇到的药品选择不恰当，会造成疗效不佳，属于有效性缺失的问题。从 Cipolle 等提供的数据看，多发生在胰岛素、二甲双胍、辛伐他汀、维生素 D 以及唑吡坦治疗的相关疾病上，所以，药师更需要关注这些疾病的用药选择。

> **举例**　糖尿病患者的首选药物通常是二甲双胍，二甲双胍有普通片剂、肠溶衣片剂、胶囊剂，还有缓释制剂，都具有降低血糖的作用。医师处方的药物不一定能做到 100% 有效，医师不仅需要考虑病情，还需要考虑剂型是否适合目前的病情需要。糖尿病用药需要注意餐前和餐后的血糖问题，有些人餐前正常，但是餐后不正常，还要考虑患者是否有胰岛素耐受问题，因此，二甲双胍不一定适合所有患者。

6.3.6　给药剂量过低

患者治疗疾病时，医师处方往往都是依据临床治疗指南的推荐剂量给药，但是患者存在个体差异，有些人有效，有些人无效。然而，药物的有效性问题会受到很多因素的干扰，如药品质量改变、给药剂量不足、给药间隔太长、用药疗程过短等。

例如，患者每日服用 10mg 格列吡嗪，无法控制其血糖水平，提示服用 10mg 剂量对于这位患者是不够的。这种情况属于药物治疗问题。那么，如果在这种情况下，提高用药剂量可以控制住患者的血糖，则证明这一判断是正确的。如果仍然无法控制住血糖，则药物治疗问题就属于无效的药物治疗了。

当然，对于糖尿病患者来说，出现给药剂量过低的现象很多，除了药品给药剂量不足，药师还需要考虑患者的饮食和运动量是否干预到患者的血糖水平。

Cipolle 等列出了一份药物清单反映出经常出现给药剂量不足问题的药物，排列前十位的分别是胰岛素、二甲双胍、加巴喷丁、赖诺普利、艾塞那肽、辛伐他汀、呋塞米、沙美特罗氟替卡松、氢氯噻嗪和舍曲林。

从这份清单可以看出，这类问题都是社区常见疾病（如糖尿病、高血压、高脂血症、哮喘和抑郁症）的用药问题，需要引起药师的关注。

6.3.7　出现药物不良反应

患者药物治疗过程中，服用了常规剂量的药物后，产生副作用是常见的，有时甚至会出现严重的不良反应。有些不良反应是无法避免的，有些则是可以规避的。解决的办法有两种：一种是停用目前的药物，寻找一个更安全且有效的药物替代；另一种方法是需要看一下此药是否可以通过减少剂量来规避出现的不良反应，如果可以，直接减少剂量即可。

> **举例**　患有高血压的老人，医师为其开具处方氨氯地平片剂，口服，每日一次，一次 5mg，但是患者口服后，出现踝关节水肿，这是氨氯地平常见的不良反应。但由于 5mg 才能维持患者的正常血压，因此，无法通过减少给药剂量规避水肿问题。如果水肿问题比较严重，应该停用更换另一品牌的药品或另一类高血压药品（更换用药须经医师开方）。

Cipolle 等列举了患者口服复方新诺明治疗伤口感染，导致上身和手臂出现皮疹的不良反应的案例。这一案例中，患者不良反应明显是对磺胺类药物过敏导致的，因此，不是通过减少剂量就可以规避的问题，而是需要停用复方新诺明。

对于药师来说，需要注意观察患者用药过程中身体状况，敏锐地发现患者出现的异常反应，才能在日常的药学监护中发现和确认药物的不良反应，同时，建立制度和追踪这些药物的不良反应对于数据库的建设具有非常重要的临床价值。

6.3.8　给药剂量过高

当患者给药剂量过高时，往往会出现一些临床症状，比如心动过速、血压过低、血糖过低等症状，有时甚至出现一些中毒症状。药物在体内通过吸收、分布后作用于受体等不同部位，然后产生作用，最后代谢和排泄出体外。有时，药物除了产生药理作用外，也会产生副作用或不良反应。但是，当治疗疾病时，过高的药物剂量，也常常放大了原有无法发现的不良反应。对于药师来说，应该非常敏锐地发现这些问题。

患者过量服用药物导致的药物治疗问题是一个严重的不安全医疗问题。从 Cipolle 等给出的数据看，至少有 5% 的药物治疗问题来自给药剂量过高。尤其是常见的慢性病患者用药，如胰岛素、二甲双胍、赖诺普利、格列吡嗪等药物。

药师需要了解患者出现给药剂量过高背后的原因，才能知道如何干预患者的药物治疗。然而，给药剂量过高出现的药物治疗问题与药物不良反应还是有很大差异，且原因是完全不同的，因为药物不良反应多数不是因剂量问题。此外，解决问题的路径也不一样。一般来说，如果发现给药剂量过高的话，减少剂量或降低给药频率也许就能解决。

> **举例**　患者糖尿病多年，由于口服降糖药无法控制血糖水平，因此，医师为之调整了治疗方案，改为注射超长效胰岛素治疗，但由于患者还未完全掌握胰岛素注射剂量，每天晚上饭后注射胰岛素 20U，最近发现，早晨空腹血糖偏高。
>
> 通常当看到患者早晨空腹血糖较高，可能会认为是晚上给药剂量不够导致的，但是有些情况恰恰相反，晚上胰岛素注射剂量过高，会导致早晨血糖升高，称为"苏木杰效应"。

对于药师来说，必须学会如何区分剂量关联与非剂量关联的差异反应。同时，需要关注其他合并用药带来的血药浓度变高的问题。

6.3.9　患者用药依从性不佳

药师在判断患者存在依从性不佳的药物治疗问题之前，必须确认患者使用的药物对应所患的病症，且药物是有效的，理论上不仅能够产生预期结果，也不会出现严重的不良事件。

患者用药存在不依从，背后有很多原因。因此，需要搞清患者不依从的原因才是关键。比如，患者是因为服药后出现不良反应而放弃治疗，这个问题属于出现药物不良反应的问题，而不属于患者依从性问题。

从目前广泛对依从性课题的研究结果看，患者存在的常见药物治疗问题都是从药师评估中发现的，而不是从患者表现出来的态度中发现的。患者的不依从原因非常复杂。很多患者用药都有自己的一套方法，也各有其偏好，有些人还会去网上研究或阅读说明书等，再决定自己是否按医师的医嘱用药。总之，药师在评估患者的依从性时，需要有更深入的沟通，了解患者对于治疗和用药的认知，才能做出正确的判断。绝不能用自己的逻辑和经验，随意武断地断定患者不依从的原因。有些患者不愿意多用药是可以理解的，也有因支付不起药费拒绝治疗的，这些都要引起药师的思考。

从 Cipolle 等给出最常见不依从使用的药物清单看，依然还是那些常见的慢性病用药，例如降脂药辛伐他汀和阿托伐他汀，降糖药二甲双胍、胰岛素、艾塞那肽，高血压药赖诺普利等。

从七大类的药物治疗问题总体的原因分析，最常出现的问题都是常见慢性病的常见药物，这也印证了药学监护是基层医疗的重要组成部分。

6.4　如何排列药物治疗问题优先解决顺序

排列药物治疗问题的优先解决顺序是药师的一项临床技能。因为每天上班都可能会遇到同时存在多个药物治疗问题的患者，而且都是有多种疾病且又服用多种药物的患者。因此，当药师确认患者存在药物治疗问题后，需要将问题按难易程度和紧急程度排列顺序，然后逐个解决。但是，并非每次都能把全部问题解决掉，在有限时间里，以解决棘手、紧急的问题及马上可以解决的问题为主。

问题排序原则：
① 先易后难，严重紧急的先解决，需要时间调整的排在后。
② 根据问题对患者的风险级别排序，列出需要审核的问题清单。
③ 同时，需要清楚以下问题：
- 立即解决的问题是什么，哪些是可以稍后解决的问题。
- 药师和患者可以直接解决的问题是什么。
- 需要其他人（医师、家属、看护人员）帮助干预的问题是什么。

然而，药师也会经常发现患者自己发现问题并且已尝试自己解决，这需要引起药师的关注。因为，有些问题并非真正得到了解决，而是耽误了治疗。

例如，患者治疗高血压时，服用了硝苯地平缓释片，发现下肢水肿得厉害，赶紧自己停药了，且没有告诉医师。尽管对于这样的自我行为被认为是"合理的不依从问题"，但是并不鼓励，因为有时会延误治疗。所以，当药师发现患者自我发现药物治疗问题时，需要优先处理解决，并给予正确的指导，这也体现出以患者为中心的重要思想。

6.5　如何陈述药物治疗问题

在确认患者存在药物治疗问题后，药师需要把患者的问题以药历形式记录下来。而记录要求药师简洁和准确表达出患者存在的问题，这是非常关键的。

因此，陈述患者存在的药物治疗问题应该包含以下信息：

- 患者疾病或病情的描述。
- 涉及的药物治疗（导致或解决问题）。
- 药物治疗和患者病情之间的具体关联性。

如何陈述患者存在的药物治疗问题对于后期监护患者的影响很大。过于简单和含糊不清地描述患者在药物治疗过程中出现的问题，不利于药师对患者病情的回顾和用药问题的理解。因为出现的药物治疗问题往往原因很多，最好的办法是描述清楚药物毒性的类型以及不良反应相关的药物，如患者出现的不良反应是否与剂量有关，是在正常剂量下，还是超过正常剂量下发生的，都应该陈述清楚。

因此，采用一种相对规范的表达很有必要。药师应该记住在进行干预时，正确描述患者病情表现的具体特征，有利于清晰陈述药物治疗问题。甚至可以考虑采取 SMART 原则表述患者的病情。

例如，患者自从确诊糖尿病后，采取了积极的治疗态度，坚持每天饭前口服三次二甲双胍肠溶片，至今已服用一个月，但是每日 750mg 的给药剂量，未能达成 HbA1c 值为 7% 的治疗目标。

药师使用什么术语来描述药物治疗问题将直接影响到患者和医师对于问题认知及做出决策。描述因果关系的术语表达必须与没有明显因果关系的术语表达区分开。药物治疗问题的描述呈现的因果关联应该依据患者个体的临床表现，因为，不同的描述方式会影响到下一步干预措施，从而制订出不同的药物治疗方案。

举例

- 患者，男性，50 岁，因每日一次服用 150mg 阿司匹林治疗导致胃肠道出血。

干预措施：需要先确定患者服用阿司匹林的临床指征，并选择另一个造成胃肠道出血概率低的药物替代阿司匹林，以解决药物治疗问题。

- 患者，男性，50 岁，目前每日一次正在服用 84mg 低剂量阿司匹林预防继发性心肌梗死的发生，其既往有过几次胃溃疡出血的病史。

干预措施：可以选用阿司匹林肠溶片，并通过日常监测和评估患者胃肠道症状来预防这种药物治疗问题的出现。

案例阐述了不同的陈述对于临床干预的指导意义，也提示药师应该养成专业的表述习惯，才能真正承担起患者药物治疗结局的责任。

药物治疗问题是临床问题，因为这些问题影响到患者个体疾病的治疗并需要专业的临床判断。药师评估患者的药物相关需求需要遵循一定逻辑顺序，从药物治疗的适应证、有效性、安全性和依从性四个方面依次评估。药师必须掌握药物治疗问题的分类以及常见原因。从 Cipolle 等调研数据的结果可以看出，患者用药的依从性不佳并非患者最常见的药物治疗问题，相反，给药剂量过低的问题更为突出，也是造成临床效果不佳的主要原因，应该引起药师关注。

思考题

1. 什么是药物相关问题？什么是药物治疗问题？它们之间的差异是什么？
2. 你是否可以举例说明药物治疗问题在多数情况下是动态化可调整的？

（康　震）

第7章 患者药物治疗评估

说明：本章介绍了药师评估患者药物治疗情况的目的、工作和相关步骤；如何与患者建立一种相互信赖的治疗关系，进行深度的沟通和有效的问诊，采集患者的真实相关信息；如何正确理解患者的用药体验，对收集到的患者信息进行归纳和分析，评估患者药物治疗状况，确认患者药物治疗中是否存在药物治疗问题，最后记录药物治疗评估过程的相关内容。

学习目标
- 理解药师实施药物治疗评估时承担的角色与责任。
- 掌握如何与患者建立一种互信互惠的契约式治疗关系。
- 掌握患者监护流程以及药物治疗评估方法。
- 熟悉引导患者说出实情的技巧。
- 熟悉按照问题处理原则，排列优先处理问题的顺序。
- 了解如何记录患者药物治疗情况评估的相关信息。

7.1 药师的角色与责任

药师在践行药学监护时，最为核心的第一步就是对患者药物治疗情况进行评估，即药师必须从适应证、有效性、安全性、依从性四个方面对患者所有的用药依次分析和评估，最终确认患者是否存在药物治疗问题。然而，药师要想完成这一评估任务，必须先收集患者个人的基本信息、既往史、用药史、过敏史、病情现状以及当前实际的用药信息，与患者深度沟通交流，倾听患者主诉和用药体验，归纳和分析全部信息，最后才能评估和确认患者的药物治疗是否存在问题。

药师要熟练掌握评估患者药物相关需求的技能，不仅需要掌握一些必需的临床技能，如问诊、聆听、观察、诊断和药历记录等临床技能，也需要培养自我学习和自我研究的能力，这样才能胜任这项新的临床工作，真正服务于患者，解决患者的需求。

药师在评估患者用药情况的过程中应该承担的责任有：
① 建立治疗关系。
② 采集患者信息。
③ 评估患者药物相关需求。
④ 确认药物治疗问题。

药师应该做的具体工作有：
① 真诚地与患者互动沟通交流。
② 从患者病历、用药史以及主诉中采集相关信息。

③ 综合评估患者的药物治疗情况，做出临床判断确认问题。

采集患者信息，以便药师为患者创建一份伴随其疾病治疗的药历，这份药历日后可作为持续监护和调整患者用药情况的重要参考依据。因此，Cipolle 等依据药学监护实践的思想和流程，针对流程的每一步骤制订了相应的工作规范，以便药师能按这个工作规范，解决患者用药的问题，为药师向患者提供一项新型服务，制定了质量控制和服务理赔的依据。

7.2 以患者为中心的问诊技能

高效的问诊技能需要系统地学习和实践。传统的做法是训练学生使用以医师为中心的问诊方法获取生物医学信息。医师询问特定的问题，通常是封闭式的，以获得初步诊断。遗憾的是，这种方式会导致信息的不完整和不准确，限制了药师与患者建立和谐的医患关系的能力。以患者为中心的问诊方式关注患者的个人感受、体验和情绪反应，鼓励患者自发地表述症状和用药体验。药师通过关注患者的情感和需求，能够与患者有效建立和谐的医患关系。

7.2.1 药师的聆听技巧

聆听是药师必须掌握的基本能力，聆听不仅是单纯的生理过程，更包含着认识的情感过程。关注的内容既包括语言形式的信息，如说话，也包括非语言形式的信息，如面部表情、姿势等。药师在医患沟通中，掌握聆听能力是得到患者信任的保障。

7.2.1.1 主动聆听的技巧

药师的聆听技巧是将其注意力集中到患者的谈话主题上。这些技巧要求药师主动聆听患者的反馈、提问以及陈述，以便确认、澄清或鼓励患者继续交谈，这表明药师对患者所谈的内容感兴趣并鼓励患者继续倾诉。主动聆听的技巧包括解释、回应、澄清、同理心、引导和面对（表 7-1）。

表 7-1　主动聆听的技巧

技巧	示例
解释	在听取患者的意见后,药师确认患者存在一个潜在的问题,然后询问患者,以获得更多的细节。例如,"您已经问了很多关于服用止痛药的问题。还有什么让您担心的?"
回应	药师重述或者重复患者说出的问题,以鼓励患者描述更多细节,或者将患者引导到特定的主题,以提供更多的信息。例如,"您说有时候感到呼吸困难,能告诉我更多的细节吗?"
澄清	澄清是用来帮助解释含糊不清或者有歧义的信息。例如,"我不太明白您说的,能告诉我您所说的是什么意思吗?"
同理心	药师通过认同患者的感受来回应其陈述,以表达自己的同理心。例如,"这一定让您觉得很沮丧。"
引导	药师用话语、肢体语言和姿势来引导谈话。例如,药师身体前倾并鼓励患者:"我在听。"
面对	药师观察患者的行为然后作出陈述,以便融入患者的情感。例如,"您看起来比您说的还要不舒服。"

这些策略可能有助于患者感受到药师专注于他们的需求。然而，为了确保信息不丢失和有效问诊，药师在患者陈述时应该进行文档记录。当患者还在叙述的时候药师需要积极记录对话的内容，这是一种技能，药师只能通过不断实践，积累经验。当药师通过实际工作来学习这种技能时，应该记住，在谈话中应有适当的停顿，以便记录信息是完整可以接受的。这样的停顿也能让患者有机会去反思和阐述他们刚才提供的信息。

7.2.1.2 聆听中的误区和解决方法

在倾听的过程中，有一些做法容易破坏医患关系，引发冲突和矛盾，这是药师应该避免的。以下列举了几个在倾听过程中常见的误区和解决方法。

(1) 医患交流时间过短

在临床医疗实践中，会出现医患交流的时间短，严重影响患者的满意度。这主要有以下几种情况：

① 工作量大，但工作时间有限，导致分配给每一位患者的时间缩短。

② 有些患者在叙述病情时没有重点、冗长，导致药师不耐烦，从而打断患者的陈述。

③ 有的药师认为医疗活动以医务人员为主，觉得患者在心理生理上都有问题，又没有接受过专业培训，将患者置于从属的位置，认为他们的意见可有可无，没有太大必要花费时间倾听。

以上这些情况，无论哪一种，都会使得患者感到药师对自己不重视或者不尊重，使其在医患交往的过程中体会到挫败感，直接影响医患关系和患者满意度，并进一步影响疾病的治疗。

(2) 缺乏非言语沟通技巧

有些药师缺乏非言语沟通的技巧，如在倾听患者陈述时缺乏目光交流，这样做会分散注意力，甚至因此跟不上患者的诉说。除此之外，这样的倾听也难以观察到患者语言之外的表情和动作，不仅会遗漏部分信息，而且不能对患者做出积极的反馈，不利于建立良好的医患关系。对于药师来说，做药历记录是非常重要的，但为避免影响沟通，可以只对一些关键词语进行记录，这样可以帮助其在问诊结束后进行回忆和整理。

(3) 轻视患者

面对疾病、死亡这类负面事件，多数人会有强烈的情绪反应。但是药师在临床工作的实践中，经常面对此类事件，对此类事件有较强的适应能力，情绪反应不会像非医务人员那样强烈。这就会导致患者感觉药师不重视自己，不拿自己的病当回事，从而导致医患矛盾的产生。在这种时候，药师一方面要判断病情的轻重，另一方面也要重视患者的感受，要对患者进行心理上的支持和安抚。如果由于客观原因，不能马上为患者提供帮助，也要对患者的病情和用药进行解释，安抚患者，稳定患者的情绪，这样患者才能更好地配合药物治疗，从而构建良好的医患关系。

(4) 做道德或正确性评判

药师作为一名社会人，有自己的价值观和道德立场。在临床医疗事件中，当药师的价值观和患者的价值观发生冲突时，有些药师就会指责批评患者，或者对患者的行为进行干预，这些都会导致患者的不满，从而影响医患关系。在这种情况下，药师应当对自己的工作范围和权限有清楚的认识，努力保持客观的立场，做到以患者为中心，尊重患者的选择。

(5) 倾听时不专心，想着如何回应

很多药师有一个习惯，就是在听患者谈话时有意无意地开始在头脑中设计如何应对。在这种情况下，即使药师明白患者的字面言语意思，也无暇顾及隐藏在这些言语背后的信息。这样的结果是药师把注意力放在自己身上，无法全身心地去聆听患者，不仅不利于信息的收集，也是对患者的不尊重。而且在这种情况下对患者做出的回应也往往效果不佳。做一个好的聆听者，药师需要全身心地去聆听，把全部的注意力放在患者身上，只有这样收集到的信息才能全面，在此基础上才能做出有效的回应。

(6) 与患者发生争执

当药师听到患者对某一个问题的看法与自己不同时，有的药师坚信自己的想法是正确的，就会质疑甚至批评患者的观点，"你的想法是错的!""你根本不懂!"这样的语言具有很强的攻击性，容易使患者产生强烈的反感情绪，甚至理解为人身攻击，产生医患冲突。在这种情况下，药师应该首先部分肯定患者的观点，然后以一种患者比较容易接受的方法来表达自己不同的观点。例如，"从您的角度看，您这样说有一定的道理，但是，换一个角度来看，事情也许还有另一方面。如果您愿意，我们可以从两个角度来讨论这个问题"。这样就把沟通从非此即彼的争执转化为良好的交流，同时从更加全面的角度去讨论问题，药师和患者的关系由此变成为伙伴关系。

7.2.2 问诊引导技巧

为了能够有效进行以患者为中心的问诊，药师必须掌握问诊的核心框架，并建立一种相互信赖的医患关系。

7.2.2.1 开放式提问技巧

以患者表述症状和关心的问题为主，引出患者此次就诊的目的。开放式提问技巧鼓励患者充分地表达自己的想法（如吃药问题、用药情绪、恐惧不良反应、用药体验），而不是根据药师的问题做出回答（表7-2）。这与封闭式提问不同，封闭式提问以特定的问题为主（如疾病是什么），主要用于以药师为中心的问诊过程。

表 7-2　开放式提问技巧

技巧	内容
非重点问诊技巧	允许患者自主描述，对谈话内容不作限定
沉默	保持沉默，注意聆听。注意：沉默时间过长会使患者感到不自在
非语言鼓励	通过手势、面部表情和其他肢体语言鼓励患者继续说下去
中性的表达	使用简短且无评论色彩的语言，诸如"哦""是"或"嗯"来鼓励患者继续说下去
重点问诊技巧	就患者的谈话内容，向患者提出特定的话题，这对于保持问诊的效果和效率很重要
回应	鼓励患者重复字或词进行详细描述
开放式提问	可以直接让患者对某个问题进行详尽讲述
总结或复述	简要复述患者所说的"故事"，进行确认或使患者再次回到问题上来

7.2.2.2 建立药师与患者和谐治疗关系的技巧

建立良好的药师与患者关系有利于鼓励患者表达自己的情感，促进患者沟通交流。一旦患者表现出或说出一种情感，药师应该及时采用共情技巧（NURS）来与患者产生共鸣：确认（Naming）、理解（Understanding）、尊重（Respecting）和支持（Supporting）。问诊技巧见表7-3。

表 7-3　问诊技巧

技巧	内容
挖掘情感的技巧	常提示患者表达自己的情感
直接询问	直接询问患者的感受或体验是什么
间接询问	当直接询问未能立即奏效的时候，接下来通常会再次询问情感问题
·剖析自我	与患者分享相关的经历或体验，可以与患者产生共鸣
·疾病的影响	询问疾病或用药对患者及其伴侣产生的影响
·患者对疾病和不良反应的解释	询问患者，让他讲述自己认为是什么原因导致的
共情技巧	对患者表达的情感产生言语上的共鸣
确认	复述患者所表达的感受，表示已经听到了患者的话
理解	在得知更多关于这种感受的内容后，向患者表达自己已经理解
尊重	适当表扬患者或对患者的处境表示认同
支持	与患者合作或提供具体的解决办法

7.2.3　以患者为中心的问诊流程

第一步：问诊开始

首先应确认患者身份信息，向患者介绍自己，确定患者已经准备好，然后开始问诊。灵活掌握时间，大约 1 分钟（表 7-4）。

表 7-4　问诊第一步

第一步：问诊开始	具体步骤
1. 向患者打招呼	进行恰当的问候或握手
2. 称呼患者的姓名	使用患者偏好的姓名称呼患者
3. 自我介绍并明确具体角色	药师应解释自己是医疗团队，坦言自己的特定角色(如实习药师)
4. 确定患者准备好，注意私密性	必要时请第三方暂时离开或关门
5. 消除沟通障碍	注意到可能阻碍有效沟通的生理、情绪或周围环境等因素
6. 确保患者舒适、放松	尽可能采用交谈轻松话题的方式(如谈论天气或医院食物)，使患者放松

第二步：了解患者此次就诊目的，包括主诉

向患者说明大概的时间和流程，药师简要地为患者此次就诊做一个安排。经过接触后，药师能够有效地在 1 分钟内得知患者本次就诊的目的（表 7-5）。

表 7-5　问诊第二步

第二步：获取主诉，制订就诊清单	具体步骤
7. 表明需要的时间	这样使患者明确交谈时间，提高药师和患者的沟通效率
8. 表明药师所需物品及相关准备事项	药师做好相关准备工作，有效解决患者问题
9. 列出需要与患者沟通的事项	尽量避免出现重要的事情在最后的时间来谈，避免患者抱怨没有时间谈论重要的事情。患者提供需要沟通的事项清单，询问"还有其他的事情吗?"直到完成这个清单。这一步中，药师需要指导患者不必提供过多的细节
10. 总结并完成安排	如果不够明确，需要明确主诉，理清清单的先后顺序，并让患者决定此次就诊需解决的问题中哪些可以顺延到下一次就诊

> **举例**　我们共有 15～30 分钟，我需要 5 分钟检查一下你的病历或化验单，获取相关疾病和用药信息。在此之前，我需要了解你这次就诊想达标的内容，还有其他问题吗? 所以你这次就诊主要是想知道是否可以减少用药，对吧?

第三步：开始记录患者信息及现病史

到第三步时，药师应进行开放式提问，仔细倾听（采用开放式非重点问诊技巧）并注意患者的环境和非语言行为，从中得到线索（表 7-6）。

表 7-6　问诊第三步

第三步：开始现病史的记录	具体步骤
11. 切入主题，开放式提问	进行开放式提问或请患者讲述"故事"
12. 仔细倾听，了解患者个人生活环境	采用非重点问诊技巧，鼓励患者自由讲述，除了叙述病情外，需要重点谈谈用药情况、饮食和运动情况
13. 通过非语言资源获取其他信息	记录患者的生理特征、外表、社交生活、家庭环境等其他信息

第四步：继续记录现病史及用药体验，以患者为中心（3～5 分钟）

这部分内容包括症状、情绪反应（患者对疾病的感受和用药体验）、个人用药史。第四步的目的是帮助患者说出特殊的症状、个人病史和情绪反应。经验丰富的药师能够运用开放式重点问诊及建立和谐药师与患者关系的技巧，让患者说出自身最关心的问题。在问诊过程中，药师能够得到丰富的判断依据，这是封闭式问诊难以做到的（表7-7）。

表7-7　问诊第四步

第四步：继续记录现病史及用药体验	具体步骤
14. 记录患者的症状或问题	必要时采用重点问诊技巧，鼓励患者说出生理方面的问题，避免使用以药师为中心的提问方式询问患者的症状，如起始时间、持续时间，以便于患者继续交谈。目的是通过患者的讲述了解其问题
15. 记录患者个人情况	采用重点提问技巧引导者说出实情，从患者的陈述或非语言性信息中得到更多患者个人情况
16. 记录患者的用药体验	采用"挖掘情感的技巧"鼓励患者说出自己的用药体验
17. 对患者表达的情绪有所反馈	使用共情技巧（NURS）对患者情绪性用药体验有所反馈，表达共鸣
18. 拓展患者的故事	采用提问和建立良好关系的技巧领会患者的语言和非语言信息，循环数次，并与患者深入沟通

当患者表现出某种情感或用药体验（如害怕不良反应），药师可以使用NURS方法处理。

① 确认（"您害怕不良反应"）。

② 理解（"我能够理解您为什么害怕"）。

③ 尊重（"这对于您来说确实很不容易"）。

④ 支持（"我们共同努力解决这个问题"）。

第五步：过渡到以药师为中心的流程

药师结束以患者为中心的问诊，开始以药师为中心的流程以获得更多的用药细节，完成以患者为中心问诊病史和用药信息的采集（表7-8）。

表7-8　问诊第五步

第五步：过渡到以药师为中心的流程	具体步骤
19. 总结现病史和用药情况	以两三句话总结者的症状、个人病史、情绪反应或用药体验
20. 核实准确性	询问患者总结是否准确
21. 告知患者做好准备，问诊内容和方法将发生变化	询问患者是否准备好回答其他特定的问题

7.2.4　以药师为中心的问诊技能

问诊中以患者为中心的部分需要患者对症状及其对生活的影响进行描述，包括药物治疗产生的情绪反应和用药体验。尽管以患者为中心的问诊能够提供患者心理方面的重要信息，但是这些信息对评估患者用药问题并不充分。因此，需要通过以药师为中心的问诊方式获得更多的细节。药师需要询问患者尚未提及的信息来完成现病史及用药清单外的采集。

对患者而言，药师进行药物治疗的问诊（表7-9）可能是一次新的体验，可能需要花一些时间才能适应这个过程。如果药师不采取有效的询问策略，很难引导患者提供有用的信息。适当使用开放式和封闭式提问技巧，结合主动聆听的技巧，可以在问诊过程中引导患者说出准确的信息，同时有助于患者在问诊时感到舒适放松。

以开放式问题开始面谈，包括以"如何？什么人？是什么？在哪里？什么时间？为什么？"开始问问题并鼓励患者展开讨论。例如，问患者"您的药物治疗效果如何？"比单纯问"药物治疗有效吗？"更能获取信息。相反，封闭式提问要求回答"是"或"否"，常会用于澄清具体细节和指导谈话的方向。开放式和封闭式提问的例子详见表7-10。

表 7-9　**药师的问诊**

关键术语	内容
以药师为中心的问诊	在临床药师与患者交流中占主导地位,获取患者并未提供的特殊细节,经常用于评估患者用药或完善常规信息
封闭式问题	能够使用"是""否",数字或简短的答案进行回答的问题,例如"从何时开始吃这种药?""具体是哪几种非处方药?"
开放式问题	鼓励患者叙述并讲一个故事,诸如"请告诉我您是如何吃二甲双胍缓释片的?""请继续"

表 7-10　**开放式提问与封闭式提问**

开放式提问	封闭式提问
您每天服用什么药物?	这份您服用的药物清单都正确吗?
您还服用其他什么药物?	您还在服用其他药物吗?
您怎么服用这些药物?	您按照规定服用这种药物吗?
当您服用这些药物时出现了什么副作用?	服用这种药物是否产生了副作用?
有哪些药物是医师开了但是您没有服用的?	这是您服用的全部药物吗?
治疗您疾病的药物是如何起效的?	您认为这种药物有效吗?
对于这个药物您有什么问题?	关于这个药物您有问题吗?
您对什么过敏?	您发生过过敏吗?
您治疗慢性病的目标是什么?	您糖尿病的糖化血红蛋白目标值是<7%吗?
今天的就诊您想要改善什么问题?	我想就您服用的药物提出一些问题,可以吗?

7.3　采集患者信息的基础

7.3.1　建立一种相互信赖的契约式治疗关系

药师在接触患者时,首先要建立一种相互信赖的治疗关系。药师所做的一切都要从患者的利益出发,要让患者感到药师是可以信赖互动沟通的。见面问候以及自我介绍是双方建立一种互信互尊关系的重要步骤。尤其,对于初次就诊的患者,对药物治疗管理服务非常陌生,更需要耐心解释以及说明这项服务的意义和价值。让患者认可药师以及这项服务,对于后期持续沟通、采集有效信息至关重要。

另外,药师需要知道自己的着装,沟通过程中行为举止、面部表情、表达语气、同理心、聆听以及沟通方式等因素都会影响到患者对药师的看法和信任。只有表现出应有的专业性、自信度和信赖度,并让患者可以从多方面感知药师的专业度,才能与患者有更深入的交流,才能真正采集到患者的重要信息。药师也应该及时做出一些反馈和解释,引导患者乐于与药师沟通和交流,说出药师想了解的实情,获得有意义的重要信息。

药学监护是药师的一项临床工作,不仅让患者获益,也让医师和护士在监护患者过程中获益。药师与患者之间如果通过电话沟通,则难以建立这样的一种合作关系。药师必须见到患者,与患者讨论各种选择,获得患者的各种信息,才能达成合作、信任和授权。药师在接到患者的处方时,双方就相遇并逐渐建立关系。然而,药学监护的关系需要通过监护过程得以维系,所以应该与患者频繁接触和互动。

药师在患者个体化用药监护过程中需要承担确认、解决和预防药物治疗问题的责任,也需要获得医师和护士对监护患者的允许和协助。积极的合作互动,参与患者的监护工作可获得共赢局面。

7.3.2 构建问诊的温馨环境

构建一个整洁、温馨和舒适的工作环境是创造医患双方沟通的必要条件。因为，这是体现专业和建立信赖的基础。此外，沟通场所是否有利于保护患者的隐私也是必须考虑的，只是不同患者的文化背景有很大差异，有的人比较注重隐私保护，尤其是自己的疾病问题，有的人似乎不太在意别人听见医师或药师与他的分析和沟通内容，甚至愿意别人提出一些建议。

药师可以通过营造环境，让患者觉得安全和受欢迎，并鼓励患者敞开心扉交谈。应该为药物治疗管理服务提供一个患者和药师可以舒适地坐下来进行私密面谈的地方，让患者能感受到自己的健康信息受到保护。此外，也在药物治疗管理服务开始前应该给患者提供一个舒适的等候区域。药房人员应该接受培训，礼貌并专业地问候患者，以便在患者就诊时留下好印象。

7.3.3 选择合适的患者

药师选择患者进行药物治疗评估，其目标群体是存在或可能存在DTP风险的患者。纳入药物治疗评估的患者，不仅应考虑其年龄大小与多重用药情况，还应考虑其他风险因素，例如合并症、肾功能损害和使用高风险药物等（表7-11）。

表 7-11　**合适纳入药物治疗评估的患者**

年龄超过 60 岁
服用 5 种以上药物或长期服药
患有 3 种以上慢性病
在过去的 12 个月内调整用药方案 4 次以上
有用药不依从史
住院的患者
服用需要血药浓度监测的药物
出现不良反应症状
药物治疗不达标
接受多位医师开具处方
需要居家照护治疗

7.3.4 采集患者信息的要点

采集信息是药师为患者提供药物治疗管理服务的第一步，是后续步骤的基础。只有采集到足够的信息，药师才能够开展患者评估、制订药学监护计划，提供药物治疗管理服务，从而改善患者的生活质量。

在问诊患者前，药师需要全面了解患者的情况。通过阅读患者病史以及其他信息，了解患者，为问诊患者做好准备。药师可以在与患者会面前评估现有信息，了解患者目前的治疗方案中存在哪些问题，确定患者的用药是否合适，是否存在药物相互作用和重复用药问题，以及是否需要增加药物治疗。在问诊患者前，进行充分的准备，可以帮助药师在问诊时提高效率。

问诊患者时，药师应根据疾病临床思维和药物治疗的药学思维主导与患者的沟通过程。药师应按照一定的顺序询问患者，核实每种药的使用是否有适应证、是否有效、是否安全、患者是否按照医嘱用药，并就一些模糊不清的信息向患者核实。因此，做好信息的采集，对于药师来说，需要注意以下关键点：

① 药师应该运用开放式或封闭式的沟通技巧，有效采集患者的相关信息。

② 遇到复杂情况时，还需要访谈患者身边的家属、照护者或医务人员，以获得足够的信息。

③ 为了解决患者用药问题，需要正确引导患者说出自己的用药体验，这对于药师做出临床判断具有很高的参考价值。

④ 采集的所有信息应围绕患者的用药情况、健康状况和患者的相关需求。对于与临床决策无关的信息不用采集。

⑤ 药师需要重视患者目前病情、心理状况、期望以及用药偏好，并将此作为判断的参考信息。

⑥ 需要正确记录患者完整的用药史，且当前的用药记录必须包含适应证、药品、给药剂量和目前监测结果等完整信息。

⑦ 采集信息过程中必须在系统逻辑的思考下完整记录信息，做到可追溯且避免遗漏，因此，如有条件，应建立电子信息档案。

⑧ 在与患者沟通的过程中，任何记录信息及患者的隐私均应保密。

采集信息时，问题的数量和类型取决于几个因素，包括问诊时间的长短、药物治疗问题的数量和紧迫性，以及患者提供信息的准确程度等。如果问诊时间有限，或患者存在多个复杂的药物治疗问题时，作为提供服务的药师，需要在药物治疗问题中选择那些紧急程度高、对患者治疗的有效性与安全性影响大、迫切需要尽快解决的问题。因此，在采集信息的过程中，药师需要根据患者的回答对解决问题的顺序作出相应的调整。

7.3.5　记录信息时的注意点

药师与患者沟通过程中需要记录患者说出的关键信息，以便更好采集患者的必要信息，以防遗漏关键信息，这也是服务规范的要求。尽管患者说出的很多信息对药师来说非常重要，但不能只自顾自地记录，而忽视关注和聆听患者，这也是共情的一种表现形式。药师需要作些解释，让患者知道药师记录的必要性以及药师对信息的保密要求。只有做好记录才能做出正确的决策和提供合理的建议。

7.3.6　采集信息的方式

药师进行患者药物治疗评估时，信息的完整性是关键。因此，可能需要以不同的方式和途径，才能采集到较为完整的患者信息，主要有以下 3 种路径：

① 通过面对面交流采集信息　采集患者的人口学基本信息、患者就诊主诉以及日常生活习惯等患者个人信息。

② 使用电子病历系统采集信息　这主要是采集患者的既往病史、现病史以及家族史等疾病信息。

③ 电子病历系统和问诊相结合的形式采集信息　这主要是采集患者的既往用药史、当前用药、过敏史、免疫接种史以及用药体验等用药信息，对于不确定或不齐全的内容，通过问诊的形式收集。

7.4　如何采集到患者的关键信息

药师提供药学监护的主要目的是确认、解决和预防药物治疗问题。然而，想做好这项工作取决于从患者那里采集的信息是否完整。一般来说，如何引导患者说出实话及描述清楚病情和用药细节非常关键。客观来说，除了患者个人主诉信息外，很多患者的疾病和客观信息药师都无法获得。不同的执业环境，患者信息数据库不一样，其采集客观信息的完整性也不一样。此外不同患者的主诉也存在信息的偏差，有的患者健谈，有的不爱说或干脆不说，有的甚至会欺瞒，还有的则因认知原因无法表达，只能借助看护者或家属交流，这些问题都会影响药师采集信息的完整性和准确性。患者的很多信息非常重要，但并非都有用，因此，应以专业的视角评估这些信息，抓住重点记录下来。

信息采集不合理，用药评估就可能出错造成误判，甚至引发病情恶化。药师实施用药评估时，需要采集的信息包括客观信息和主观信息。具体说，大致分三类，即患者信息、疾病信息以及用药信息。

① 患者信息　人口统计学信息、本次就诊的主诉、生活习惯、居住情况。

② 疾病信息　既往病史、现病史、家族史。

③ 用药信息　既往用药史、当前用药史、过敏史、免疫接种史、用药体验。

患者的用药信息，不仅包括处方药的，还包括非处方药和营养补充剂。药师通过问诊，了解患者的用药体验，对于确定药物治疗问题（DTP）是非常有必要的。患者的用药体验可影响到他是否理解用药目的，是否相信治疗有效，并进而影响到用药依从性。通过了解患者的用药体验，药师可针对问诊中发现的药物治疗问题制订相应的干预措施，以改善患者的治疗情况。

7.4.1　如何开启沟通的话题

当患者前来就诊时，药师首先要向患者自我介绍，如果已经见过面了，就可先进行一些生活话题的闲聊，以缓解紧张气氛，再开始进入就医的对话交流。开场白的内容取决于药师对患者的了解程度。如果患者是首次就诊，就从询问患者的就诊原因开始，进入采集信息的阶段。如果患者就诊是为了调整患者的治疗计划或随访，药师就可以直接切入主题询问药物治疗情况或疾病恢复得如何。

> **举例**
> - 您好！我是王药师，有什么需要我帮助的？
> - 您好！今天您来就诊的目的是什么？
> - 您好！今天我需要花10分钟时间，了解一下您目前的病情和用药情况，才能知道您用药的问题是什么？
> - 您好！上次与您制订的治疗计划实施得如何？最近的餐后血糖是否降下来了？
> - 您好！今天看您气色还不错，最近用药后感觉如何？

与患者的初次沟通，也许对缓解患者的情绪更为关键，另外，除了患者需要解决的用药问题外，患者对于药师服务也一无所知，因此，药师有必要介绍一下自己的业务以及主要解决患者什么问题，这样也许能让患者理解和知道他应该问一些什么问题。

7.4.2　了解患者主诉

对于药师来说，患者主诉是用药评估的核心，首先必须探询患者寻求解决的核心问题。不同的患者就诊的原因不尽相同。有些人确实有问题来寻求帮助，有些人却是为了寻求心理安慰，还有些人是出现不良反应后不知如何处理或期待药师帮其解释治疗方案。必须强调的是，患者对自己病情的意见有助于指导评估和确定药物治疗问题。患者的主诉、疑问或疾病应作为药师评估的起始和结束，而患者表现出来的症状、体征、疾病病情或问题信息是其余评估的重点。

以下是患者常见的就诊原因。

- 患者对新开处方不了解，需要药师给予答疑。
- 患者糖尿病治疗中血糖控制不佳。
- 患者刚刚用药一天就出现不良反应，胃不舒服。
- 患者预约前来进行药物治疗综合评估。
- 患者按期来进行目标性随访评估。
- 患者用药过多希望药师帮助精简一下。

因此，作为药师，除了尽力倾听患者的主诉，了解就诊原因外，还需要了解患者目前的问题是何时发生的，之前是否进行过药物治疗，其治疗的效果怎么样。同时还要了解患者是否进行过自我药疗。为了有效采集患者信息，药师需要善于运用开放式或封闭式的探询技巧，来获得患者的反馈信息和让患者说出药师想采集的信息。

LOQQSAM 问诊法工具箱见表 7-12。

表 7-12　LOQQSAM 问诊法工具箱

介绍
"您好！我是＿＿＿＿＿＿药师,怎么称呼您?"
启动问诊
第一个开放式问题
今天我有什么可以帮您的吗?
第二个开放式探索性问题
请告诉我更多您的疾病问题。
LOQQSAM 问诊重点(开放式问题)
部位(Location)
症状在哪里?
病灶是否会移动?
发病(Onset)
什么时候开始发生的?
已经发生多久了?
质量(Quality)
感觉怎么样?
能否用您自己的话描述当时的感受。
如果不能具体回答,请说出疼痛是沉闷的、尖锐的、破碎的,还是灼热的?
数量(Quantity)
疾病发生的频率如何?
如果疼痛等级为 1～10,请具体描述。
疾病对您的日常活动有多大影响?
发病背景(Setting)
疾病怎么发生的?
您什么时候注意到它?
在什么情况下发生? 在它开始之前发生了什么?
相关症状(Association symptoms)
您还有什么其他症状?
还会发生什么?
在它发生的时候,您还有什么不适的感觉或有什么不同?
变化因素(Modifying factors)
是什么让它变得更好?
是什么让情况变得更糟?
您为此做了什么尝试? 它是如何工作的?
重要的辅助问题(important ancillary questions)
您认为是什么导致了这个问题?
您目前正在服用哪些药物?
封闭式总结/结束(summarize/close)——关于患者问题/患者主诉
今天我们还有什么需要讨论的吗?

7.4.3　患者个人信息

采集患者个人基本信息不仅是对患者个人身份的确认和了解，还在于药师需要判断患者用药是否合理的问题。因为患者的年龄、性别、是否妊娠或哺乳、体重、生活状况、生活方式、饮食习惯，甚至文化素养等因素都会影响到药师对患者药物治疗的评估结果。

7.4.3.1　患者年龄

患者年龄是重要的基本信息，常用于药物治疗适应证、药物治疗方案的选择，药物品种、剂型的确定以及给药剂量方案的调整。几周的婴儿，12 岁以下的儿童以及 70 岁以上的老年患者，其用药选择及给药剂量相差很大。因此，年龄的记录和持续更新是非常必要的。

7.4.3.2　患者的身高和体重

患者的身高和体重对于评估患者给药方案非常重要。不仅对婴儿及成人的给药剂量个体化调整有意义，而且也对患者肥胖程度有认知。药师对不同人群的身高体重信息的需求不一样。比如，药师可利用婴儿身高体重解决给药剂量问题；而对于肥胖的成人，尤其是糖尿病患者，需要得到他们的身高体重才能算出其 BMI，当 BMI 值超出标准值时，给药剂量也许就需要调整。此外，还需考虑患者身高体重的超标，对其血压、血脂、血糖指标的影响，因此，通常需要了解他们的饮食及生活方式，来判断指标变化与疾病的关联情况。当 BMI 达到 $25\sim29.9\mathrm{kg/m^2}$，即可认为超重，$\geqslant30\mathrm{kg/m^2}$，即认为肥胖。

7.4.3.3　患者的生活状况

过去药师甚至是医师，很少考虑患者的家庭及生活状况（表 7-13）可能会对其药物治疗效果产生一定的影响。由于生活条件、经济状况、子女状况、家庭其他成员是否患有疾病、家庭是否和谐幸福、是否有社保或医保、承担特殊工作等因素都可能影响到患者的治疗结局，因此，对于药师来说，考虑这些方面的信息时，应该选择性了解患者的生活状况信息，尤其是对于智力障碍、活动不便、识字困难、家庭负担较重以及从事特殊工作的患者。

表 7-13　**患者家庭及生活背景信息**

家庭

　-描述患者的家庭组成,子女情况、年龄

　-是否有家族遗传性疾病或危险因素而容易造成药物问题?

　-患者与谁一起居住?

　-谁在照顾患者?

　-谁拿药给患者服用?

职业

　-患者的社会经济状况

　-患者职业是否容易造成某些疾病或产生用药问题?

　-是否有保险?

医师或医院

　-患者是否常去看不同的医师?

　-去医院还是诊所?

　-是否在服中药?

　-患者与医师的关系如何?

　-患者向医师说了多少他的用药情形?

特别需求

　-当为患者建立药学监护计划时,他是否存在特殊的情况,如身体、语言或听力障碍,信仰,就医态度与习惯,给药器具,用药态度,工作或上学时的用药难度

7.4.3.4　患者妊娠和哺乳

药品对于妊娠和哺乳患者的影响很大，药师在决策患者用药是否合理时，需要了解妊娠妇女处于哪个阶段的妊娠期，才能权衡药物治疗对胎儿的风险和益处，做出合理的判断。

目前药物对胎儿影响的信息越来越多，其风险已经划分为 A、B、C、D 或 X 等五类。美国 FDA 使用此安全性分级，最低级别的风险是 A 类，对于妊娠期属于安全应用，X 类通常已有不少文献报道药物具有致畸的证据。由于有很多药物通过胎盘达到胎儿，影响了胎儿的发育。因此，药师对于这方面的信息需要特别注意。

然而，对于哺乳的女性患者来说，需要考虑的是哪些药物会透过母乳直接到达婴儿身体，药师需要查阅药物数据来判断风险和获益情况。

7.4.4　患者用药信息

患者用药信息对于药物治疗评估最为重要。信息越全面越有利于临床评估和治疗决策。除了患者现用药清单、既往用药史以及过敏史外，药师需要深度了解患者用药的体验、偏好、习惯、顾虑、信念和态度，这些信息也反映出患者对疾病的认知及解决问题的态度和看法。药师采集和掌握这些信息对于理解和判断患者依从性问题非常关键。

7.4.4.1　患者用药体验

药师采集患者信息时，必须采集到患者用药体验的信息，因为，用药体验会影响到药师的临床决策。药师对患者用药体验理解得越透彻，决策就越准确，管理患者用药就越有效。这也是药师在医疗团队成员中最能体现价值的地方。

患者的用药体验一般由 3 个部分组成：

① 患者用药的经历描述，包括药物治疗的感受、想法、需求、担忧、理解和信念。

② 完整的既往用药史，包括免疫接种、药物过敏史、不良反应史以及成瘾性物质使用状况。

③ 患者当前用药清单以及相关疾病的完整药历记录。

(1) 患者个人描述

每个患者的用药体验都不尽相同，即便患者从未服用过任何药物，也会受到朋友、家人及媒体广告的影响，对药物治疗持有自己的态度和信念。而同一个患者在使用一种药物时，也有可能产生不同的用药体验，当他们在用药过程中产生较好的效果时，患者用药体验就会很好。有时患者不了解药品，导致使用不正确就会造成不良的用药体验。这也是药师需要去与患者沟通用药体验的原因。

患者的用药体验包含患者用药的偏好、态度以及自己对药物治疗的总体理解、顾虑、预期结局的期待和患者用药的行为。药师进行药物治疗评估时，需要先理解患者的用药偏好、态度以及影响决策过程的程度。理解患者偏好、需求、期望和顾虑是后期进行患者用药评估、监护计划和随访评估的重要基础（表 7-14）。询问患者用药体验时，发现的信息可能会指导药师后续的思考和提问，为了产生积极的影响，药师需要评估患者对自己病情以及药物治疗整体状况的理解。

表 7-14　**药师需要注意的一些问题**

患者对药物治疗的了解情况

　-患者对自己疾病、药物治疗或用药指示的了解程度如何？

　-他是否了解用药配合度的重要性？

　-知道自己应主动参与治疗吗？

患者的期望

　-患者需要什么？

　　-看病或需要药师监护的真正原因是什么?
　　-患者对药物治疗的期望是什么?
　　-患者的期望是否实际、可达到?
　　-患者是否愿意合作,主动参与治疗?
患者的害怕/担心/顾虑
　　-患者对自己的健康、疾病状况或药物治疗在担心或顾虑什么?
　　-患者顾虑的是副作用、毒性、过敏、疗效、治疗费用,还是方便性?

(2) 患者用药史

　　采集患者用药史的信息是要全面了解患者既往用药的情况,包括患者的免疫接种、成瘾性物质使用情况、用药过敏史以及曾经出现的不良反应,还有其他影响用药的特殊状况。

　　① 免疫接种记录　重视有关免疫接种的记录,不仅关系到药房的接种工作,也关系到药师了解特殊患者疫苗接种情况,以便预防这些患者后续可能发生的并发症给药物治疗带来困难。目前,我国公民从出生开始都会有一本免疫预防接种证,记录疫苗接种的情况。而对于药师来说,需要采集患者是否接种带状疱疹疫苗、流感疫苗以及 HPV 疫苗等非免疫规划疫苗的状况,以便在遇到患者疾病或用药可能造成免疫力下降时,给予患者适当的建议。

　　② 成瘾性物质　西方国家对这方面的信息比较关切,原因在于他们国家的患者不仅有可能接触到咖啡、尼古丁、酒精等物质,还有可能接触大麻制剂,甚至是成瘾性药物。这些物质会造成不必要的药物相互作用、给药剂量误差,影响疗效、恶化病情、产生其他症状,甚至是中毒反应。因此,药师实施药学监护时,需要了解患者这方面的信息,但需要注意保护患者个人隐私。

　　③ 过敏及不良反应史　患者的药物过敏和不良反应史是药师评估患者相关需求的重要步骤。这些信息有助于药师管理患者的用药风险,从而预防药物治疗问题的出现。如何区分药物过敏和不良反应是药师需要思考的问题,如果患者对某一种药物发生过过敏反应,通常未来患者再接触这类的药品可能不安全,如果重复接触还有可能危及生命。

　　药物不良反应通常是指患者在服用某种药物时,出现的不适或不良作用,应该重点记录,以便在为患者提供监护时,考虑用药的利弊。但是患者出现药物不良反应不等于不可以继续使用这种药物,因为有可能是患者不正确使用或者给予剂量不恰当导致的。所以药师需要对患者的这类信息更详细探询,这样有利于药师判断患者是否继续使用这种药品或采取调整剂量的方式。

　　以下 3 句话对于采集信息非常有用:

- 您在服用该药时是否发生过什么反应?
- 停止服用这种药物时有什么反应?
- 您是否再次服用过此类药物?

　　过敏或药物副作用史、吸烟/饮酒、用药依从性、疫苗接种的信息具体采集如下。

- 过敏或药物副作用史:
　　-患者以前出现过过敏现象吗?
　　-会有什么症状?严重吗?
　　-现在是否还会发生?
　　-哪一个药曾经让患者产生副作用,而让他不敢再使用?

　　-患者是否关心过敏或副作用、程度如何（不在乎还是想多了解）？

　　-多注意在未成年时期所发生的过敏反应，如婴儿期的湿疹、风疹块、常年性的鼻炎及被昆虫咬后的反应。

　　-患者是否需要一个手环标示出对何物过敏？

- 吸烟/饮酒/咖啡因/成瘾性药物：

　　-描述患者所使用的量。这些物质与患者的医疗问题是否有关？

　　-是否影响到药物的吸收/分布/代谢/排泄？

- 用药依从性：

　　-谁在喂患者吃药？

　　-患者是否了解如何正确用药或患者有无不按时吃药的情况？

　　-（他对用药的态度如何）未来是否愿意接受药师的指导？

- 预防接种记录：

　　-患者是否接种流行性感冒疫苗、肺炎球菌疫苗、百白破疫苗、流行嗜血杆菌疫苗、脊髓灰质炎疫苗、麻疹疫苗、腮腺炎疫苗、甲型肝炎疫苗、水痘疫苗。

　　④ 影响患者用药的特殊因素　有些患者的用药需要特别照护，尤其是老年患者。他们身体上有一些局限性，如认字、视力、听力、行走等可能存在一定的障碍。因此，药师在采集信息时，应该关注这些患者的特殊性。

　　⑤ 既往用药史　药师采集患者既往用药史，是指采集患者既往 6 个月内的用药信息，如果更早的信息对本次用药评估的作用不大，就没有必要采集。药师之所以采集患者 6 个月内的用药信息是希望了解患者过去使用过哪些药物，其用法用量以及这些药物治疗对病情治疗是否有效，是否会继续使用这些药物。当然这些信息也能帮助药师了解患者是否经历过失败的药物治疗或者治疗中出现可能的不良反应。对于药师来说，掌握了这些信息，可以避免患者重复接触这些药物或再次出现既往的不良反应。当然，也能分析患者是否存在自己使用不当或适应证不对等因素造成的结果。

　　(3) 患者当前用药信息

　　① 完整的药物信息　患者当前的用药信息包括现在所有适应证的处方药以及治疗适应证相关的非处方药、保健品、中成药等。药师不仅需要记录患者所有疾病治疗的用药及相对应的适应证，也需要记录患者得到药物治疗以后的效果情况。

　　药师需要详细询问患者对所用的每种药物相对应的疾病认知情况，只有了解患者对疾病治疗的认知，才能确认患者药物使用的情况。此外，药师还需要了解患者疾病产生的原因和使用这些药品的顺序。很多患者对自己的疾病并不是很了解，或者对自己所用的药物也不清楚，只知道每天吃哪几种药，这些药物的作用是什么也不清楚。这些因素都可能导致不合理用药或者药源性疾病，因此，药师对患者进行用药综合评估时，有必要对患者使用的药物进行全面问诊。当然需要因人而异，不是每一位患者都需要进行全面的用药问诊。

　　记录患者当前用药信息是评估患者药物相关需求的核心信息。因此，药师在记录用药时，应阐明患者所用药物治疗的适应证、药物名称、剂型、用法用量、具体疗程和药品品牌以及患者对每个用药方案的疗效结果。

　　② 关于"适应证"与"超适应证"议题　适应证的概念似乎每个药师都很熟悉，实际上很多人并不真正理解适应证的含义。因为适应证并非仅仅是专指患者独有的病症，其内在的意义更为广泛。一种药品可能用于治疗一种疾病也可能用于治疗多种疾病，有些患者尽管

患有这些疾病，但由于个人原因（年龄、基因或妊娠状态），该药物对他们而言可能是禁忌的而不是适宜的治疗选择。

药品不仅用来预防疾病、治疗疾病、延缓疾病发展，还可能用于纠正患者的临床指标异常，缓解或减轻痛苦，甚至用于辅助诊断，这些情况都是药物治疗的临床适应证范围。从法规使用适应证术语来看，贴在产品上面的标签或上市销售说明都具有一定的临床证据数据，经药监部门批准才能算是该药的适应证。一种药物用于对未经批准的临床病症，则被称为"超适应证"使用。因此，对于药师来说，需要知道患者用药的真正适应证，才能评估患者的用药是否适宜。

列出患者目前所使用的各种药物（处方药、非处方药、中成药、中药饮片、功能性食品），以及最近六个月所用过药物的变化情形。将患者目前所有疾病或医疗问题与所有用药进行配对。判断是否存在药物治疗问题，包括使用是否符合适应证；是否存在适应证而没有用药的情形；是否需要增加或改变药物，或者增减剂量、改变用法；这些医疗问题是否可能是由药物治疗问题所造成的；这些医疗问题是否会影响到药物的吸收、分布、代谢、排泄。针对患者的每一个医疗问题（疾病），分析用药的适宜性、有效性、安全性以及用药依从性情形。

7.4.5　患者疾病信息
7.4.5.1　患者既往病史

既往病史中可能有影响到现在疾病的重大医疗问题或经验，应描述患者过去发生过的重要医疗事件，分析是否是造成现在情形的原因或会影响到未来的治疗，是否有药物治疗禁忌或药物过敏史的状况。

药师采集患者的既往病史，主要是为了了解目前患者的问题与既往疾病是否存在关联性。任何提示具有高风险或严重疾病倾向的，或表明未来药物治疗可能存在禁忌证的，或其他背景，都应该是患者既往病史的一部分。药师应该注意患者的既往疾病治疗过程当中的成败情况，药师也需要了解患者既往疾病治疗过程中是否发生过不良反应。药师要注意的是如果与患者目前需要解决的问题没有太多的关联性，对这部分信息不要过多采集，以免浪费时间。

7.4.5.2　患者现病史

患者的主诉与患者的现病史有很大的关系。因此，这一部分信息应该从患者主诉问诊开始，及时了解患者疾病和目前的临床表现（包括体征及症状等相关信息）。必要时，需要采集疾病的一些临床指标或实验室检查数据，药师还需要了解患者现患病的患病时间以及近期进行药物治疗的情况或存在的问题。

- 现病史（现在关注的医疗问题或疾病，可呈现出需要药物治疗的原因）
  - 目前的主要医疗问题（症状、不舒服、疾病）是从何时开始？
  - 后来症状有何变化？
  - 是否已经用过什么药物？
  - 服用多少？
  - 治疗效果如何？
- 现在医疗问题的控制情形（呈现一些检验数值）。

列出患者目前所有的疾病或医疗问题，对照实验室检查数据或患者口述，以了解患者的每一个医疗问题是否控制良好。

7.4.5.3　系统评估

药师对患者进行系统评估，有两个主要目的：第一是发现问诊过程当中，患者是否隐瞒重要症状或其他问题；第二是筛查患者正在经历的，但不一定是药物相关的问题，实际上是补充问诊过程当中的信息遗漏，完善患者回答问题的不足。系统评估也适用于筛查患者可能存在的药物治疗问题，也是帮助确认有没有其他遗漏的信息。

系统评估可用于梳理新出现的结果，解释异常情况或意想不到的结果。对于系统评估发现的每个新问题，应该问一下自己"这是药物引起的吗？"或"这是可以通过药物治疗的吗？"系统评估包括患者体检的报告结果、患者描述、治疗经历和实验室检查结果。

采集这些信息的目的是确认是否还有其他药物治疗的医疗问题存在。药师须判断并决定何种现象不正常，或需要进一步做检查以确定是否存在异常。系统评估涉及的问题见表 7-15。

表 7-15　**系统评估涉及的问题**

- **生命体征**(体温、心率、血压、呼吸频率)
  - -是否可能因药物治疗而不正常？
  - -未来是否应该将药物疗效评估列入随访计划之中？

- **眼耳鼻喉**
  - -患者是否有剧烈喉咙痛(链球菌感染)、咳嗽、感冒、中耳炎、过敏性鼻炎、眼结膜炎、青光眼、听力丧失、口疮、牙龈感染、牙痛？
  - -是药物造成的吗？

- **呼吸系统**
  - -患者是否有呼吸功能不全(气喘/慢性阻塞性肺疾病、肺炎、支气管炎、肺栓塞、鼻窦炎、流行性感冒)而不能使用某些药物？
  - -是否服药有导致患者呼吸功能受损的情形？

- **心血管系统**
  - -患者是否在心血管系统中显示出药物副作用情形(高血压、心律失常、心跳过快或慢、狭心症、充血性心力衰竭、高脂血症)？
  - -患者的心血管功能异常是否会影响到药物吸收/分布/代谢/排泄？
  - -患者服药后有过直立性低血压、昏晕或摔倒过吗？

- **体液/电解质状态**
  - -患者是否需要补充维生素或营养物质？
  - -是否因为服药而导致体液及电解质不平衡？
  - -是否会影响到药物之吸收/分布/代谢/排泄？

- **肝功能**
  - -患者服用的药物有肝脏毒性吗？
  - -患者的肝功能会影响到药物的排泄吗？

- **肾功能**
  - -患者是否有尿量减少或变色？
  - -所服用的药会影响肾功能吗？
  - -患者的肾功能会影响到药物的排泄吗？
  - -药物剂量需要作调整吗？

- **内分泌系统**
  - -患者是否发生过糖尿病、甲状腺功能过低或过高？
  - -需要规律性测量血糖吗？
  - -患者服用的药物会影响内分泌功能吗(血糖控制、月经失调/停经、甲状腺功能)？

- **血液系统**
  - -患者是否有贫血？
  - -患者服用的药会不会造成血常规异常？
  - -是否需要持续监测血液检验值的变化？
  - -凝血状态如何？
  - -需要补充铁剂吗？

- **胃肠道系统**
  -患者是否有消化性溃疡？是否为药物造成？
  -胃肠道的异常(溃疡、食管炎、胃炎、腹泻、便秘、溃疡性大肠炎、克罗恩病)是否需要药物治疗？
  -患者的恶心、呕吐、腹泻症状会不会影响到药物的吸收或生物利用度？

- **生殖泌尿系统**
  -患者尿路是否有念珠菌感染？
  -是否需要补充雌激素治疗？
  -她/他的疾病(阴道炎、子宫内膜炎、月经痛、骨质疏松症、尿失禁或前列腺炎)是否需要药物治疗？
  -细菌培养结果是否显示需要药物治疗？
  -是否有用药导致的性功能丧失？
  -妇女妊娠或哺乳期间是否服用过药物？
  -药物对妊娠妇女的影响程度如何？

- **骨骼肌肉系统**
  -患者有痛风吗？
  -疼痛(背痛,肌腱炎、运动伤害、肌肉痉挛引起的疼痛)需要服药吗？
  -疼痛的位置及种类？
  -对于关节痛、类风湿关节炎、骨关节炎或头痛患者使用了什么药？
  -患者是否因多发性硬化症而感到痛苦？

- **神经系统**
  -患者有癫痫、偏头痛、卒中、短暂性脑缺血、记忆丧失、失智症或头晕等疾病吗？
  -这些现象是否影响药师对药效或副作用的评估？
  -患者是否因服药而导致意识不清、困倦嗜睡等异常？
  -患者的状况是否会影响到他的理解力或依从用药？

- **精神状况**
  -患者是否有忧郁症,是否需要服药？
  -是否有焦虑、精神分裂症、恐惧症、注意障碍？
  -患者是否因服药而有精神问题？
  -患者的精神状况是否会影响到他依从用药？
  -患者过去是否发生过记忆丧失、心情不佳、焦虑、抑郁、意识模糊、妄想、失眠等现象而使药师不容易评估药效或副作用？

- **皮肤**
  -患者是否发生过皮炎、湿疹、银屑病、痤疮、伤口感染、皮肤感染、红疹等现象？
  -是否接受过治疗？
  -是否由药物引起的吗？
  -以前曾经历过吗？

7.4.5.4　临床客观数据

　　患者很多临床客观数据都属于生命体征，如体温、心率、血压以及呼吸频率，这些信息可以直接获得，还有一些客观数据是实验室检查数据，如血常规、血糖、血脂、血清肌酐、血尿酸、电解质等信息都是药学监护的重要信息，但可能需要从医院病历中查阅患者检查结果。作为药师，需要记住，很多药物会引起患者生命体征或其他生化指标的异常变化。这些客观信息常常作为监测指标。

7.5　药物治疗评估方法

　　药师进行药学监护的主要目的是评估和确认患者是否存在药物治疗问题，并解决实际存在的或预防潜在的药物治疗问题，从而保证患者药物治疗方案的适宜、有效、安全和用药依从。

　　药物治疗评估方法指药师运用独特的知识结构、临床技能以及临床思维方式评估患者的药物相关需求，并依据循证医学逻辑，诊断出患者存在的药物治疗问题，最后做出合理临床决策的一种系统方法。

药物治疗评估方法是帮助药师思考患者个体信息以及对患者、疾病、药物治疗等做出决策的基本结构框架。在药物治疗管理服务中，药师需要运用药物治疗评估方法对患者药物治疗进行决策诊断。

首先，药师应从所收集的患者信息中进行分析，评估其药物相关的需求（疾病问题）是否得到满足，即患者所使用的药品适应证是否适宜，药品是否有效、安全，患者是否能够并愿意依从医嘱服用药物。然而，药师必须把握几个原则：坚持以患者为中心的执业理念，以治疗方案的个体观，全方位角度的整体观，人与自然和社会环境的统一观，循证思维逻辑的三个辩证观为导向，才能完整和科学地系统采集患者信息对其进行药物治疗评估。

① 用所收集的患者相关信息评估其所用药物是否均有相关适应证。
② 评估患者是否需要使用其他药品，而目前并未使用（有病未治疗）。
③ 患者正在使用的药物，是否能让病情获得最大的改善。
④ 所使用药品的剂量或用法，是否能确实达到治疗目标。
⑤ 是否存在任何药物引起的副作用。
⑥ 药品的剂量是否过量，从而造成毒性。
⑦ 评估患者的用药依从性行为，是否均按时用药，以实现既定的治疗目标。

药物治疗评估，也称为用药评估，包括全面用药评估（comprehensive medication review，CMR）和目标用药评估（targeted medication review，TMR）两种形式。CMR 是针对患者所有药物进行的全面年度评估，TMR 则是为了着重解决具体或潜在的药物治疗问题而进行的季度性评估。药师可根据患者面诊时提出的诉求，结合患者的具体情况，决定采用CMR 或 TMR，或两者联合应用。具体评估流程详见图 7-1。

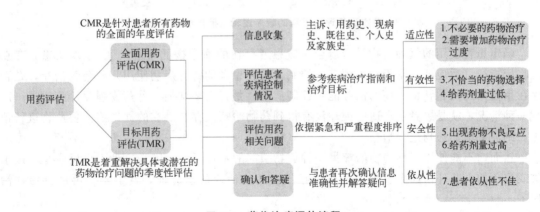

图 7-1　药物治疗评估流程

药师应全面考虑患者的需求，采集患者信息后，参考相关疾病诊疗指南和患者的治疗目标，评估患者的疾病控制情况，并运用药物治疗评估工具评估患者的用药方案。例如，可以运用 Beers 标准、STOPP 和 START、药物适宜性指数（MAI）等药物治疗评估工具，结合患者的用药体验，从适应证、有效性、安全性以及依从性四个维度（具体包括 7 项：不必要的药物治疗、需要增加药物治疗、不恰当的药物选择、给药剂量过低、给药剂量过高、出现药物不良反应以及患者依从性不佳等）评估患者潜在和实际存在的药物治疗问题。为了确认药物治疗问题，药师对患者使用的每种药物都要进行评估。评估患者的治疗需求是否得到合理的解决。

如果患者的药物相关需求尚未满足，那么就存在药物治疗问题。完成药物治疗评估时，与患者核实所采集信息的准确性，根据药物治疗问题的危害和紧急程度进行优先等级排序，并与患者沟通需要迫切解决的药物治疗问题，以便于制订干预计划。

药师进行用药评估时，由于使用的信息有差异，发现的药物治疗问题也会有差异。进行简易用药评估时，仅使用患者用药信息来审查用药问题，可发现剂量过大、药物相互作用和重复用药问题。但进行全面的用药评估时，通过查询患者用药史、临床检验检查结果以及与患者交谈，就可以发现更多的用药问题，例如，无适应证用药或药物剂型不合适等。因此，依据用药评估的目的不同，应选取不同的信息来源。

药师发现患者的药物治疗问题需要应用临床判断的能力，需要掌握药物和疾病知识、沟通技巧及系统的患者监护流程方法。

7.5.1　患者药物治疗适应证问题的评估

药师在践行药学监护时对患者使用的每种药物都需要核查是否有对应的适应证，检查每种药物对患者的病症治疗是否恰当。因为很多药物并非仅有一种适应证。因此，检查患者使用药物是判别药物治疗问题是否存在的起始点。践行药学监护时，药师还需要形成一个从检查药品适应证是否存在、是否适宜，到核查药物产品是否有效，给药方案是否合理有效、是否安全，再到审视最终治疗结局状况的顺序思维路径，图 7-2 提示建立这些相关因素之间的关联思维逻辑。

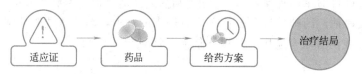

图 7-2　药物治疗评估过程的顺序逻辑（摘自参考文献 [5]）

确定患者使用的每种药物是否恰当对应患者存在的临床指征（适应证），以及患者存在的临床指征（适应证）是否都得到有效控制，检查患者的每种疾病使用几种药物治疗，是否存在重复用药问题，单一药物治疗能否控制病情，是否需要增加一种药物强化治疗效果。还有一种情况，就是患者存在适应证却没有得到药物治疗或存在潜在的并发症需要药物进行预防，则需要增加药物进行治疗。

然而，不能使用一种药物治疗另一种药物引起的不良反应，因为这种不良反应是可以预防或避免的。此外，如果发现患者不存在需要药物治疗的适应证，就不需要再进行药物治疗了。

> **举例**　患者由于剧烈头痛，同时服用了泰勒宁和对乙酰氨基酚。
> 泰勒宁即氨酚羟考酮片，它是由盐酸羟考酮 5mg 和对乙酰氨基酚 325mg 组成的复方制剂，适用于各种原因引起的中、重度急慢性疼痛。如果不看成分，用它和对乙酰氨基酚合用，就会造成乙酰氨基酚超过正常剂量，很可能对身体造成伤害。（重复用药）

如果患者所用的每种药物都有相应的适应证，且患者所患的疾病都已在使用药物进行治疗或预防，那就可以开始评估患者药物治疗的有效性了。

7.5.2　患者药物治疗方案的有效性评估

当评估患者药物治疗方案的有效性时，药师需要检查患者药物治疗的预期目标是否达成。预期的治疗目标由两个部分组成：第一，患者对治疗结局的亲身体验和满意程度；第二，患者的各项临床指标是否正常，包括临床体征和症状的改善以及实验室检查指标是否正常。达成预期治疗目标是评估有效性的关键。药物治疗方案有效性的评估路径见图 7-3。

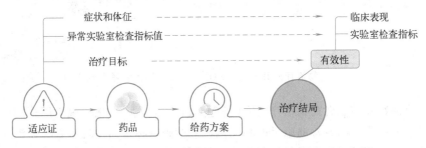

图 7-3　**药物治疗方案有效性的评估路径（摘自参考文献 [5]）**

如果评估患者药物治疗无效时，表明可能存在药物治疗问题。药师需要思考两方面因素。

(1) 药物选择不恰当，造成疗效不佳

- 存在疗效更佳的替代药物。
- 药物剂型选择不当。
- 患者个体问题造成常规给药剂量无效。
- 该药对患者存在禁忌证（如妊娠妇女）。
- 患者对该种药物耐受或有耐药反应。

(2) 给药剂量过低

- 正常给药剂量太低，没产生预期的效果。
- 患者其他疾病用药对该治疗方案产生影响，如药物相互作用。
- 患者使用或操作不当导致人为给药剂量减少，引起疗效下降。
- 患者储存药物不当造成药物效价降低。
- 患者药物治疗疗程不足或患者给药间隔过长。

> **举例**　高血压患者每日口服硝苯地平缓释片 2 次，每次 20mg，但患者血压水平仍然尚未达标，药师依据监测其血压以及用药效果判断，患者可以更换另一种更为有效的降压药。

如果评估患者药物治疗有效，即表明患者服用了有效剂量方案的合适药物，患者药物治疗的相关需求已经得到满足，接下来就是确定患者药物治疗是否安全，有无不适或者出现不良反应或毒性反应。

7.5.3　患者药物治疗方案的安全性评估

不同的患者在服用同一种药物过程中其反应不一样，有些患者可能会表现出不太适应，或出现一些不该发生的症状，如恶心或呕吐、血压改变、眩晕等，甚至更为严重。这些症状可能是毒副作用的反映。有些药物产生的不良反应不会很快通过症状和体征表现出来，而是表现出实验室检查指标异常，如肝功能指标异常、血脂或血糖指标异常、血清肌酐异常，甚至电解质数值异常等。药物治疗方案安全性的评估路径见图 7-4。

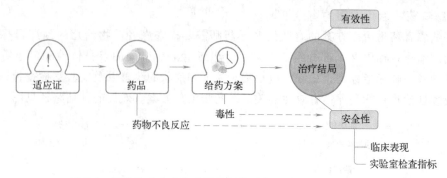

图 7-4　**药物治疗方案安全性的评估路径**（摘自参考文献 [5]）

因此，药师在评估患者药物治疗方案的安全性时，需要引导患者说出用药的体验和出现的异常症状，还需要查阅或检测患者的相关实验室检查指标。当发现患者药物治疗方案存在安全性问题时，应判断出患者存在的药物治疗问题与哪些因素关联。

(1) 出现药物不良反应

- 患者出现的不良反应是服用的药物引起的。
- 患者对服用的药物产生过敏反应。
- 患者服用的药物过多，产生相互作用，造成不良反应或毒性反应。
- 服用的药物对患者存在不安全因素，如需要监测肝功能或肾功能。
- 患者增加或减少剂量太快或停药过快（并非逐渐减少剂量），引发不良反应。
- 患者使用或操作不当引起不良反应。

(2) 给药剂量过大

- 常规给药剂量过大。
- 患者给药间隔过短。
- 患者药物治疗疗程太长。
- 患者其他疾病用药引发相互作用造成血药浓度过高。
- 患者年龄、体重以及肝肾功能不全造成给药剂量风险过大。

> **举例**　患者患有高血压，医师为其开具卡托普利 25mg，每日 3 次，但患者产生不耐受的干咳现象（应停药换用 ARB 类）。

患者药物治疗方案的安全性问题，不仅是上述两方面问题，可能还与患者依从性有很大关系。因此，如果根据临床判断患者药物治疗是有效及安全的，就可以进行下一步，即对患者用药依从性进行评估。

7.5.4　患者药物治疗的依从性评估

药师对患者药物治疗进行依从性评估之前，需要先判断出患者药物治疗适宜、有效以及安全。当确认患者药物治疗适宜、有效和安全后，需要判断患者药物治疗疗效不佳是否是依从性不佳造成的。然而，患者药物治疗依从性不佳存在很多原因，药师的责任是与患者真诚沟通，挖掘患者不依从背后的真正原因，帮助患者改善依从性。

文献报道，患者用药依从性不佳存在诸多原因：

- 患者对用药的风险感到恐惧，拒绝服药。
- 患者可能服药不当造成用药体验不好，主动放弃治疗。

- 患者阅读说明书后，擅自变更治疗方案，减少服药剂量或变更剂型。
- 患者认知缺陷或行动不便，不会自行服药。
- 患者年龄较大记忆力有限，总是遗忘服药。
- 患者因经济压力原因，放弃治疗。
- 患者听从他人意见，另找医师看病开方。
- 市场缺货，造成患者缺药治疗。
- 药物剂型不合适，造成使用困难。
- 患者用药方案过于复杂，造成依从性不佳。
- 患者因为宗教信仰原因，拒绝用药。
- 患者对药物治疗结局的错误解读。

> **举例**　患者，男。确诊高血压 1 年余，收缩压最高 165mmHg，医师开具苯磺酸氨氯地平片治疗。患者按医嘱服药血压控制在 140/90mmHg 以内，他担心长期用药对身体有害，考虑到血压控制平稳，遂自行停药。

7.6　确认患者的药物治疗问题

当药师评估患者相关信息时，就会发现患者存在形形色色的药物治疗问题。有些患者不仅治疗没有达标，甚至还出现病情恶化，有些患者治疗过程中依从性不佳，而有些患者却重复用药严重，导致不良反应发生。这些问题都是药师需要确认的药物治疗问题。药师要做的是：

- 根据上述观察和发现的相关证据，确认是否存在药物治疗问题。
- 必要时，联系患者、患者家属、看护者或其他医务人员，确认患者的药物治疗问题。
- 需明确描述药物治疗问题，清楚描述相关疾病与药物治疗之间的关系或造成问题的原因。
- 将药物治疗问题按处理优先次序排好，以解决最需要紧急处理的问题。
- 配合监护计划中拟订的治疗目标和期望的治疗结局，记录药物治疗问题。

为了更好地确认患者存在药物治疗问题，药师可以依据图 7-5 决策思维路径，遵循其因果关系顺序的思考规则：首先考虑药物治疗的适应证是否适宜，然后检查使用的药物是否合适，给药治疗方案是否合理，确定患者用药是否依从，最后推导出药物治疗呈现出临床结局的实际原因。药师实施药学监护的核心职责就是确认、解决和预防患者存在的药物治疗问题。

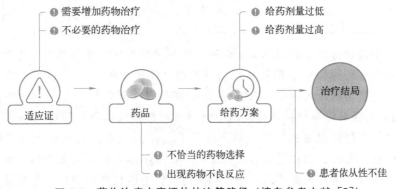

图 7-5　**药物治疗方案评估的决策路径**（摘自参考文献 [5]）

7.7 确认药物治疗问题的解决顺序

药师经过问诊，分析和评估患者的药物治疗问题（DTP），列出问题清单，还需要对问题的解决进行排序。一次服务问诊不可能发现和解决患者所有的药物治疗问题。即使药师愿意花费较多的时间去进行详细的分析与评估，也不一定能达到理想的效果。因为过长的时间会使得患者和医师感到不适。为了确保效果，应确定哪些药物治疗问题是最需要先解决的。

进行DTP排序前，药师需要区分潜在的和实际存在的药物治疗问题。潜在的DTP是需要更多信息来准确评估的问题，而实际存在的DTP是已经有足够的信息用于判断其类型和严重程度的问题。对于容易解决的DTP，应考虑优先解决。

对DTP进行排序，除以上方面需考虑外，还要考虑问题的紧急程度、重要程度以及患者的主观意愿，需要优先解决风险高、对患者来说非常重要的问题。每次会面问诊，依据排序，以优先解决2~3个药物治疗问题为宜。

7.8 记录患者药物治疗的评估信息

在医疗实践中，有一句不成文的规则，即"如果没有记录，就等于没有做过这项工作"。因此，当药师践行药学监护时，有义务记录下监护患者用药的情况和问题，尽管比较耗时，但是这些记录工作，对于后续随访患者的评估意义非常大。

对于首次接受监护服务的患者，药师需要记录患者整体用药信息和存在的问题。药师可以使用规范的患者药物治疗评估表，按患者所患的疾病，以药物的适应证、有效性、安全性、依从性及优先处理权重顺序，记录患者存在的药物治疗问题，见表7-16。

表 7-16　患者药物治疗评估表举例

疾病	药物	适应证	有效性	安全性	依从性	优先处理权重
骨质疏松	阿仑膦酸钠		√			高
	维生素 D	√				高
	钙剂	√				高
高血压	氢氯噻嗪			√		高
甲状腺功能减退（甲减）	左旋甲状腺素钠				√	低
胃食管反流	奥美拉唑			√		高

在执业过程中最容易发生的问题就是误将日常药学规范化服务内容作为药学监护服务中潜在药物治疗问题。药师切忌生搬硬套药品说明书，简单罗列患者可能发生的药物治疗问题。例如，经皮冠状动脉介入治疗（PCI）后患者需接受一年双抗治疗（氯吡格雷＋阿司匹林），随后使用阿司匹林终身维持治疗。其中阿司匹林最常见的不良反应是刺激消化道，可能会导致胃溃疡甚至是胃出血的发生。对于此类PCI术后患者，若既往无胃溃疡史，服用阿司匹林发生消化性溃疡、消化道出血的风险较小，故不用将其作为潜在药物治疗问题。相反，若患者有消化性溃疡现病史或既往史，则应将其作为潜在药物治疗问题并写入药学监护计划，进行定期随访监护。

　　当然，为了总结重要信息和发现的结果，在用药评估记录中，写一份简短的总结通常是有益的。

思考题

　　1. 你是否可以举例说明生活中老年患者用药存在的药物治疗问题？
　　2. 药师问诊患者过程中应用沟通技巧需要注意什么？

（康　震　裴毓瑶　张晋萍）

第8章　拟订和实施患者监护计划

> **说明**：本章重点讨论了药师如何拟定患者监护计划即患者下阶段的治疗计划，邀请患者一起制订治疗目标，一起制订相关干预措施，以解决存在的药物治疗问题，并且制订下阶段的随访时间表以及确定评估的指标。
>
> **学习目标**：
> - 理解药师在拟定患者监护计划中的角色和责任。
> - 掌握以患者为中心的临床思维与患者沟通。
> - 掌握如何与患者一起设定治疗目标及实施必要的干预措施。
> - 熟悉如何建立患者疗效随访的评估指标和时间表。
> - 了解如何记录患者监护计划的实施情况。

8.1　药师的角色与责任

对患者实施药物治疗评估并确认患者存在药物治疗问题后，药师有责任与患者进行沟通，分析存在药物治疗问题的原因，让患者理解造成药物治疗问题的具体原因。药师还应该与患者一起制订下阶段的治疗目标，确定新的治疗方案，具体治疗方案依据患者病情而定。治疗目标的确定和干预措施的制订会随着患者需求和期望的变化而改变，如何制订新的治疗方案是患者获得治疗最佳结局的关键。药师拟定和实施患者监护计划的责任与工作见表8-1。

表 8-1　拟定和实施患者监护计划的责任与工作

责任	工作
拟定患者疾病的治疗目标	药师应以患者为中心主动与患者沟通,分析存在的问题,并依据患者病情,共同明确期望的治疗目标以及药物治疗期限的意见
实施有效的患者干预措施	药师应针对患者病情控制情况,实施干预,依据患者对用药和疾病的认知及偏好,给予合理辅导和适度教育,提高患者自我管理能力等
制订随访评估时间表	制订适合临床药物治疗且便利患者的随访评估时间表

在药物治疗管理期间，当药师发现患者药物治疗存在问题后，应该针对患者疾病，重新制订治疗目标。制订患者监护计划不仅在于指导患者本人使用，还旨在促进药师与医师之间的协作。在药师与患者一起制订监护计划时，会发现每位患者也许对药物治疗的期望和理解各有不同。因此，拟定的监护计划是药师与患者之间达成共识的契约式协议，也可是一种职业保护的常见法律文件。应该注意的是，当家庭成员、朋友或其他看护者代表患者或者连同患者一起与药师协商详尽的监护计划时，他们的表述应保持一致。

药学监护中，监护计划应该按照药物治疗的适应证编写整理。药师可以从患者病历中了解到患者药物治疗的适应证以及治疗适应证的最佳方法。一般来说，对于急性疾病的药物治疗可以不需要监护计划，但对于慢性病的药物治疗则需要管理，因此，药师应该为患者的每种适应证建立一份单独的监护计划。但是多重疾病多重用药比较复杂，按适应证编排监护计划更为重要，需要进行严格的信息整理，避免信息混淆和偏差。对于同一疾病多种药物治疗的信息应归类在一起。

让新上岗的药师熟悉患者最常见的药物相关需求是很有帮助的。在基层医疗或药学门诊实践中，有些药物治疗的适应证会经常出现。目前最常见接受药物治疗管理服务的慢性病见表 8-2。

表 8-2　常见接受药物治疗管理服务的慢性病

序号	适应证	序号	适应证	序号	适应证
1	高血压	9	卒中二级预防	17	焦虑
2	糖尿病	10	过敏性鼻炎	18	水肿
3	高脂血症	11	失眠	19	心力衰竭
4	维生素/营养缺乏	12	关节炎	20	精神疾病
5	胃食管反流	13	便秘	21	腹泻
6	骨质疏松	14	哮喘	22	心房颤动
7	抑郁	15	慢性阻塞性肺疾病		
8	心肌梗死二级预防	16	甲状腺功能减退		

8.2　拟定患者疾病的治疗目标

制订合理的治疗目标是药学监护实施的前提和关键。药师明确患者个体化治疗目标，与参与疾病治疗的所有人员（医师、药师、护士、患者、家属、看护人员等）达成一致并积极参与到疾病治疗的过程中，有利于缩短患者病程，节约患者医疗费用。治疗目标要始终以患者为中心。药师制订监护计划的治疗目标时应充分满足下列要求：

① 与患者、医师达成共识，这是保证治疗方向正确且可持续推进的前提。

② 根据患者存在的疾病数和疾病性质制订个体化治疗目标，并按照每一种疾病对应一个治疗目标来进行制订。

③ 治疗目标应切实可行，保证患者目前状况下能够完成或者经医师及药师评估后患者具有潜在能力能够达成。

④ 治疗目标要具有可评估性和可描述性，要求具有能观察到或可测量的临床指标（患者症状、体征）、实验室检查结果、影像学检查结果，以评估患者临床治疗的有效性、安全性、依从性。

⑤ 治疗目标要制订合理临床期限，即有一份能够完成的时间表，以保证临床疗效及时评估及治疗方案及时有效调整。

接受药学门诊治疗的疾病种类多样，且多为慢性病。这些疾病多需要长疗程治疗，积极开展药学监护、正确评估药物治疗有效性及安全性是临床药师体现自身价值的最佳切入点。熟悉最常见疾病中患者相关需求及治疗原则与方法将有利于新上岗临床药师开设药学门诊，提供优质的药学监护服务。

药物治疗是现代医疗的首选治疗手段。根据资料显示，患者往往需要多种药物用于疾病治疗。针对患者所患疾病种类、疾病性质、疾病特点、患者自身情况、用药目的的不同，药物治疗目标可以是：①治愈疾病；②减轻或消除临床症状与体征；③减缓、控制或终止疾病进一步进展；④影像学检查、实验室检查指标结果正常；⑤临床辅助检查；⑥预防疾病。表 8-3 列举了常见疾病药物治疗的目标设定。

表 8-3　常见疾病药物的治疗目标设定举例

药物治疗目标	适应证举例
治愈疾病	• 细菌性腹泻 • 流行性感冒 • 真菌性阴道炎
减轻或消除临床症状与体征	• 哮喘 • 过敏性鼻炎 • 关节炎
减缓、控制或终止疾病进一步发展	• 高血压 • 糖尿病 • 高脂血症
影像学检查、实验室检查指标结果正常	• 低钾血症 • 高尿酸血症 • 贫血
临床辅助检查	• 增强 CT 碘剂的使用 • 钡餐消化道检查
预防疾病	• 心肌梗死二级预防 • 卒中二级预防 • 骨质疏松 • 放化疗后预防性止吐

药学监护强调始终以患者为中心。药物治疗目标也应结合患者具体情况进行个体化制订。药物治疗目标应包含可观察的临床指标（患者症状及体征）、可测量的检查指标（影像学检查结果、实验室检查结果）、疾病治疗可达到的一个期望值或参数（即可观察到的症状改变）及达成治疗目标大约的时间。

> **案例**　一位 36 岁男性患者，因头晕目眩到医院就诊，诊断为高血压（180/110mmHg）。患者到药学门诊咨询血压控制目标。药师针对首诊患者应仔细询问患者情况进行用药评估和药物治疗目标制订。若患者仅患有高血压，不存在其他合并症的情况下，药物治疗目标可制订为收缩压＜140mmHg、舒张压＜90mmHg；若患者还存在糖尿病或慢性肾脏疾病，药物治疗目标则为收缩压＜130mmHg、舒张压＜80mmHg。对于这个病例，患者眩晕症状即为可观察的临床指标，血压则为可测量的指标。此外，应该同患者一起制订药物治疗目标预期完成时间。一份预先制订且合理的时间表有利于让患者明白药物治疗何时应该达到怎样的效果，以便患者能自行观测。同时也为药师积极开展药物治疗效果评价实践提供依据和条件。在上述例子中，药师应明确告诉患者其血压在未来的 14 天内应控制到收缩压＜130mmHg、舒张压＜80mmHg，且眩晕症状应消除。

对于药学门诊新上岗的药师而言，独立协助患者制订个体化的治疗目标及治疗方案可能存在困难。目前，许多常见疾病、慢性病、共患疾病已有相应的国家指南或专家共识可供药师参考。附录 1 列出了一些常见疾病的治疗目标。初学者可按照类似方式对常见疾病治疗目标进行学习整理，以便顺利开展药学监护服务。相关临床指南中目标人群推荐治疗目标可设置为患者初始化的药物治疗目标，随后可根据随访时药物治疗评估结果对患者的药物治疗目标进行适当调整。

案例　一位70岁男性患者因高血压到药学门诊就诊，药师为其制订的初始药物治疗目标为收缩压<150mmHg、舒张压<90mmHg。随访时听闻患者在药物治疗期间发生过晕厥，当时测量血压为145/87mmHg。经相关评估认为该老年患者此次晕厥与血压过低，患者不能耐受有关。故应调整患者的药物治疗目标为收缩压<160mmHg、舒张压<90mmHg，相应地对患者降血压药物治疗方案进行调整并定期进行随访。

8.3　实施有效的患者干预措施

在药学干预活动制订过程中，药师应始终坚持干预措施要根据患者个体实际病情、用药相关需求及现有药物治疗问题进行个体化制订，切勿照搬指南，生搬硬套。作为一名合格的药师，应根据实际情况提供能解决现有药物治疗问题、预防出现新药物治疗问题、满足患者用药相关需求的具体措施，并最终确定最佳的药学干预措施。制订干预措施时要充分考虑患者的意愿、偏好及能力。若患者无法获得治疗药物、无法承担药物治疗费用、无法正确使用药物或者直接拒绝接受现有药物治疗方案，那制订的药学干预措施就是失败的。

8.3.1　建立药师干预的实践标准

解决现有的并预防潜在的药物治疗问题是保证患者药物治疗有效性、安全性，提高患者用药依从性的重要举措。其措施包括更换药品种类、增加药物、停用药物、调整药物剂量、调整给药时间间隔、调整给药剂型和（或）给药途径。

通常患者的药学干预措施涉及以下六个方面：

① 开始新的药物治疗；

② 停止原有药物治疗；

③ 增加药物剂量；

④ 减少药物剂量；

⑤ 个体化患者指导与教育；

⑥ 转诊至其他医疗机构或专科药师或医师。

药师在确认药物治疗问题后，应拟订一份患者监护计划，内容包括解决药物治疗问题、达成治疗目标、预防药物治疗问题的药学干预活动。同时，应规范药师的执业行为，做到以下几点：

① 每次药学干预活动必须个体化针对患者病情、药物相关需求和药物治疗问题。

② 应考虑所有可解决药物治疗问题的几种可选方案，然后选择最好的方案。

③ 必要时，药物治疗问题的干预活动应与患者、患者家属或看护者以及其他医务人员共同合作开展。

④ 记录所有药学干预活动。

⑤ 为了达到监护患者的连续性，该计划应包含持续随访评估的时间表。

药师应始终坚持以患者为中心的服务理念，即患者目前最担忧的问题就是药师应该考虑最优先解决的问题。必要时，可与患者、家属、专科医师共同商讨制订患者的最佳药学干预措施。患者在临床决策过程中的参与程度越高，药学监护计划越符合患者的实际用药需求，越个体化，药物治疗目标的达成率就越高。

8.3.2 药师干预行为的记录

Cipolle 等从 1992～2012 年收集 50142 份患者就诊记录，发现 80% 解决药物治疗问题的药学干预是在患者与药师之间直接发生的，其他 20% 的药学干预则需要直接与患者的处方医师（通常是基层全科医师）联系解决。

为了更好强化药师与医师合作，便于患者实施连续的药物治疗，美国、加拿大等国家采取了一种解决办法，即药师与医师或医疗职业团体签署**合作医疗协议**（Collaborative Practice Agreement，CPA），允许药师不需要得到医师直接批准就可以在公开发布的指南限定下修改患者的药物治疗方案。没有签署合作医疗协议的地区或个体，若需要改变处方解决药物治疗问题，则必须联系医师。

在那些需要医师直接参与解决患者药物治疗问题的案例中，最常采取的措施是为需要开具新处方的患者开始新的药物治疗。表 8-4 列出了需要医师介入的干预措施。然而，药师发现的大部分药物治疗问题都是可在药师与患者之间直接采取措施解决的。最为常见的干预措施是药师指导患者个体正确使用药物。表 8-5 列出了药师和患者共同采取行动解决药物治疗问题的干预措施。

表 8-4 **要求医师介入的干预措施**

需要医师解决药物治疗问题的措施	百分比	需要医师解决药物治疗问题的措施	百分比
启动新的药物治疗方案	43%	终止药物治疗方案	12%
调整给药剂量	18%	制订一份监测计划（实验室检查）	12%
更换药品	15%		

表 8-5 **患者和药师共同实施的干预措施**

患者与药师共同解决药物治疗问题的干预措施	百分比	患者与药师共同解决药物治疗问题的干预措施	百分比
指导患者个人正确使用药物	33%	更换药品	4%
消除得到药物的障碍	21%	终止药物治疗方案	4%
启动新的药物治疗方案	15%	提供给药设备	1%
调整给药方案	11%	其他	3%
启动一项监测计划	8%		

8.3.3 药师如何解决患者存在的药物治疗问题

在实施药学监护计划中首先是解决药物治疗问题，因为这些问题干扰了患者治疗目标的达成。药师在决策制订的过程中要充分考虑药物干预措施给患者带来的获益与风险。预防潜在药物治疗问题，是避免患者遭受药物治疗不良反应，提高医疗质量、患者用药体验的重要举措。

药师在解决单一疾病或多种疾病患者的药物治疗问题时，采取的干预措施也不一样。例如，仅有高血压的患者，因为给药剂量低而没有控制血压，只要增加剂量即可，除非患者依靠一种降压药且给药剂量已经到了最高剂量时，才可能会选择另一种药物，或增加一种药物加强降压效果。再比如，原来医师给一位患者开具的降压药为复方降压片（北京降压 0 号），每天 3 次，每次 1 片，但是患者血压依然无法达标（治疗目标：140/90mmHg），这种情况可以考虑建议患者选择更适宜的药物，如左旋氨氯地平 5mg 或 缬沙坦 80mg，每天一次。假设这位患者原来服用的复方降压片（北京降压 0 号），每天 3 次，每次 1 片，却出现不良反应（如头晕、血压过低）。这时，药师应该帮助患者减少给药剂量或减少给药次数。

解决患者药物治疗问题的干预措施因人因状况而异，选择最佳的干预措施，除了依靠药师自身的知识和临床经验外，还需要患者积极配合，提供足够的信息，以便药师做出合理的决策。

在临床实践中，当药师启动或执行干预措施时，药物治疗问题被视为已解决。选择适宜的干预措施来解决患者的药物治疗问题后，可以实施另外的干预措施和个体化的药物治疗，达成治疗目标，优化患者的用药体验。非常重要的是在药师决策过程的每一步骤中，都应鼓励和引导患者积极参与，并应鼓励患者把自己的体验告诉药师。

8.3.4　药师如何达成患者的治疗目标

药师在解决患者存在的药物治疗问题后，需要考虑如何让患者达成治疗目标。治疗目标也涉及在医师的药物治疗、患者额外的非处方药治疗、其他干预措施及患者依从性等方面达成共识。

基于这些因素，药师应该注意与患者保持持续的沟通，深入了解患者的用药行为和体验，监督患者按医嘱服用药物并进行监测，也需要帮助患者改善其自我管理疾病的能力，从而改善患者用药的依从性。解决了影响患者药物治疗的各种因素后，患者才能顺利达成治疗目标。

但是有些因素，诸如缺药、患者经济压力、患者自己不愿意用药或需要购买医疗保险报销等，是药师无法解决的。药师有可能辅助解决的是通过沟通、辅导、演示或教育形式，帮助患者提高对疾病和用药的认知，改善其使用方法，来帮助患者达成治疗目标。

8.3.5　如何预防患者出现新的药物治疗问题

在实施患者监护计划时，药师除了解决药物治疗问题，帮助患者达成治疗目标外，也需要预防患者出现新的药物治疗问题。一般来说，药师有时很容易发现患者潜在的药物治疗问题，但有时也很难推测出潜在药物治疗问题。

> **案例 1**　当老年患者服用特拉唑嗪治疗前列腺增生，防治夜尿太多时，如果是首次服药，最好是睡前服用且需要剂量减半，以免在半夜起床时，出现直立性低血压，造成摔倒。
>
> **案例 2**　长期服用地高辛治疗心力衰竭的患者，有可能会出现食欲不振，造成营养不良而引起感冒，甚至引起肺炎，因此，药师应提醒患者当自己出现食欲不振时，应注意自身营养的补充，以免引发一些不该发生的疾病。

案例中药师对于用药中可能存在的风险，提前告知的措施是预防性的。对于药师来说，需要多加注意。因此，只有进行全面、严谨的评估，才能确认患者是否存在风险因素，是否需要预防性的干预措施。但有时因预防性干预措施存在成本支出等问题，预防性干预措施常常会被患者忽视。预防药物治疗问题出现的干预措施可能采取的方式有：启动药物治疗、服用维生素、忌口、免疫接种、患者教育（直接对患者或患者的看护者）以及代表患者给处方医师建议。

8.3.6　其他药物治疗选择与经济成本考量

建议药师制订多个药物干预措施备选方案以供选择。药师要对各个备选方案的进行排序，其依据应是现有证据、药师对药物治疗方案的自信心、患者的意愿和偏好。若简单地认为所有备选方案的疗效和安全性基本一致，那么患者极易选择治疗成本较低的备选方案，而那往往并不是实际的最优方案。

在制订药学监护计划时应适当考量药学干预措施的费用。费用考量应该在充分保证药物治疗的有效性和安全性的前提下，由患者和药师共同进行商议。若拟定的药物治疗方案无效或导致患者出现新的药物治疗问题，则费用再低也是没有价值的。

国外数据表明，药学监护服务平均每次可为患者节约 179 美元的医疗费用支出。这与临床药师积极开展药物治疗评估，提高药物治疗有效性，避免药物治疗无效对医疗资源的浪费，缩短患者疗程或住院时间，避免药物中毒造成的额外医疗消费等密切相关。

8.4　制订患者随访评估时间表

如果没有随访，就等于没有监护。合理的疗效随访评估时间表是药学监护计划制订时必须与患者明确商讨的问题。随访评估是评价患者药物治疗安全性及有效性的重要措施。药师可通过随访了解患者上次就诊时存在的药物治疗问题是否得到解决，是否出现新的药物治疗问题，用药相关需求是否得到满足。因此，确定随访时间时，要与患者积极商定，确定一份患者疗效随访评估的时间表。拟订何时监测什么项目，评估药物治疗的疗效，并评估患者是否发生过任何药物相关的不良事件，按以下 4 个步骤严谨地实施。

① 确定能评估疗效的临床或实验室检查指标，并且拟订何时收集这些数据。

② 确定能反映患者用药副作用的临床或实验室检查指标，拟订收集该数据的时间表。

③ 与患者一起确定一份疗效随访评估的时间表。

④ 随访评估的时间表和计划必须做记录。

作为一名药师，制订患者疗效的随访评估计划还应考虑解决 3 个基本问题：

① 患者疗效的随访评估应该何时进行？

② 如何确定是否已经出现有效的治疗结局（有效性问题）？

③ 如何确定是否已经出现负面的治疗结局（安全性问题）？

决定何时与患者进行下一次的随访评估是对新上岗药师专业能力的考验。现有指南和文献通常没有明确的建议随访时间点，且患者往往存在多病共患、多药共用的情况。药师应充分评估疾病病情需要、药物起效时间、达到最大效果的时间，同时应考虑患者可能出现药物不良反应的时间，药师在这两者之间权衡，最终确定下次随访就诊的时间。

若药师缺乏相关临床经验，则建议将上述两者任意一个时间作为下次随访时间。药师既要考虑患者病情需要、药物治疗有效性和安全性、最佳评估时间点，也要尽量满足患者的意愿和偏好、患者随访的便利性。监护随访计划中，除明确具体随访时间外，还应制定合理的临床指标和（或）实验室检查指标来评价患者药物治疗的有效性和安全性。在患者就诊时应清楚告知患者下次的随访日期及随访观测内容，以便获得患者更高的参与度，提高患者用药依从性及随访积极性。

例如，低钾血症患者，就诊时应清楚明白地告知并在随访计划中写下次随访内容：患者用药一周后，可以检查患者四肢无力、恶心、呕吐症状是否得到缓解或消除，其血清 K^+ 浓度是否达到正常范围（3.5～5.5mmol/L）。

在新上岗阶段，药师应记住：**早随访，勤随访**。这样有利于药师及时了解做出的决策是否正确，一旦出现问题能及时调整。一般情况下，患者监护计划将会产生积极的治疗结局且不会造成毒性反应，药师使用的证据越充足、经验会越丰富、信心会越足。患者随访评估的间隔时间越长，也能在一定程度上证明患者治疗的依从性和结局越好，反之亦然。

8.5　实施药学监护计划与记录

药学监护计划的执行需要患者与药师相互理解，积极沟通。患者到药学门诊初次就诊时，药师对患者药物治疗进行充分的评估，必要时可联系临床医师、患者家属、看护人员了解核实相关信息。对于在评估过程中发现的药物治疗问题，要明确记录在患者病历中，并应根据患者的病情、患者意愿及偏好对问题处理的优先级别进行排序。药师应与患者一起商讨重要药物治疗问题的干预措施与预期药物治疗目标，以便患者了解目前药物治疗的首要问题及药学干预措施的具体目的。

药物治疗目标应使用通俗易懂的语言写在监护计划的明显位置，以便患者能清楚了解疾病治疗的进程和预期药物治疗结局。针对每一个适应证，新上岗的药师最好记录两种或三种备选方案，可根据患者的能力和意愿进行讨论选择，必要时可向有经验的药师或医师请求帮助，以选择最佳方案。所有备选方案都可记录在药学监护计划中，以便为后续药物治疗的调整提供方向。在结束问诊前，药师应给患者充足的时间提出自己的疑问及顾虑。这些疑问及顾虑往往是患者最在意、最担心、最希望解决的问题，可能会影响患者对此次药学问诊服务的信心及患者用药依从性，故药师应积极地解答并记录在此次的药学监护计划中。

最终制订的药学监护计划应由药师和患者共同签字确认，并将纸质版药学监护计划提供给患者，以便患者可以随身携带，能够及时查阅相关内容并积极地执行药物干预措施。在监护计划的明显位置写明下次随访时间及随访内容，以便患者在翻阅时能起到积极的提醒作用。药师同样也需要一份纸质版存档，以便后续的随访查阅。随访时，药师应通过患者主诉、临床症状、实验室检查指标评估患者当前是否达到药物治疗目标，原有药物治疗问题是否得到有效解决，是否存在新的药物治疗问题，以及患者是否存在新的疑惑或顾虑。将上述信息详细记录于药学监护计划中，对药学监护计划进行调整并与患者确定下次随访的时间。

合理的药学监护计划记录应方便药师、患者、其他医护人员阅读及查阅。内容上应详细记录患者的个体化信息、药物治疗全过程。建议为患者每一种疾病都制订一份单独的药学监护计划。这有利于患者读懂药学监护计划，更加明确地了解药物干预措施的目的及意义。目前，尚未有药学监护计划的推荐格式，各级医疗机构可根据实际情况自行创建不同格式的患者个体化药学监护计划。表 8-6 提供了患者个体化药学监护计划模板，可供药师参考。

表 8-6　患者个体化药学监护计划模板

姓名		年龄	
联系方式		家庭住址	
用药相关需求			
过敏史			
药物不良反应史			
适应证			
治疗目标			

续表

药物汇总			
药物名称 1	处方者		
	用法用量		
	调整记录		
	使用说明		
	监护要点		
	患者教育要点		
	备选方案		
药物名称 2	处方者		
	用法用量		
	调整记录		
	治疗问题		
	监护要点		
	患者教育要点		
	备选方案		
患者顾虑/疑问/预期			
药师签名		日期	

思考题

1. 药师在拟定和实施患者监护计划中其主要责任是什么?
2. 列举药师协助患者拟定治疗目标、治疗行动计划及提醒患者随访监测的要点。

(康 震 杨 勇 沈 浩)

第9章 患者疗效的随访评估

说明：本章讲述了药师对患者实施疗效随访评估的重要意义以及药师承担的角色与责任；如何对患者进行有效随访，通过观察、监测和评估来了解患者药物治疗的状况；如何确认患者药物治疗的临床结局状况以及是否出现新的药物治疗问题。读者应该从本章的学习中体会到如何提高和积累自己的临床经验。

学习目标：

- 理解和掌握患者疗效随访评估的意义。
- 掌握随访监测和评估患者治疗问题的方法。
- 掌握如何通过随访监测，强化与患者之间的治疗关系。
- 熟悉患者药物治疗过程中的不同体验，积累临床经验。
- 熟悉如何确认患者药物治疗的结局状态。

患者疗效的随访评估是药物治疗管理的一个关键环节和重要步骤。药师通过随访观察、监测、评估和记录实际检查结果以及治疗结局，来确认患者是否达成预期设定的治疗目标并发现可能存在新的药物治疗问题。药师对患者的随访评估非常必要，药师不仅可以深度了解患者药物治疗的状况，增长临床经验和知识，还可以强化与患者之间的治疗关系。因此，药师对患者的用药监护，应该"早随访，勤随访"。但由于时间有限，只能依据患者的病情控制程度、自我管理能力以及风险管理能力等情况，策略性分类分批实施随访和评估，以有效控制不同病情患者的治疗结局。

9.1 药师的角色与责任

随访评估的目的是确定患者药物治疗的实际结局，并与预期的治疗目标对比，以确定药物治疗的有效性和安全性，以及评估患者的依从性，确认患者正在使用药物治疗的疾病现状。随访评估方式有主动随访、被动随访和网络工具随访。患者可按照随访计划规定时间到门诊随访，药师也可以通过电话或者网络工具进行随访。药师实施随访评估的责任和角色见表9-1。

表 9-1 **药师实施随访评估的责任和角色**

责任	具体工作
评估患者药物治疗的有效性	采集患者临床指标和(或)实验室检查数据，并把这些指标与预期的治疗目标进行比较
评估患者药物治疗的安全性	收集患者出现的不良反应或毒性反应的临床指标和实验室检查数据，以确定药物治疗安全性
判断患者药物治疗的临床结局状况	记录临床状况和所需药物治疗的变化情况
评估患者的依从性，确认是否出现了新的药物治疗问题	评估并确认患者的新问题
继续提供药学监护	安排患者下次的随访时间和评估指标

　　药师应评估患者的实际治疗结局并确定治疗的进展程度，判断患者是否存在任何安全性或用药依从性的问题，评估是否出现了新的药物治疗问题。药师应该承担患者随访评估过程的责任并坚持以下实践标准。

　　① 记录患者药物治疗的实际结局，以及医师是否采纳药师建议调整处方，或患者经药师教育后改变用药行为。

　　② 评估药物治疗的效果，并将实际结局与预期达到的治疗目标进行比较，以确定患者的治疗进展状况，还需评估药物治疗的安全性以及用药依从性。

　　③ 依照需求修改患者监护计划并记录在案。

　　④ 评估必须是系统的且持续执行，直到达到治疗目标。

　　⑤ 若有需要，患者、患者家属或看护者、其他医务人员应参与评估过程。

　　对患者进行随访评估是药师获得临床经验的重要机会，只有对患者持续进行随访，互动交流了解病情状况和用药状况，才能获得患者用药体验。不管患者提供的是良好的还是不良的治疗体验，对于药师临床经验的积累都是无比重要的。随访评估也可强化药师与患者之间的治疗关系，对患者用药体验具有积极的影响作用，并体现出监护患者治疗过程的价值。这正是："只有让患者意识到你是多么在乎他们，他们才会关注你知道多少。"

　　药师在随访评估时，一般需要确认患者药物治疗有效的临床结局、无效的临床结局以及新出现的问题。通常，有效的临床结局表现为患者疾病及病痛相关的症状、体征或实验室检查指标得到改善，而无效的临床结局表现为患者药物治疗目标未得到改善，新出现的问题即发现新的疾病或在上一次药师随访评估后新出现的药物治疗问题。

9.2　患者药物治疗有效性的评估

　　评估药物治疗的有效性，需要收集患者相关信息，包括临床指标和实验室检查指标，通过临床指标了解患者的体征、症状的改善或者减轻情况，通过实验室检查指标了解患者的实验室检查结果从异常值恢复到理想范围或者正常范围的程度。药师每次随访评估时，都需要评估反映治疗有效性的数据，并将实际结局与预期达到的治疗目标进行比较，确定药物治疗的有效性。药物治疗评估的思维路径见图 9-1。

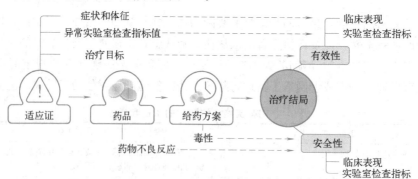

图 9-1　药物治疗评估的思维路径（摘自参考文献 [5]）

9.2.1　患者症状和体征的评估

　　有效的治疗结局常常与患者的体征、症状的改善或减轻相关联，因此临床指标的改变可用来评定药物治疗的有效性。疾病的临床指标通常包括临床表现如咳嗽、睡眠障碍、疼痛和情绪变化，或者疲劳、出血、瘙痒和呼吸急促的严重程度和发生频率等。在随访评估期间，药师应通过询问或者患者的主诉来确定患者体征和临床症状的变化（表 9-2），做好药物疗效的随访评估工作。

表 9-2　评估药物治疗有效性的临床症状和体征

治疗适应证	症状和体征
焦虑	是否存在坐立不安、易怒、肌肉紧张、睡眠障碍、注意力不集中等状况
抑郁	心情改变、悲伤感觉、能量水平、对平时或者热爱的活动的兴趣或乐趣、失眠、激动、疲劳、集中注意力的能力、对死亡的思考
咳嗽	咳嗽的严重程度和频率，是否会致使日常活动或睡眠的中断
背部疼痛	疼痛性质和强度的改变，每周疼痛间隔、上周疼痛的恶化情况、走动能力、睡眠质量、工作能力以及功能的变化(包括在日常生活工作和社会环境中活动时的状况)
皮疹	颜色、大小、炎症和瘙痒的改变
骨关节炎	负重关节，包括髋、膝、脊椎和手的疼痛的变化,其他关节僵硬状况的改变

药师需要建立临床思维路径，对患者疾病初期治疗的临床症状和体征，建立疾病治疗目标的临床评估指标，以便在随访时，通过观察评估和对比之前的临床评估指标，确定患者的治疗结局。

9.2.2　患者实验室检查结果的评估

患者临床结局的评估通常依赖于实验室检查结果。因为有些疾病，如高脂血症，很少甚至几乎不会出现什么具体的临床表现，临床结局的判断主要依据实验室检查结果。循证研究表明，患者长期处于高血脂状态下，可能产生动脉硬化或急性冠脉综合征。所以，评估和控制患者的血脂指标是管理疾病的发展和预防疾病产生的关键。因此，患者血脂实验室检查数据（总胆固醇、低密度脂蛋白、高密度脂蛋白和甘油三酯实验室检查数据）则作为判断药物治疗效果的临床指标。药师随访评估患者的用药疗效，也经常依据疾病相关的实验室检查结果（表 9-3）。

表 9-3　药师评估药物疗效所依据的实验室检查指标

治疗适应证	指标
高脂血症	总胆固醇、低密度脂蛋白、高密度脂蛋白、甘油三酯
高血压	收缩压和舒张压、平均动脉血压、脉率
心律失常	心电图(ECG、EKG)
贫血	全血细胞计数、血红蛋白、血细胞比容、红细胞计数、平均红细胞体积、网织红细胞计数、血清铁、血清维生素 B_{12}
糖尿病	血液或血浆中的葡萄糖、糖化血红蛋白(HbA1c)、肾功能检查(包括血清肌酐和尿素氮)

为了确认药物治疗的有效性，药师需要理解药物治疗对患者实验室检查结果产生的影响。对急性病患者的随访评估可以评估患者的最终治疗结局，比如感染性疾病的治愈或流感发热的治愈，而对慢性病患者的随访评估还需要确定药物治疗一定时间后患者的临床指标情况，才能知道是否控制住慢性病病情，如糖尿病涉及血糖、血压、血脂还有尿酸等临床指标的控制状况。因此，慢性病患者需要持续的深度随访，确保药物治疗实际产生预期的临床效果，之后安排低频次的随访评估来确保患者病情保持稳定状态以及药物治疗持续控制患者病情的状况。通常情况下，随访评估在初期应安排得比较频繁，治疗目标达成后，如达到预期血压、胆固醇指标或疼痛程度，再安排频率较低的随访，确定维持的药物治疗可以持续有效地控制患者的病情。

9.3　患者药物治疗安全性的评估

评估药物治疗的安全性，必须收集患者用药体验，评估反映药物治疗安全性的相关信息。安全性信息包括评估患者药物治疗期间出现的药物不良反应，也包括患者药物治疗后，其实验室检查结果是否出现异常危险状况的评估结果，如服用他汀类降脂药引起反映肝功能的实验室检查指标异常或出现血清肌酸激酶升高。因此，在每次随访评估时，药师都需要评估患者的临床指标（症状和体征）或实验室检查结果，确认药物治疗的安全性。药物治疗安全性评估的思维路径见图 7-4。

9.3.1　患者症状和体征评估

药物不良反应表现在许多方面。首先，随访评估必须确定患者的临床表现是否包含药物不良反应或者与超剂量服药有关的毒性反应。胃肠道刺激是口服药物的一种常见的不良反应。药物对胃肠黏膜的直接作用往往会引起恶心、呕吐和腹泻。类似地，许多药物的不良反应表现为皮疹。有的药物的中枢神经系统药理活性则可能引起患者昏昏欲睡、无精打采、头晕、烦躁或困惑。他汀类药物可引起肌肉酸痛症状。普利类降压药可引起干咳的典型症状。地平类降压药可引起踝关节上部水肿等。

药物不良反应的两个主要类型：与剂量相关的不良反应（A型）；与产品自身相关不可预知的不良反应（B型），不可预知的反应包括过敏反应、超敏反应或特异体质不良事件。实质上更常见的药物不良反应是药物治疗方案和给药剂量相关的可预测的药理作用。因此，药师在随访评估患者用药的安全性时，应该关注患者使用每种药物除了产生应有的药理作用外，是否还产生其他药理作用，也就是不良反应。药师应该发挥自身知识优势，因为药师比医师应该更了解和掌握每种药物的作用机制和副作用特性，因此应对药物作用和不良反应的特征更为敏感，更容易发现问题所在，这样才能体现出药师有别于医师的优势。

9.3.2　患者实验室检查结果评估

对患者随访的另一项重要工作是使用实验室检查结果来评估药物治疗的安全性风险。因此，药师对于慢性病患者用药的药学监护是需要定期随访的，通过评估患者的实验室检查指标来判断是否存在不该发生的药物不良反应或毒性反应，从而避免出现严重的伤害。如对于服用地高辛治疗心力衰竭的患者需要定期检查电解质浓度，尤其是血清钾浓度。药师应该关注地高辛的心脏毒性，其主要表现为低血钾、低血镁和高血钙指标及症状等。药师随访患者时，如果帮助患者监测血清电解质浓度，将其控制并维持在理想范围内的话，则患者服用地高辛的中毒风险就会大大降低。

药师应该学习临床毒理学，掌握药物不良反应特征以及掌握监测药物毒性最有用的实验室检查指标。在随访患者时，针对性适当地安排适宜的实验室检查项目，比如糖尿病患者的随机血糖值或餐后血糖值，高尿酸血症患者的血清尿酸值或尿尿酸值。在随访监护患者的过程中，药师只有收集、解释和评估患者现有的临床指标和实验检查指标，才能判断出患者药物治疗的有效性和安全性。

在药物治疗管理服务中，药师应该跟踪患者使用药物时可能发生的危险因素。对于高血压患者的随访评估，可以测量其血压，以确定降血压药物方案是否能很好地控制患者的收缩压和舒张压。对无并发症的高血压患者来说，多数临床指南对其血压的要求是保持或稍低于140/90mmHg。但是，对于糖尿病、肾脏疾病和心力衰竭患者，则推荐把血压控制到低于130/80mmHg，以确保微循环血管不会受损而影响体内脏器功能。这些指南要求选用如普利类或 ARB 类的特定药物，来降低患有"强制性的适应证"（如心力衰竭或糖尿病）患者的血压。而血脂偏高（总胆固醇高于 5.2mmol/L）的患者，指南则建议患者胆固醇应该降低到小于 5.2mmol/L，以确保减少患者罹患冠心病或卒中的风险。

对于患者的不同疾病或合并症，设定的治疗目标和用于达成目标的药物可以是不同的。因此，药师必须单独评估每位患者的各项指标状况，才能确保使用正确的药物，达到正确的治疗目标。

有一些风险评估工具可以监测患者可能出现的疾病风险，如监测动脉粥样硬化性心血管疾病（ASCVD）风险评估工具，药师可以依据相关生物标志物进一步评估发展心血管疾病的风险。提示 ASCVD 风险增加的补充因素见表 9-4；中国成人心血管病一级预防风险评估流程见图 9-2。

表 9-4　提示 ASCVD 风险增加的补充因素

Framingham 比值
- TC/HDL-C＞5
- LDL-C/HDL-C＞3

高敏 C 反应蛋白
- 低危险＜1.0mg/L
- 一般风险 1.0～3.0mg/L
- 高风险＞3.0～10mg/L
- 非心血管原因(感染/炎症)＞10mg/L

载脂蛋白 B/载脂蛋白 A1 比值
- ＞0.97(男性)
- ＞0.86(女性)

非 HDL 胆固醇
- 计算:总胆固醇－高密度脂蛋白胆固醇＝非 HDL 胆固醇
- 要确定患者的目标水平,只需将 30mg/dL 加到他们的 LDL-C 目标中

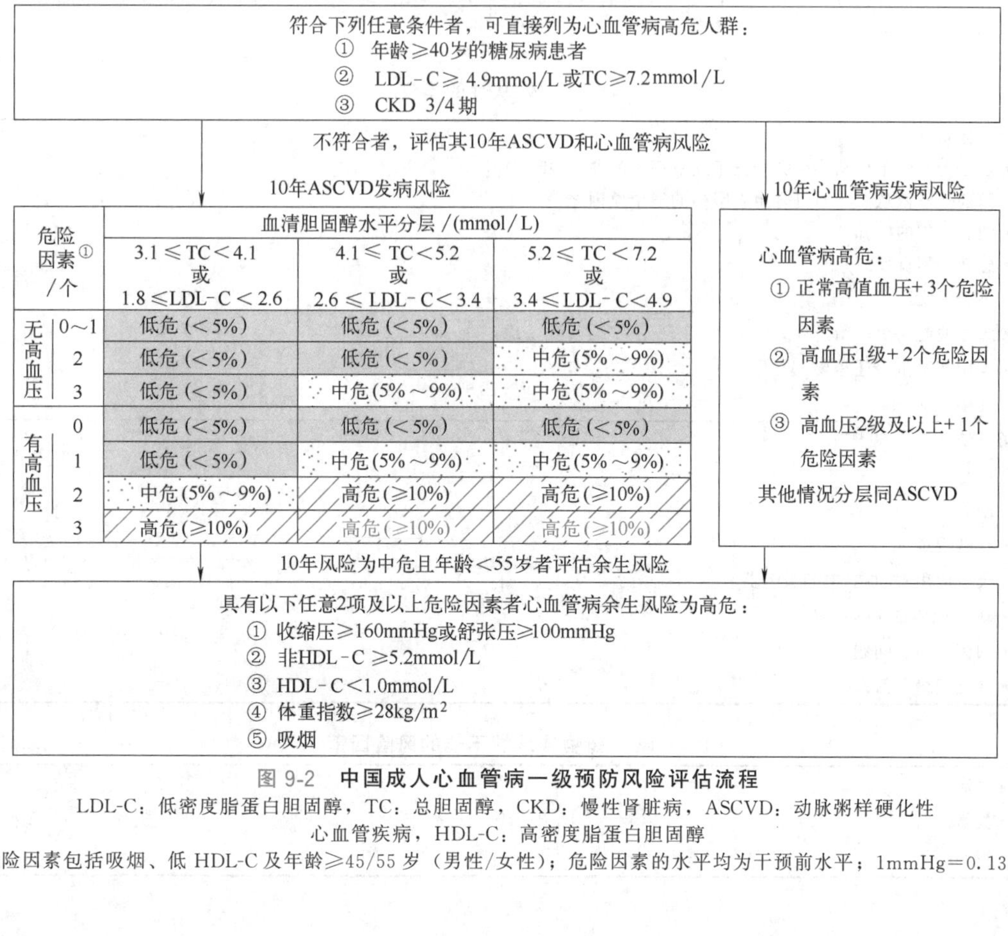

图 9-2　中国成人心血管病一级预防风险评估流程
LDL-C：低密度脂蛋白胆固醇，TC：总胆固醇，CKD：慢性肾脏病，ASCVD：动脉粥样硬化性
心血管疾病，HDL-C：高密度脂蛋白胆固醇
①危险因素包括吸烟、低 HDL-C 及年龄≥45/55 岁（男性/女性）；危险因素的水平均为干预前水平；1mmHg=0.133kPa

9.4　患者用药依从性的评估

　　对患者用药依从性的理解仍然存在很多的误解。有人认为应该改善患者依从性来"管理"他们的慢性病。实际上，药师管理慢性病的时间就是定期随访患者时的 15～30 分钟时间，其他时间都是患者自己管理其慢性病。普遍认为医师或药师可以通过激励使患者依从他们的治疗方案。但不幸的是，行为科学表明，所有的动机都是自我激励，而鼓励的效果有限，且可能会导致依从性下降。同样，有些人认为，如果他们清楚地解释了依从性不佳的风险，患者将自动被激励按规定用药。有些药师直接告诉患者，如果不服用所有药物，会发生卒中或心脏病，希望以此能激励患者更好地依从用药。但这种威胁性的、惩罚性的方法，效果也不好，并且可能导致与他们试图实现的结果相反的结局。由于这些误解，一些药师将患者的次优依从性视为患者拒绝了他们的建议，并对未能完全控制慢性病的患者感到愤怒。

　　许多人不知道急性疾病，尤其是感染性疾病的治愈，其获益需要用药多长时间。多年来，药师总建议患者服用抗菌药物必须天数足够，否则感染会复发。但是实际上各种常见的细菌感染，其治疗方案不一样，这不仅与抗菌药物药代动力学有关，也与疾病感染情况有关。对于慢性病治疗，依从性的实行需要建立在药物治疗适宜、有效和安全的前提下，才是有临床意义的。老年人有时因为疾病较多，通常需要服用更多的药物，治疗方案过于复杂，从而导致依从性不佳。药师在随访患者时，应该关注患者依从性不佳的实际原因（表 9-5 和表 9-6），方能找到干预的方法。当然作为药师，提供适宜的方式教育患者是确保患者依从性的必要手段。

表 9-5　**依从性的类型**

故意不依从
• 反复无常的不依从——完全出于反对用药的原因(抵抗)
• 懂药但不依从——不符合患者服药的三个原因之一
• 缺乏疗效的感知
• 感知到不良反应
• 不关注吃药
• 为方便起见更改给药计划
• 停用药看是否还需要
• 费用超支
无意不依从
• 健忘
• 困惑
• 吞咽困难
• 设备应用有问题,例如吸入器
• 缺乏对必要性的理解
• 阅读标签有问题
• 缺乏规律生活

表 9-6　**药物依从性不佳的风险因素**

精神状态
• 失智
• 沮丧

续表

艰难的生活条件
• 无家可归
• 家庭压力
• 工作压力
药物滥用
语言/文化/健康/信仰
支付能力
复杂治疗方案
交通不便
身体障碍
以前的不依从史
疾病状态

　　改善患者用药依从性，药师需要关注和改变患者三个方面的行为：充分了解慢性病和用于治疗的药物（理解）、服药的动机（态度）以及实施必要的行为改变（行为）。这三个要求对患者用药依从性的影响在急性病和慢性病之间是不同的（图 9-3）。在药物治疗急性病的患者中，药师帮助患者理解治疗起着重要作用，因为大多数急性病患者都有症状，很容易有动力服用药物缓解症状。同样，行为改变（服用药物）是短暂的，只持续几天。因此，理解用药已被验证会对急性病患者的用药依从性产生重大影响。在患有高血压和高胆固醇血症等无症状慢性病的患者中，理解他们自身罹患的疾病和用药仍然是决定患者依从性的基础，但理解疾病和用药对依从性的影响有限，因为态度和行为改变是决定后续用药的主要驱动力。由于糖尿病等这些慢性病没有明显的症状，因此患者更难以激励自己服药，也没有动力防止未来会出现一些不确切的并发症。为了鼓励患者服药并长期依从，患者必须感受并接受自己的问题，有动力用药来预防未来的问题，并相信从长远来看，用药的利大于弊。对于慢性病患者，行为方面的影响更加重大，因为慢性病患者需要终身改变饮食和运动习惯，并坚持用药。因此，研究表明单独的教育对慢性无症状疾病患者的服药依从性缺乏影响。最后，对于急性病和慢性病患者的用药依从，采用传统的"告知"的教育方法往往无效。药师必须使用"回授"（teach-back）技术，通过演示或口头表述他们的理解，来验证患者是否理解用药说明的资料。

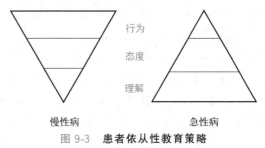

图 9-3　**患者依从性教育策略**

9.5　患者药物治疗临床结局的评估

　　患者随访评估的最后一项工作是根据收集到的患者信息进行评估，确定患者药物治疗目标的达成情况，并描述和记录患者用药治疗后的临床结局状态（表 9-7）。至于患者每种疾病在药物治疗后的结局状态，则需要进行临床判断。评估时，临床结局的状态可分为 8 种情形：治愈、稳定、改善、部分改善、未改善、恶化、失败以及死亡。

9.5.1　记录患者治疗临床结局的意义

每种状态的术语在实践中都有特定的意义，并且包含两类重要信息：患者目前的状况以及对应患者的疾病状况（病情）采取的药物治疗措施。药师必须在随访结束前，记录临床判断情况并对比随后的评估结果，确定患者药物治疗目标的达成进度（或进度没有改变）情况，告知患者本人或其家属，并根据患者病情进行辅导和调整方案，或及时将患者转诊给相关医师。

对于急性病的患者，随访评估往往可以确定最终的临床结局。而对于慢性病患者，为了确定患者在同样的时间窗内经过药物治疗后的疾病状况是改善、部分改善、继续恶化，还是治疗失败，药师需要进行持续或连续的随访评估并记录下来，才能很好证明药师对于患者最终治疗结局的判断决策行为。

9.5.2　结局状态术语的释义

标准结局术语的使用有利于药师对患者随访评估后记录患者药物治疗是否达到目标的进度状况，也为药师决策下一步如何干预或调整患者治疗提供重要依据。此外，还可以体现出药师和患者治疗过程做出决策和行动的效果。表 9-7 总结了结局状态术语的释义。

表 9-7　结局状态术语和释义的总结

药物治疗的结局状态	释义
治愈	治疗目标已经达到。药物治疗已经完成并且从现在起可以终止治疗。通常与急性病治疗相关
稳定	药物治疗已经完成。相同的药物治疗不用更改,继续进行。通常与慢性病治疗相关
改善	此时治疗进展良好。相同的药物治疗方案不用更改,继续进行
部分改善	可以预见接近理想治疗目标的进展情况,但需要调整药物治疗,以便更好地达到治疗目标。通常需要调整剂量或增加药物(即联用药治疗)
未改善	此时尚未达到或仅稍微接近治疗目标,仍需要更多时间来评估药物方案的整体效果。此时继续进行相同的药物治疗方案
恶化	在接受现有药物治疗后,患者的健康状况出现了恶化。需要对药物治疗方案(产品和剂量)进行调整
失败	尽管应用了足够的剂量和疗程,但治疗目标尚未达到。需要终止目前的药物治疗,并重新开始其他的药物治疗
死亡	患者在接受药物治疗时死亡

药师在随访患者之前，也就是对患者的首次初诊时，应该先确定患者此时的治疗基线，称之为"初始"状态。因此，"初始"这一术语常用于表示患者开始进行药物治疗，同时也是药师确定达到可观察的临床结局所需时间长度的依据。"初始"状态代表着开始药物治疗、控制患者病症的具体时间点。此外，药师还需注意初始日期，因为它是计算治疗总时长和达到目标的起始时间点。

> **举例**　患者，男性，50 岁，监测血糖时，发现基础血糖偏高，每天早晨空腹血糖值大约 6.8mmol/L，之后听从医嘱先进行三个月的生活方式调整，包括饮食调整和增加运动来管理和控制血糖。然而至今血糖控制并不理想，因此，开始按医嘱启动二甲双胍片治疗。此时，药师记录患者的结局状态为"初始"状态。

术语"治愈"状态是指患者疾病治疗已经达到治疗目标，可以终止药物治疗。此时的结局称之为"治愈"，一般这个术语用于描述急性病的治疗结局。在这种情况下，药师应记录有效结局的临床状况、实验室检查结果以及采取的措施。

> **举例**　患者，女性，10 岁，前些日子感冒咳嗽，检查发现支原体感染，医师开具阿奇霉素混悬剂，首次剂量加至 200mg，之后每天 100mg，治疗疗程 5 天。5 天治疗结束后，患者咳嗽已经停止，体温恢复正常，支原体敏感性检查阴性。不再需要抗生素治疗。患者疾病治愈，不需要进行随访。

术语"稳定"状态是指患者疾病的治疗目标已经达成，但还需继续使用同一药物治疗以控制患者的慢性病。通常用于使用药物治疗或预防一种慢性病。这种情况下，稳定患者的临床状况或改善实验室检查结果是预先确定的期望目标。

> **举例**　患者，男性，48 岁，2 个月前被诊断为高血压，为了维持患者血压在 125～135/80～90mmHg 这一理想范围内，医师启动患者的药物治疗，嘱患者每天早上服用氯沙坦钾片 50mg 并要求患者实施低钠饮食和轻量锻炼。60 天时，随访患者，其血压控制为 125/85mmHg，患者血压达标；因此，判断患者血压稳定并且不必调整氯沙坦钾给药剂量。可在 90 天后下次随访评估时，再重新评估患者监护计划是否还持续有效。

术语"改善"是指患者进行药物治疗后的进展程度。药师评估时，其病情有所改善，但还没有完全达到治疗目标。因此，此时不必调整治疗方案，只需要再观察一段时间该药物治疗后的整体改善情况。

> **举例**　患者，女性，56 岁，体检发现血脂异常，总胆固醇 6.4mmol/L，低密度脂蛋白 4.0mmol/L，高密度脂蛋白 0.9mmol/L，甘油三酯 3.1mmol/L，医师诊断为高脂血症，开具处方血脂康胶囊，每天两次，一次两粒，并要求调整生活方式，增加运动，以降低血脂指标。60 天随访评估时，患者血脂指标虽降低不少但仍未达到治疗目标值。因此，可以不调整治疗方案，继续观察 2 个月后，再整体评估患者治疗结局。

术语"部分改善"是指评估患者治疗结局状况时，患者治疗虽然取得一定程度的效果，但离达标还有一定距离，如果希望下次随访时能完全达成治疗目标，这时有必要对药物治疗方案进行调整。

> **举例**　患者，男性，50 岁，被诊断为糖尿病，医师开具处方二甲双胍缓释片，每天 1 次，每次 500mg，并嘱患者改变饮食结构和增加运动来控制血糖。随访评估时，患者餐后血糖值尽管有改善，达到 8.5mmol/L，但离 7.8mmol/L 的治疗目标还有距离。此时，需要调整治疗方案，根据监测的血糖谱结果，发现患者餐后血糖仍偏高。因此，需要建议医师为患者开具处方，每天增加服用一次二甲双胍缓释片（500mg）。

术语"未改善"是指患者启动药物治疗后，几乎没有取得有效的进展，但预期会有改善，需要更长时间观察和评估。因此，此时患者监护计划不必改变。未改善状态结局的评估取决于随访评估的时机，有时是过早随访评估造成的。

> **举例**　患者，男性，56 岁，诊断为高血压，血压 160/110mmHg，医师开具处方氨氯地平片，每天 1 次，每次 5mg，治疗目标为 140/90mmHg。一周后随访，药师测量患者血压为 155/100mmHg，仍未达标，需要继续原治疗方案，一个月后再进行随访评估。

　　术语"恶化"是指药师对患者进行随访评估，发现患者尽管进行了最佳的药物治疗，但其健康状态恶化或出现新的问题。由于患者的治疗目标没有达成，这时应该改变患者药物治疗方案。可能需要减少或增加剂量，也可能需要增加其他药物联合治疗。因此，一旦治疗方案发生一些调整，药师应该及时调整随访计划，检查患者用药后的结局状况。

> **举例**　患者，男性，45岁，诊断为高血压，血压值160/110mmHg，医师开具处方厄贝沙坦片，每天1次，每次300mg。2个月后随访，患者描述自己血压降到110/70mmHg，站立时感觉有点眩晕，可能与给药剂量过大有关，需要调整原有的给药方案，改为每天1次，1次150mg，一个月后再次随访，患者血压达标并未出现眩晕问题。

　　术语"失败"表明目前的药物治疗已经足时足量，但药物治疗仍然未能帮助患者达到预期治疗目标。因此，应该终止并改变目前的治疗。在这种情况下，期望的结局尚未实现，所以认为初始治疗是失败的。

> **举例**　患者，女性，55岁，糖尿病，医师开具处方达格列净片，每天5mg，并嘱患者适度增加运动和改变饮食结构来控制血糖。1个月后随访评估时，患者餐后血糖值有改善，达到8.0mmol/L，但却总出现尿路感染。此时，治疗方案可能需要进行较大调整。因此，需要建议医师为患者更换替代药物治疗。

　　术语"死亡"指接受药物治疗时患者死亡，这个事实应被记录在案。尤其是如果患者的死亡与药物有关，应注意观察引起死亡的相关因素。

　　药物治疗结局的标准术语是药师监护患者用药工作中的一个有效工具。记录患者治疗结局状态可帮助药师分析和改善患者用药效果、制订持续随访的干预措施以及促进与医师之间的有效沟通。药师确定患者的病情状态是药学监护过程中一项必要的工作。因此，使用病情状况来衡量药师监护患者产生的治疗结局以及药师的决策效率。当确认和记录患者存在的药物治疗问题后，必须评估并记录每位患者的病情状态。此外，药师评估患者病情状态时，既要考虑到患者的治疗目标，又要考虑到疾病相关的药物治疗问题。最后，在确定描述的结局状态是否恰当时，药师还应该关注两个问题：

① 制订的患者治疗目标是否安全和有效。

② 患者是否存在药物治疗问题，是否需要改变或调整药物治疗。

达标情况的结局状态见表9-8。

表 9-8　达标情况的结局状态

达到治疗目标	治愈：目标达成，治疗结束
	稳定：目标达成，继续原方案治疗
	改善：治疗正取得进展，继续原方案治疗
	部分改善：治疗正取得进展，需要稍微调整
尚未达到治疗目标	初始：确定治疗目标，开始药物治疗
	未改善：治疗尚未取得进展，继续原方案治疗
	恶化：患者健康状况下降，需要调整治疗方案
	失败：治疗目标没有达成，停止目前治疗且用不同的治疗方案替代

　　要想保持患者药物治疗获得有效结局，需要药师持续随访和监测，记录患者药物治疗的

有效性和安全性，并记录患者的临床结局。详细记录随访评估可以提供重要的汇总数据，以解决重要的问题。药师只有承担起监护患者用药安全的责任，才能使患者治疗达到最佳的临床结局。

9.6　新出现药物治疗问题的评估

药师对患者进行随访评估，还需要确定患者是否存在另外需要药物治疗的新病症或是否产生了新的药物治疗问题。一旦随访评估发现患者出现无效结局时，应考虑视为新的药物治疗问题，一定要尽可能迅速地优先解决。

> **案例**　患者进行胃食管反流的治疗，医师建议服用质子泵抑制剂 4～8 周治疗后，反流症状仍未得到改善的话，就意味着患者的治疗没有产生积极的治疗结局。如果临床决策认为这一临床终点的结局是失败的话，那么就按"患者正在接受对反流症状无效的药物治疗"表述，描述这一新出现的药物治疗问题。

为了改善患者的用药体验，药师需要调整对患者疾病治疗的干预措施，制订新的药物治疗方案来控制该患者的反流症状。每一次随访评估，药师必须确定从上次和患者见面后是否产生新的药物治疗问题或者疾病。如果产生，患者用药监护流程要重新开始。

9.7　随访评估时间表和实施计划

药师实施药学监护是以达到治疗目标为终点，整个过程必须是系统且可以持续执行的。因此，制订随访评估时间表和实施计划是药学服务的一个重要环节。药师应制订出随访评估时间表和实施计划，拟订什么时间监测什么项目，评估药物治疗的疗效，并评估患者是否发生过任何药物相关的不良事件。随访的最佳时间点应根据预期显效最可能的时间点和出现不良反应最可能的时间来权衡。对于药品的用法、用量处于调整阶段以及其他需要特别关注的患者，药师应当加强随访，追踪用药成效，记录药物治疗的更改建议，并修改监护计划或患者治疗行动计划，以反映新的药物治疗方案。

9.8　总结

结局状态是患者经历具体的药物治疗及接受相关药品建议和其他干预措施产生的结果。随访评估是药师维护与患者间的关系的一种积极措施。随访评估也是药师成长必经的一个临床实践情景和积累临床经验的最好方法。

思考题

1. 药师对患者药物治疗随访的频率取决于什么条件？
2. 药师对患者进行药物治疗疗效的随访应该做哪些事？

（康　震　曾英彤　伦玉宁）

第10章　建立药学监护的记录文档

说明：本章重点介绍了药师践行药学监护过程的记录文档，又称之为药历，其既是药师在药学监护实践中管理患者药物治疗过程形成的文字记录，也是药物治疗管理服务一个必要环节的书面成果。药历的内容不仅包括药师对患者药物治疗或预防疾病过程的全面、客观的记录和评价，还包括药师对患者进行的与医疗有关的教育与指导及药师对药物治疗过程的干预情况。

学习目标
- 理解和掌握药师履行药历书写的责任和意义。
- 掌握药学监护中记录文档的作用以及药历的特性。
- 掌握药历的基本格式和核心要素。
- 熟悉书写药历的基本技能。
- 了解电子药历的各种文档系统。

10.1　药师的角色与责任

药师提供药学监护是为了改善患者生活质量的确切结局，直接提供负责任的药物治疗服务。因此，药学监护的核心原则是药师需要为患者的治疗结局承担职业责任。所以，药师必须是药历的责任人和书写者。作为医疗团队中必不可少的成员之一，药师必须记录自己所提供的服务，这是药师的一个职责。这样的记录对于患者治疗的连续性至关重要，既体现出药师的责任意识，也证明药师服务的价值。药历是药师对患者进行药学监护过程中必须记录的核心信息，它既促进药师与患者之间、药师与其他医务人员之间的有效交流，又能加强患者治疗的连续性，改善患者药物治疗管理的结局。药历的质量也能体现出药师为保证患者用药安全提供专业服务的质量。医疗行业的规则是"**执业记录必须在当天下班前完成**"。药师书写药历的角色和责任见表10-1。

表 10-1　**药师书写药历的角色和责任**

责任	具体工作
借助各种信息源，尽量采集完整信息	在责任范围内记录合理使用制订决策的信息
鼓励患者积极参与治疗，承担相应责任	记录服务患者及双方共同讨论决策的信息
承担职业责任对患者临床结局做出判断	记录临床决策产生的实际疗效信息

10.2　药历对药师职业的重要意义

患者药学监护实践的记录文档极为重要，如果没有恰当的记录方法，药师的执业行为就没有了意义。所记录的患者各种信息不仅对药师有用，而且也是患者、患者家属、患者的医师及那些管理和评价服务的学者的主要信息来源。因此，药历既可记录药师自己的执业行为，也可保留和追踪患者的用药信息，药历还可以与医务人员共享药师评估患者的信息，通过信息记录可以分析和评估患者的就医行为，分析和评估患者服用药品的获益，记录药师的工作方向及工作量，也能反映药师对患者治疗的贡献。药师的执业记录文档可用于后续临床实践的深入思考和反思，提高分析和解决问题能力，积累患者用药体验和临床经验。药历是学习临床思维的重要文件，提高自己书写患者药历的能力，也有助于积累临床药学资料和素材。

10.3　药学监护过程的记录文档

10.3.1　什么是药历

药历是药师每次遇见就诊患者实施药学监护过程中记录的文字档案，也是实施药物治疗管理服务发展出的一个产物。药师必须对患者治疗或预防疾病的药物治疗进行客观完整的记录和评价，药师对患者的辅导和教育以及对药物治疗过程的干预行为都应记录在案。另外，药历需要符合道德伦理、专业标准和法律规范，是一份执业的具有法律意义的文件。因此，没有适当的记录文档，服务赔付和问责制就不可能落实。

10.3.2　电子药历的作用

药历的主要作用是为患者服务提供相关信息，也是医疗团队成员之间的一个交流工具。因此，药历是用来支持药物治疗管理服务所需的记录，但有别于支持处方调剂业务所需的记录。这项文档是记录患者进行药物治疗过程所有的相关信息，以供长期使用。处方调剂信息系统仅记录处方的药品信息、开具处方的信息等，其价值有限，因为并不包含患者实际如何服用的信息以及改变患者药物治疗的建议。过去有很多专家特意按照书写目的，把药历分为药物治疗药历、用药指导药历、以药物治疗问题为线索的药历、以药物不良反应为线索的药历、治疗药物监测药历等形式，其实这些形式都是包含在患者完整的药历中的各个组成部分中。严格来说，药历可以衍生出多样化的功能，既可用于服务的执业记录，也可以将从药历记录中整理的用药清单、治疗行动计划和正确给药的建议打印出来交给患者。所以，国外也把药历称为"药物治疗记录"，有的也称为"患者病历中的药学服务记录"，但都倡导建立"电子药历系统"。

原则上，药师在提供药物治疗管理服务期间，需要在电子药历系统中打印出患者个体化治疗的行动计划（patient care plan），交给患者。这也是提供药物治疗管理服务的有形证据。内容包括：①患者用药的完整清单；②每种药物的正确使用说明；③药师给予患者的用药建议。

电子药历应该与其他医务人员（医师、护士、会诊专家）以及实验室、药房等记录系统（如 HIS 系统）进行对接共享，以便能够从 HIS 系统中获取有价值的信息，同时还可以长期地向其他医务人员分享患者用药的相关需求、药物治疗问题、治疗目标和治疗结局等有价值的新信息。另外，电子药历还需包含患者的药物过敏史、药物不良反应史和预防危害患者的警示信息。当然患者的电子药历包含的用药清单应记录正在服用的所有处方药、非处方药、中药饮片、维生素及其他功能性保健食品，以及患者服药的原因和服用每种药物的适应证情况。这样有利于其他医务人员使用电子药历的信息做出患者药物治疗相关的决策。

10.3.3　药历的格式

尽管药历与病历存在一定的差异，但总体来说，更多的是关注点和核心内容不一样，在记录格式上差异不大，见表 10-2 描述。从形式上来看，其形式普遍采取结构式文档和总结式文档，结构式文档便于在日常繁忙的工作中快速记录采集患者的各种信息、做出的临床决策以及记录患者发生的问题时自己采取的行动，而总结式文档更多是偏向工作管理报告或患者病例汇报。

表 10-2　**药历与病历之间的差异性**

项目	药历	病历
书写人	药师	医师
内容	以药物治疗过程为核心，结合病历的基本内容，记录药师评估患者用药的相关需求，确认存在的问题及干预措施等，分为门诊药历与住院药历	病历信息是以疾病诊疗过程为核心，包括诊断以及病情的进展状况，临床指标的变化以及医师的医嘱等，分门诊病历和住院病历
关注点	药物相关问题	疾病相关问题
记录格式	ETR 结构式和总结式记录文档 SOAP 分为完整和缩写记录	EMR 形式 SOAP、POMR

世界各国药师书写药历采用的格式很多，诸如 PH-MD-ROME 格式、SOAP 格式和英格兰格式等，其目的取决于执业地点和记录习惯。近几年来，也有很多文献讨论药师书写药历的格式，国际上比较认可的简易格式是 SOAP 格式。然而，目前国内仍还没有统一的药历格式，各地药师可结合自己的实际情况，建立适合本院或自己药房的药历格式，如基于医院 HIS 系统的患者电子药历或连锁药店的用药档案。

SOAP 格式药历是欧美绝大多数药师采用的一种格式，其主要以文字叙述为主。它从主观（Subjective）资料、客观（Objective）资料、用药评估（Assessment）和治疗计划（Plan）四个方面简明扼要、系统地记录整个发病和药物治疗过程。SOAP 被认为是目前较规范的格式，不仅应用于药历，而且应用于许多医疗文书。

10.4　药历书写规范和内容要求

药历书写应当做到客观真实、准确及时、简明扼要、语句通顺、表述完整。药历书写应当使用专业术语。通用的外文缩写和无正式中文译名的症状、体征、疾病名称等可以使用外文。药品名称应当使用药品通用名称，但是对于打印出来交给患者的用药清单及行动计划等需要通俗易懂。药历应当按照规定的内容书写，并由药师本人签名。实习药师书写的药历，应当由经过指定的药师审阅、修改并签名。

药历的基本内容应包括：

① 患者个人基本信息　姓名、性别、年龄、地址、联系方式、身高、体重、BMI、既往史、家族史、过敏史、用药史、社交生活信息；

② 患者主诉、用药体验、各项实验室检查结果、现病史和用药清单（包括药品名称、适应证、规格、剂量、给药途径、用药频次、起始时间、TDM 结果以及用药注意事项）；

③ 患者的药物治疗评估　依据各种疾病治疗目标、患者症状和检查指标情况，对药物治疗进行评估，记录存在药物治疗问题（适宜性、有效性、安全性和依从性）的情况；

④ 药师干预计划　给予医师处方和治疗方案的建议、转诊以及给予患者辅导和教育；

　⑤ 干预疗效的随访评估　干预措施是否采纳，干预后的结局状态、患者依从情况、药物治疗疗效和安全性是否达标等。

　药历的内容主要来自于患者药物治疗过程的客观记录，同时要体现出药师确保患者用药安全有效提供的专业技术服务。除了客观记录的内容外，还应该包括药物治疗中药师的主观分析、判断、意见和建议等。

10.5　药师践行药学监护过程的记录

　药历书写（文档记录）是药物治疗管理服务的核心要素之一。完整、及时、标准地记录药物治疗管理过程中获得的信息和服务，对于确保药物治疗问题得到积极管理、满足治疗目标、评估患者结果至关重要。患者相关的图表（纸质或电子）包括患者用药史、药物治疗问题清单、推荐的干预措施和治疗目标都必须留存，以备将来参考、随访，监测参数和结果。

　药物治疗管理服务文档记录需采用统一格式，以便于患者在不同医疗机构接受 MTM 服务的可延续性。MTM 的文档记录根据需求不同分为内部沟通用文档和外部沟通用文档，可分别提供给患者、医师和医疗服务付费方。内部沟通包括与本单位内部的其他药师、医师或其他医务人员之间共享信息；外部沟通包括与患者、其他医疗服务机构，以及医疗服务付费方进行信息共享。需要提供给患者的记录文档包括患者用药清单（PMR）、行动计划（MAP）表，以及其他的患者教育材料；需要提供给医师的文档包括患者医疗信息首页，患者的 PMR、MAP 表、SOAP 记录等；提供给医疗服务支付方的文档除药物治疗问题清单、PMR、SOAP 和 MAP 表外，还应包括患者医疗费用信息，实施 MTM 服务的医院或药店名称、药师姓名，MTM 服务内容及花费的时间。

10.5.1　患者药学监护的药历格式（SOAP）

　患者药学监护过程中记录的 SOAP 药历（表 10-3）内容包括：患者基本信息、患者主诉、既往病史、用药史、过敏史及现病史和用药清单、用法用量、临床客观指标、评估患者存在的药物治疗问题以及下一步药物治疗计划。

表 10-3　药学监护的 SOAP 药历

创建人：　　　　　　创建日期：

姓名		性别		出生日期			编号	
就诊时间：					联系电话：			
籍贯：		民族：			联系地址：			
身高/cm		体重/kg			体重指数			
血型		血压/mmHg			体表面积			

主观资料（S,subjective）：
　　包括患者的主诉和病史、过敏史、药品不良反应史、既往用药史、家族史等信息

客观资料（O,objective）：
　　包括生命体征、各项生化指标、血药浓度、影像学检查、病原学培养等信息

用药评估（A,assessment）：
　　临床诊断问题与药物治疗之间的关联分析,评估和确认患者存在的药物治疗问题,并按问题的轻重程度进行优先处理排序,提出干预措施和调整方案

治疗计划（P,Plan）：
　　针对干预药物治疗问题的治疗方案提出执行步骤和计划,具体内容包括提出的实验室或诊断学检查建议,药物治疗方案或患者生活方式方面的建议,针对特殊问题的说明,对进一步治疗安排的建议,患者自我监测方法指导,以及随访时间安排等

10.5.2　药物治疗管理服务使用的表格记录

（1）药师评估表（表 10-4～表 10-6）

表 10-4　**药物治疗认知、依从性及相关问题评估（MTR）**

患者评估						
姓名：	性别：	年龄：	体重：	身高：	职业：	
居所：独居/夫妻/子女		医疗卡号：		联系电话：		联系地址：

用药情况列表								
医嘱药物	适应证	用法用量	患者对用药的认知	患者的依从性	剂量及频率是否合适	有无不良反应	有无服用障碍	问题备注

嗜好	药物过敏及药物不良反应史
吸烟情况(使用量)： 饮酒情况(使用量)： 咖啡因(使用量)：	药物过敏史及表现： 药物不良反应史及表现：

表 10-5　**患者药物治疗行动计划**

适应证(目前疾病的描述和病史)

治疗目标(体征、症状、实验室检查结果正常化)

即将解决的药物治疗问题(适应证,有效性,安全性,依从性)

□ 此时没有问题
□ 已存在：
1.
2.
治疗其他选择

表 10-6　**药物治疗计划**（包括当前药物治疗及调整）

药物(药品名称)	给药方案(剂量、途径、频率和疗程)	调整记录

（2）下次随访评估的时间安排（表 10-7）

表 10-7　**随访评估记录表**

随访项目		治疗前基线	第一次随访	第二次随访
有效性	症状/体征	1		
	实验室检查	2		
安全性	症状/体征			
	实验室检查			
依从性	服药情况			
治疗结局	初始、治愈、稳定、改善、部分改善、未改善、恶化、失败			
新发现的药物治疗问题		无 □		
		已记录 □		

下次随访时间　　　　　　　药师签名　　　　　　　时间

（3）患者使用表（表 10-8、表 10-9）

表 10-8　**患者用药清单（PMR）**

姓名		联系方式		家庭住址	

该清单应注明您所有使用的药品：包括处方药、非处方药、中药饮片和营养补充剂

请随身携带您的个人用药清单，并向医师和药师出示

药品		适应证	服药时间				开始日期	停止日期	医师姓名	特殊要求
名称	剂量		上午	中午	晚间	睡前				

药物不良反应：有 □ 无 □		药品名称：		不良反应表现：	
偏好：	吸烟情况：	饮酒情况：		其他：	
更新药师			更新日期		

表 10-9　**患者治疗行动计划（MAP）表**

医师姓名：	药师姓名：	日期：	

以下列表中的行动步骤可以帮助更好地达到药物疗效

行动步骤→我需要做什么（药物剂量、途径、频率、疗程或饮食、作息、生活方式改变或其他）	患者记录→我是怎么完成的，什么时候完成的
□	□
□	□
□	□
医师签名确认：	患者签名确认：
下次与药师的预约时间：	

思考题

1. 药历记录对于药师职业的意义是什么？
2. 药历档案对于患者药物治疗来说，起什么作用？

（康　震　曾英彤　伦玉宁）

第11章 患者自我药疗辅导

说明： 本章介绍了药师如何建立和掌握实施自我药疗的临床技能，以帮助患者解决轻微小病的诊疗问题。这也是世界卫生组织提出解决基层医疗服务倡导宣言的主旨。随着我国医疗改革，实施医疗分级诊疗，社区基层医疗未来将愈发重要，药师有必要熟练掌握自我药疗的基本技能，才能满足百姓生活的需求。

学习目标

• 理解和掌握世界卫生组织倡导发展基层医疗的意义。
• 掌握自我药疗疾病的基本问诊和治疗方法。
• 熟悉患者自我药疗的基本需求。
• 熟悉基层医疗中应急问题的处理和措施。

生活中患者除了去医院门诊或急诊求医问药，有时候也去药店购药实施自我药疗。然而，并非每位患者对轻微小病治疗和非处方药物特性都非常了解和熟悉，他们常需借助药师对其症状的评估，从而获得药学专业建议，包括购买非处方药（over the counter drug，OTC）。

1978年9月世界卫生组织（WHO）在哈萨克斯坦阿拉木图召开了一次国际基层医疗会议并通过了《阿拉木图宣言》，将基层医疗视为"首次接触、容易获得、持续提供、全面协作的医疗服务"，从此开启了发展基层医疗的伟大愿景，以促进改善个人的健康结局。事实证明，社区药房和药师具有得天独厚的优势，可以在提供基层医疗服务中发挥重要的作用。已有研究表明，因轻微小病到全科门诊或急诊科就诊的人，后期成为社区药房固定服务对象的比例分别约为13%和5%。随着医师与护士的临床工作日益增多，加之社区药房离顾客更近且便利，其重要性日渐突出。药师既是许多轻微小病患者首次接触到的重要医务人员，也将成为日常辅导公众治疗轻微小病的第一人选。

具有专业知识储备的药师应鼓励公众进行自我健康管理。同时，药师也在不断提高药学服务能力，极力帮助公众管理轻微小病，满足公众对OTC日益增长的需求。很多地区也倡导这种药学服务模式。通常情况下，公众对OTC的需求方式如下：

① 寻求对症荐药，给予治疗建议。
② 协助购买某种特定需求的药品。
③ 寻求基本健康指导（如咨询某些保健品的选择）。
④ 关于药效、药物不良反应的咨询答疑。

药师在应对轻微小病评估与指导患者购买OTC等方面的作用至关重要，需要具备足够的疾病与药物治疗的专业知识与技能，以确保能够提供恰当的建议与指导。这些主要技能包括：

① 聆听的技能。
② 问诊的技能。

③ 辨别普通病症与严重疾病的能力。

④ 区分处方药与 OTC 之间适应证差异的能力。

⑤ 基于有效循证提供治疗建议的能力。

⑥ 传授上述技能的带教能力。

11.1 积极担当辅导患者的角色

掌握轻微小病症状及其病因等专业知识，具备指导患者进行自我药疗的能力，是每位药师必备的技能。在传统观念中，药师作为医务人员，有义务为患者提供咨询和指导服务。但患者并非"白纸一张"，他们有选择的权利。患者的特点是：

① 可能既往经历过相同或类似的境况。

② 可能自己已尝试过几种干预措施。

③ 自己可以推测出可能的病因。

④ 对不同治疗方案持有自己的观点。

⑤ 可能偏好于某些特定的治疗方案。

药师在问诊患者过程中，需要考虑到以上特点，通过有效引导患者表达自己的观点与偏好，确保患者参与决策制订。虽然不是所有的患者都想参与决策制订，但是研究表明，大部分受访者还是愿意参与这个过程的。但也有些患者只想让药师替自己做决定。药师需要解决的是了解患者的真正需求，即需要 OTC 治疗的疾病问题。

站在患者的角度，表现出共情并给予积极的反馈，但如何达成这个目标是关键。药师只有通过倾听患者的想法，才能真正学会如何与患者合作。通过一项"如何让问诊更成功的研究"，得出如下清单（表 11-1）。

表 11-1 成功问诊法则

1	向首次就诊的患者做自我介绍
2	保持眼神接触
3	表现从容,而非急迫的样子
4	避免偏见,不抱有成见
5	整合医疗:视患者为一个整体,而非一堆病症的集合体
6	关注心理因素
7	严肃认真地对待患者
8	注意聆听,不要随意打断患者讲话
9	表现同理心
10	态度真诚,避免鲁莽
11	使用通俗的语言,确保患者理解
12	选择安静的环境,避免干扰
13	主动提供可靠的患者用药指导信息(书面的、电子的)

将上述技能要点，运用到自己的日常药学监护过程中，并及时复盘。试着从患者角度感受整个药学服务的过程。

11.2 指导患者对症购买特定药品

当患者指定购买或要求使用某种药品时，需要考虑的是，确认他/她是经常使用这种药品的"老患者"，还是刚开始使用的"新患者"。对"老患者"的定义是：曾经使用这种药物治疗相同或类似的病症，而且对这种药物很熟悉。药师需要确认的是，患者要购买的药品是否对症，患者的服药方法是否正确，这个药物对患者是否是最好的选择。同时药师还需评估患者既往对疾病的认知与用药经验，即医学素养。此外，药师还需判断患者目前的症状与正在或已经接受的治疗，是否需要转诊给医师。

研究显示，大部分的患者不介意被询问买药的目的。但也有例外，有些人既往多次购买过同种药物，所以他们不希望每次购买同样药品时，总被反复确认同样的问题。这里有两个建议：首先，药师可以简单解释一下，每次询问同样问题的目的；其次，对于既往多次购买同样药物的情况，可以精简信息采集过程。

询问患者之前是否服用过这种药物，如果服用过，思考是否需要进一步采集其他信息。快速确认是否正在同时服用其他药物。如果既往未服用过这种药物，需要采集更多的信息，建议遵循"11.3 如何应对患者症状的主诉"的顺序。有必要确认患者购买该指定药物的目的，比如，他/她们是通过广告了解到的，还是朋友或家里人推荐的。

药师们会利用专业判断，帮助患者解决购药问题，因此药师也需要了解患者及其个人用药史。如缺乏这些用药信息记录，需要药师主动询问来获取这些信息。

11.3　如何应对患者症状的主诉

药师首先需要与患者建立信任关系，通过聆听患者主诉并适当问诊，获取患者症状的更多信息。药师还应该了解患者既往是否采取过措施以缓解症状；既往是否有规律性服用药物；患者对目前情况与治疗方案有无顾虑及期待等。同时应注意识别患者是否需要转诊到相关科室，由医师进一步明确诊治。如果需要的话，可以给予适当的治疗方案（在患者需要时）并给予正确用药的建议。最后应该告知患者，如果治疗方案无效，应采取何种措施。

11.3.1　问诊采集信息

药师通过聆听患者的诉求，就能获得提供建议方案或决策的基本信息。某些患者比较健谈，他/她可能会滔滔不绝地讲述自己的故事，如果被拒绝甚至会感到失望；对这种情况的建议是，患者的故事可能会提供给药师所需要的有价值的信息。药师可以利用开放性提问展开对话，同时有必要解释获取这些个人信息的原因。有些患者不了解为什么药师在给出建议前会问这些问题。示例如下：

> 患者：能帮我拿点儿治痔疮的药吗？
> 药师：当然可以。但是为了能给您提供最佳的治疗方案，我需要多了解一些基本信息，所以问您几个问题，您觉得可以吗？
> 患者：嗯，可以。
> 药师：您可以告诉我，关于目前痔疮的具体情况吗？

这种提问方式有望为药师提供症状描述的大部分信息，进而给出相应的用药建议。其他的开放性提问方式如下：

"那种情况对您造成了怎样的影响？"

"这种情况给您带来哪些不便？"

仔细倾听，并尽可能地关注患者给出的评论，这样药师就能最大限度获取所需信息。

> （继续上面的对话）
>
> 患者：是这样的，最近这段时间有出血和疼痛。这种情况有几年的时间了。
>
> 药师：您是说有几年了？
>
> 患者：是的。自从最后一次怀孕后，时好时坏地持续20多年了。我也看过几次医师，打过几次针，但还是总反复。医师建议我做手术，但是我不想做。您能给我开点儿栓剂止血吗？
>
> 药师：有出血吗？
>
> 患者：是的，我每次去厕所时，血都会溅在马桶上，是鲜红色的。

可以通过以下的提问方式来确保自己的理解是否准确：

"关于您说的……，我不确定我的理解是否准确。"

"关于您说的……，我不是很明白。"

还有另一个技巧是，简单总结目前所收集到的信息："我想跟您确认一下我的理解是否准确，您刚才说，这个问题已经持续好多年了……"

一旦出现这样的信息收集方式，就表明还有一些缺失的信息没有得到。这时候最好能直截了当地提问。

> 药师：排便情况怎样？有什么变化吗？（这个问题很重要，因为可以排除是否存在其他更严重的需要转诊的情况。）
>
> 患者：没啥变化，挺规律的。
>
> 药师：那您自己又尝试过哪些治疗办法？效果如何？

或者也可用以下问题提问：

"目前为止您尝试过哪些治疗方法？""您今天期待哪些治疗？""现在正在服用哪些药物？""有过敏史吗？"

11.3.2　帮助患者决策

"患者分诊"是一个医学术语，是指评估疾病的严重程度，按患者疾病轻重缓急处理原则，分流患者就诊，采取治疗的干预措施，其中涉及优先级排序（多用于突发事故与急诊）和临床诊断。面对患者的诉求，社区药师也需要建立完整的信息采集流程，以此识别哪些情况可以由药师处理，给予治疗建议，哪些情况需要转诊给医院。并且，药师需整合某些特定场景的处理方法，并提供相应的建议。如果得到患者如下反馈，就需要转诊了。

> 药师：能跟我说说您痔疮的具体情况吗？
>
> 患者：是这样的，我最近这段时间有出血和疼痛。这情况有几年的时间了，但这次情况更严重一些。
>
> 药师：您说的"更严重"，具体是指什么？
>
> 患者：最近肠道问题没少折腾我，除了上面的情况，我最近还有腹泻，每天去厕所3~4次，已经持续2个月了。

11.3.3　给予适宜治疗

药师的药理学、治疗学、药剂学等专业背景，为给出合理的治疗选择提供了坚实的基础。合理的治疗选择同样也基于患者的个体需求与所需药物的特点。除了药物活性成分的有效性，药师也需要考虑潜在的药物相互作用、注意事项、禁忌证以及不良反应等。循证实践需要药师结合自己与患者的体验，仔细权衡推荐方案的有效性。

OTC 使用的一致性是很重要的，药师将在此背景下，了解患者的偏好，讨论可选的治疗方案。有些药店已经有了供内部参考的 OTC 用药手册，记录了常见病的推荐治疗方案。

保持良好的记录，有助于临床管理。OTC 的治疗方案如果能记录到 PMR（患者用药清单）中，可以完善治疗方案，对当前所有治疗药物进行审核，有助于识别潜在的药物相互作用与不良反应。

11.4　提高药师的问诊技能

有效的问诊技巧是药师识别患者诉求的关键，进而决定药师是否可以直接提供治疗方案，或是需要将其转诊给医师。为了改善药师的问诊技能，请参考表 11-2。

表 11-2　改善问诊技能的五个关键因素

建立联系	我们是否建立了和谐关系？	建立和谐关系的技巧
总结（临床进展）	我能向患者证明已经了解了他的就诊原因吗？	倾听和总结技巧（记录病史并向患者总结）
交付（患者自我管理）	患者是否接受已达成的管理计划？	协调的技巧
安全保障	我预料到所有可能的结果了吗？	应变计划
自我调整	我是否有信心面对下一个患者？	关注自身

11.4.1　构建问诊框架

构建问诊框架具有重要的作用。药师需要创建自己采集信息的方法论。一些药师发现，以下两种助记法可能是有用的，但需要注意的是，不要在不考虑患者个体情况下，死记硬背地进行提问。有效的倾听能收集到所需的信息。助记法可以作为一个提示，以确保获得了所有相关信息。与患者建立融洽的关系是获得有效信息的关键，而读出问题列表可能会让人不愉快，甚至适得其反，因此应灵活使用这些工具。

（1）第一种助记法：WHAM

- Who——患者是谁？有哪些症状？
- How long——症状持续了多久？
- Action taken——采取了什么措施？
- Medicine——正在服用哪些药物？

W　药师首先要确认患者。来药店买药的人，可能是替患者来的。要力图获得症状描述的准确信息，患者有时候会自我诊断，药师在面对面问诊时，切勿盲目相信这种自我诊断。

H　症状持续时间可以作为一个评估是否需要转诊给医师的关键因素。一般而言，症状持续时间越长，病情的严重程度可能就越重。大多数的轻微小病是可以自愈的，一般在几天内就缓解了。

A　需要收集患者采取的任何措施，包括自己服用的任何对症治疗的药物。大约 50％的患者在寻求药师建议前，已至少服用过一种药物。这些药物可能是自己从药店或其他地方买的 OTC，或者是医师这次或之前开具的药物，抑或是自己从橱柜里翻出来的药物，也可能患者自己吃了一些中成药。不同文化背景的人，可能选择不同的治疗方案。如果患者已经使用过一种或多种明显对症的药物，症状却不见改善，最好建议患者去看医师。

M　确认患者的常规用药，重要原因有两点：可能的药物相互作用和潜在的不良反应。

这些药物可能是医师开具的处方药，也可能是 OTC，抑或是一些医疗辅助产品。药师需要清楚地知道患者正在服用的每种药物及原因，识别与可能推荐给患者的药物间是否有潜在的相互作用。

社区药师在识别药物不良反应方面，发挥着越来越重要的作用。需要考虑患者目前的症状是否为其他治疗药物导致的不良反应。例如，胃肠道不适是否可能是由非甾体抗炎药（NSAID）导致的，或者咳嗽是否是由正在服用的血管紧张素转化酶抑制剂（ACEI）造成的。当药师怀疑患者症状是由某种处方药导致的不良反应时，应该与医师共同探讨决策（同时可以由药师或患者本人提交不良反应报告），医师可能希望患者能够到诊室回访，以便重新评估治疗方案。

(2) 第二种助记法：SCHOLAR 问诊法

这种问诊法是加拿大药师提出的，按照这种方法药师可以有条理地完成每个步骤，采集到完整的病史记录。SCHOLAR 问诊法见表 11-3。

表 11-3　SCHOLAR 问诊法

评估内容	提问示范
症状（Symptom）	您出现的主要症状是什么？您现在还出现什么其他症状？
特征（Characteristic）	描述症状严重程度，以 1 ～ 10 等级表示，您觉得您的严重程度是哪个数字？这个症状出现的频率是多少？
病史（History）	您出现这个症状有多长时间了？过去出现过这种症状吗？
起病情况（Onset）	症状何时开始出现的？症状开始出现时您在做什么？症状是逐渐出现的还是突然发生的？
部位（Location）	描述一下出现症状的位置，症状是否从这个位置向外扩散？
加重因素（Aggravating factor）	什么原因加重了症状？
缓解因素（Remitting factor）	什么原因使症状缓解了？您是否尝试过其他方法治疗？

注：摘自参考文献 [7]。

完成问诊流程后，药师应对患者出现的症状有清晰的了解。必要时，可能需要进一步问诊采集更多具体的信息。为了进行适当评估，可能需要采集其他信息，例如医学检验结果。评估完成后，应向患者提供信息采集的简单摘要。

11.4.2　实施风险评估的决策

理论上，药师面对的病症咨询，大部分都是轻微的，且在数日内会自愈。但是，现实情况可能没有这么简单。药师的责任还包括告知患者，如果数日内症状不见好转，该如何处理。药师需要提醒，超过某个时间后，如果患者症状依然没有改善，他/她就需要去找医师就诊。

在做决策时，药师会为患者评估不同治疗方案可能存在的风险。需要患者转诊就医的可能情况如下：

① 预警表现或症状；

② 不明原因的病症；

③ 信息缺失（比如因耳疾来药房咨询，但是此前从没就医确诊过）；

④ 病程较长或反复发作；

⑤ 需要处方药物治疗的疾病。

一般来说，以下情况预示着更严重的情况，药师应建议患者转诊就医：

① 病程较长；

② 病情复发或加重；

③ 严重疼痛；

④ 药物治疗失败（已尝试过一种或多种对症治疗药物，但仍无效）；

⑤ 疑似药物不良反应（处方药或者 OTC）；

⑥ 预警症状。

药师可与社区的全科医师讨论，共同制定转诊方案和指南。而且建议药师充分利用这个机会，与负责这片社区的全科医师/居家医护人员达成共识。

11.4.3　遇到外伤事故的应急措施

药师有时候会遇到一些外伤患者就诊，一般情况都是轻微的，也无须转诊。主要情况如下：

① 切口、擦伤、淤青；

② 伤口，包括需要缝合的情况；

③ 轻度烧伤、烫伤；

④ 眼睛、鼻子或者耳朵有异物进入；

⑤ 受伤后接种破伤风疫苗；

⑥ 轻度眼疾；

⑦ 虫或其他动物咬伤；

⑧ 轻度头外伤，不伴有意识丧失或呕吐；

⑨ 膝盖以下或肘部以下的轻伤，能够走动站立、活动手指；

⑩ 轻度鼻出血。

药师应熟悉轻度外伤的评估与治疗原则，以便给出恰当的建议，判断转诊的时机。

特定情况时，患者需要转去急诊。常见的提示信息如下：

① 严重头外伤，伴有意识丧失，或严重出血；

② 不明原因的意识不清；

③ 疑似骨折或错位；

④ 患者伴严重胸痛或呼吸困难；

⑤ OTC 治疗无效的严重胃疼；

⑥ 身体任何部位的严重出血。

急诊就诊耗费医疗经费较大。因此，引导患者就诊普通门诊还是急诊，药师的作用尤为突出，同时应告知患者，何时去急诊就医。

11.4.4　严格保护患者隐私

在国外大部分的药店里，都设置单独的咨询服务区。国外研究显示，大部分患者认为目前药店的格局足够保护患者的隐私。从患者与药师各自角度理解的"隐私"，会有一些差异。结合药师的工作经历，有些患者不介意在药房探讨一些敏感话题，然而有些人出于隐私保护，会避而不谈。

药师应时刻谨记保护患者隐私，在讨论敏感话题时，尽量营造私密的环境。利用专业判断，并结合个人经验，药师可以留意，若患者表现出犹豫或尴尬，可以建议患者移步到更私密的地方或咨询专区，继续探讨。

思考题

1. 你认为作为一名合格的药师应该具备什么能力，才能帮助患者进行自我药疗？
2. 你认为药师应该掌握哪些轻微小病？应该掌握哪些知识才能解决患者这些疾病问题？

（陶　骅　田书慧　康　震）

第12章　特殊人群用药管理

说明：本章介绍了特殊人群用药特征，包括老年人、妊娠妇女、哺乳期妇女、儿童（包括新生儿）等患者的药动学和药效学特征，肝肾功能不全患者、透析患者以及器官移植患者的生理特征，掌握这些特殊人群用药特征，对于管理他们的用药安全至关重要。

学习目标

- 掌握特殊人群，尤其是老年人、妊娠妇女、哺乳期妇女、儿童等生理特性及药动学和药效学特征。
- 掌握老年人用药问题的根源及其管理的策略。
- 掌握妊娠妇女和哺乳期妇女的用药风险评估方法。
- 掌握儿童的用药风险及剂量调整。
- 掌握肝肾功能不全患者的用药风险及剂量调整。
- 熟悉透析患者及器官移植患者的用药风险及监护重点。

特殊人群包括老年人、妊娠妇女、哺乳期妇女、儿童、肝肾功能不全患者以及器官移植患者等。这些特殊人群在临床药物治疗过程中受到各自生理功能变化、药物代谢动力学（药动学）和药物效应动力学（药效学）等因素的影响，更容易发生药物不良反应和毒性反应，更需要药师实施药学监护给予合理用药的指导。因此，有必要掌握特殊人群的药动学特点、药效学特点、用药原则、药学监护要点及给药方案调整方法等基础知识。

12.1　老年人用药管理

老年人患病相对较多，服药也相对多，并且可能存在不少道听途说而擅自盲目购药、服用各种保健品的行为，因此，也是多重用药等不合理用药问题出现较多的人群，药师应该优先关注老年人的用药安全，并向他们提供专业的药学服务。

12.1.1　老年人药动学和药效学特点

随着个体年龄的逐渐增长，会发生不同程度的生理变化，这些生理变化将会影响机体对药物代谢的处置，从而产生不同的药物反应（药效学），可能导致药效降低，毒副作用增强。

12.1.1.1　老年人药动学特点

药动学包括 4 个过程：吸收、分布、代谢和排泄。了解每一个过程的参数对于设计老年患者药物治疗给药方案、保证疗效和预防毒性反应至关重要。每种药物的临床意义各不相同，在预测每种药物的影响程度时，需要考虑其特性。

(1) 吸收

大多数药物是通过被动扩散吸收，不需要载体和消耗能量，故衰老对这些药物吸收的影响很小。

由于胃肠功能衰退，少数需要主动转运吸收的物质生物利用度可能会降低，如 B 族维生素、钙、半乳糖、铁剂，故老年人容易出现这些营养素的缺乏，容易出现骨质疏松。

呋塞米的吸收范围没有改变，但吸收速率减慢，导致药效减弱。因此，对于急性心力衰竭的老年患者，当口服呋塞米利尿效果较差时，可以采用先静脉再口服的方式给药。

（2）分布

老年人体内总含水量下降而脂肪成分增加，水溶性药物（如地高辛、阿司匹林、锂盐、法莫替丁等）随年龄增加分布容积明显下降，血药浓度升高；而脂溶性药物（如替考拉宁、胺碘酮、地西泮、维拉帕米等）随年龄增加分布容积增加，相应的药物半衰期延长，如苯二氮䓬类镇静催眠药会出现药物效应延长，连续用药可能引起药物毒性的蓄积。

随着年龄增长，血浆容量减少，血浆中白蛋白的浓度降低，导致结合药物减少，游离药物增多，而药效随之增强，不良反应发生率也相应增加，如华法林。故老年患者治疗脑血栓服用华法林时，剂量应该较成人剂量酌减。

（3）代谢

肝脏是药物代谢的主要器官，肝代谢主要包括 I 相反应（氧化反应）和 II 相反应（结合反应）。老年人肝体积减小，肝脏代谢酶活性降低，I 相反应降低，导致经 I 相反应代谢药物的药物清除率下降，半衰期延长，如奎尼丁、茶碱、地西泮、吡罗昔康等。II 相反应代谢的药物不受年龄因素的影响，如对乙酰氨基酚、奥沙西泮、劳拉西泮等。

老年人心输出量减少，导致肝脏血流量随之减少，会显著降低肝脏清除率高药物的代谢，如普萘洛尔、拉贝洛尔、利多卡因、吗啡、维拉帕米、硝苯地平、咪达唑仑等。因此老年人长期使用主要经肝代谢的药物时，即使用药前肝功能正常，仍需酌情减少剂量以防止药物蓄积，并在用药期间监测肝功能，避免出现药源性肝损害。

（4）排泄

与年龄相关的最具有临床意义的改变是肾功能。老年人前列腺素水平下降及血管紧张素 II、内皮素水平升高，导致其肾血流量逐年降低，肾功能减退，药物排泄减慢。此外，疾病（如糖尿病、高血压等）和药物（如氨基糖苷类抗生素、非甾体抗炎药、血管紧张素转换酶抑制剂等）也会加重肾脏损害。因此，老年人应用主要经肾脏排泄的药物时，应个体化调整剂量以避免蓄积中毒，如钾盐、地高辛、普利类降压药、普萘洛尔、青霉素类、四环素类、磺胺类、氨基糖苷类抗生素、非甾体抗炎药、苯巴比妥、雷尼替丁等。老年人即使血肌酐正常也并不能代表肾功能正常，尤其是高龄低体重老年人，需要根据肾小球滤过率来评估肾功能。

12.1.1.2　老年人药效学特点

随着年龄的增长而发生的药效变化可能是由于器官系统的变化、稳态功能的改变或者受体和细胞的变化所导致的。

（1）老年人对药物的反应性发生改变

老年人对多数药物（如中枢神经系统药物、抗凝血药、糖皮质激素、降糖药等）敏感性增加，如与中青年人相比，阿片类药物对老年人的镇痛效应更强，使用这类药物时提倡减量。

老年人对少数药物的反应性降低，如 β 受体激动剂和 β 受体阻滞剂。

由于老年人自主神经系统调节功能减退，应用钙通道阻滞剂、α 受体阻滞剂等血管扩张剂和利尿剂时更容易发生直立性低血压。

(2) 老年人用药个体间差异大

同龄老年人个体间的用药剂量可相差数倍之多，造成个体差异大的原因包括遗传、基础疾病、各组织与器官衰老程度差异、药物相互作用、环境及心理等因素。

12.1.2　老年人合理用药原则

除了有特殊的药动学和药效学改变，老年人还常常患有多种疾病，存在多重用药现象。另外，很多药物会诱发或加重痴呆、跌倒、便秘、尿失禁、营养不良、睡眠障碍等老年人常见问题。而且老年人常被排除在临床试验之外，导致目前临床实践中的大量药物治疗缺乏老年患者的循证证据。因此，为减少老年患者用药风险，应遵循以下合理用药原则。

① 获益原则　应考虑"获益所需时间"，即根据老年患者现有的疾病情况，充分考虑患者的预期寿命及其治疗目标，最后决定是否用药。例如在针对不可治愈的疾病终末期患者的安宁疗护❶阶段，主要采取恰当的对症治疗，重点是改善患者的生命质量和缓解其不适，而一些用于一级预防和对因治疗的药物（如用阿司匹林预防血栓形成和用他汀类药物防止动脉粥样硬化）不会让患者获益，可以停用。

② 个体化原则。

③ 优先治疗原则　当老年人突发急症时，将危及生命的急性问题放在首位处理，而对于那些需要较长时间才能获益并且可能与当下急需用药存在严重相互作用的药物可暂停使用，待急症缓解后再恢复使用。

④ 小剂量原则　老年患者对多数药物的敏感性增加、耐受性降低、安全范围缩小，除维生素、微量元素和消化酶类等药物可以用一般成年人剂量外，其他所有药物都应低于一般成年人剂量。即起始剂量小、缓慢滴定增量，以获得更大疗效和更小不良反应为准则，在临床实践中探索每位老年患者的最佳用药剂量。

⑤ 连续管理原则　对患有多种疾病的老年人应建立用药清单，定期进行药物核查和重整，尤其当病情变化、转诊或住院时。

⑥ 重视非药物治疗原则　任何年龄阶段的患者都应该重视非药物疗法，老年患者也不例外。例如，早期糖尿病可采取合理饮食、控制体重、适量运动等生活方式干预，老年人便秘可多喝水、多吃富含膳食纤维的食物、加强腹肌锻炼等。在药物治疗之前首先考虑非药物治疗方案，在药物治疗同时考虑是否联合非药物治疗方案。

⑦ 人文关怀原则　对老年患者进行用药依从性指导，帮助患者认识疾病的严重性和用药的必要性，并采取措施以保证用药依从性。

12.1.3　老年综合征患者用药的风险管理

老年综合征是指由于年龄增加、机体退行性改变、多种慢性病共存、多系统功能障碍等原因而出现的一系列老年人特有的临床症候群，常见表现为谵妄、痴呆、跌倒、睡眠障碍、尿失禁、便秘、营养不良等，极大地影响老年人的生活质量。随着人口老龄化，受老年综合征困扰的老年患者数目庞大。老年综合征的发生和加重也与药物相关，因此药师应该承担职责，关注老人用药安全，权衡用药的获益和风险。

---

❶ 安宁疗护是指为疾病终末期或老年患者在临终前提供身体、心理、精神等方面的照料和人文关怀等服务，控制痛苦和不适症状，提高生命质量，帮助患者舒适安详、有尊严地离世。安宁疗护、临终关怀、安宁和缓医疗、姑息疗法等内涵具有相似之处，国家卫生健康委员会将临终关怀、舒缓医疗、姑息治疗等统称为安宁疗护。

(1) 谵妄

谵妄又被称为急性脑病综合征，其特点为起病急、症状多变，患者常会出现意识不清、注意困难等症状，在老年住院患者中常见，老年痴呆患者尤其容易出现谵妄。

当发生谵妄时，首先应核查是否有新加或调整剂量的药物或食物，包括非处方药和酒精。其次排查重点高危药物，包括抗胆碱药、阿片类镇痛药、抗组胺药、苯二氮䓬类药、喹诺酮类和碳青霉烯类抗生素等。

(2) 跌倒

跌倒是 65 岁以上老年人外伤性死亡的主要原因，每年社区养老的老年人有 30%～40% 会发生跌倒，女性更常见，老年人本就易有骨质疏松，跌倒容易造成脆性骨折。

对于有跌倒史或跌倒高风险的老年患者，药师应至少每年进行一次用药重整，尽量停用有较大风险导致跌倒的药物，例如苯二氮䓬类药物、其他镇静药、抗抑郁药以及抗精神病药。

(3) 睡眠障碍

一些药物与睡眠障碍有关，如抗抑郁药（特别是选择性 5-羟色胺再摄取抑制剂）、支气管舒张剂、降压药、左旋多巴、糖皮质激素、利尿药，扰乱睡眠结构，其中利尿药可以导致反复觉醒。此外，有镇静效应的药物会导致日间过度嗜睡，进而使夜间睡眠时间减少。

(4) 尿失禁

30% 以上的社区老年人及 50% 以上的医疗护理机构老年患者会有不同程度的尿失禁。

诱发尿失禁的相关药物有 α 受体阻滞剂、血管紧张素转换酶抑制剂、钙通道阻滞剂、抗抑郁药、抗精神病药、麻醉类镇痛药、镇静催眠药、袢利尿药、非甾体抗炎药、噻唑烷二酮类胰岛素增敏剂等。

(5) 便秘

约 30% 的 65 岁以上老年人受便秘困扰，在女性中更多见。降压药、利尿药、抗帕金森病药及阿片类镇痛药等均可引起便秘。

(6) 营养不良

营养不良与肌少症、衰弱密切相关。肌少症与老年人躯体功能状态和生活质量密切相关，衰弱是老年人预后不良的最主要影响因素。因此，需要对老年人营养不良进行筛查、预防和管理。营养干预是维持老年人内稳态的重要措施。

12.1.4　老年人多重用药的风险管理

12.1.4.1　多重用药的概念及问题

多重用药（polypharmacy）尚无公认定义，一般认为同时应用≥5 种药品时即为多重用药。我国 75.1% 的住院老年患者（≥60 岁）服用药品数量≥5 种，服用药品 10 种及以上者占 31.7%，多重用药问题普遍存在。

多重用药的危险因素来自患者、医务人员、医疗制度等多方面。老年人多病共患情况普遍，需使用多种药物，在不同医院、专科就诊不同医师，取得不同的处方药，加上凭广告、经验选来的非处方药、保健品、中草药及民间疗法等自我药疗，很容易造成多重用药。

多重用药可能带来一系列不良后果。患者用药越多，复杂程度越高，依从性自然下降，导致生活质量降低，最重要的是药物不良反应和相互作用发生风险增加，进而增加老年患者认知功能受损、跌倒和功能减退等风险，同时也造成医疗资源的浪费。有研究表明，同时服用 2 种药品时，潜在不良药物相互作用的发生率为 13%；5 种药物时为 38%；7 种及以上时增高至 82%。老年患者多重用药的常见药物相互作用见表 12-1。

　　此外，多重用药时若发生药物不良反应，药师难以快速排除多种疾病因素而及时判定和干预该不良反应。例如，患有脂肪肝的老年人因新发缺血性脑病加用了他汀类药物，一段时间后出现肝酶升高，因为脂肪肝也有可能导致肝酶异常，所以并不能断定是他汀类药物导致的；同样，帕金森综合征患者开始服用复方左旋多巴制剂后出现便秘，这是抗帕金森病药物的不良反应，但帕金森综合征本身也会引起便秘。为进一步明确是否为药物不良反应，可询问患者服药前是否有类似症状，服药后症状是否加重。注意应综合考虑患者整体情况，避免结论的片面性。

表 12-1　**老年患者多重用药的常见药物相互作用**

项目	多重用药的常见药物相互作用举例
药动学方面	• 钙剂与左甲状腺素钠形成不溶性螯合物,两者吸收均下降 • 苯妥英钠与华法林合用初期,与其竞争血浆蛋白,使游离华法林浓度升高,抗凝作用增强,易诱发出血,但这一效应最终可能因苯妥英钠的肝药酶诱导作用而减弱 • 红霉素抑制辛伐他汀的代谢,导致他汀类相关不良反应发生风险增加 • 布洛芬减少甲氨蝶呤的肾小管分泌,导致甲氨蝶呤毒性反应增加
药效学方面	• β受体阻滞剂与沙丁胺醇合用,两者药效均会降低 • 抗凝药物与抗血小板药物合用,增加出血风险

12.1.4.2　多重用药的评估及干预

　　避免多重用药并不是强求药物种类数一定要少于 5 种，这在老年人群中不现实，而是在保证治疗效果的前提下尽量精简药物数量，避免重复用药、不适当用药带来的不良影响。

　　老年人用药前应充分评估利弊，把握主要矛盾。尽力做到不评估，就不开药；能少用，则不多用；能不用，就不用。医师在开新药前，应首先了解患者的疾病情况和用药史，判断是否有适应证支持增加新药，是否利大于弊。在某些情况下，生活方式干预、饮食习惯改善及适当运动等完全可以替代药物治疗。除非重症感染性疾病需联合使用多种抗菌药物，否则老年人应避免一次性使用多种药物，因为病情随时会发生变化，多种药物的混杂因素为评估药物不良反应带来困难。

　　药师应积极对老年人定期进行用药重整，及时发现问题进行干预，能够在一定程度上减少多重用药的发生。对于慢性病控制稳定的社区老年居民，建议每半年至一年进行一次用药重整。老年患者因病情变化而到门诊就诊或入院检查，也是进行用药重整的重要时刻。针对终末期患者，用药重整间隔时间应缩短，建议出院后 3 天内电话随访、2 周医师复诊、2 个月医师与药师共同复核用药情况，及时发现药物不良反应、评估疗效，适时减药。为老年人进行用药重整时应重点关注以下几方面内容：

　　① 核查用药适应证及是否存在重复用药问题；

　　② 核查用法与用量是否正确；

　　③ 核查是否存在潜在不适当用药；

　　④ 关注需要根据肝肾功能调整剂量的药物；

　　⑤ 关注具有临床意义的药物相互作用；

　　⑥ 评估新出现的症状是否与药物相关；

　　⑦ 关注对症药物，适时停药。

12.1.4.3　不适当用药的评估工具

　　目前国际上对于老年人合理用药的评估与管理并无统一的标准，但一些评价老年人潜在不适当用药的标准可以供临床参考。临床上常用的标准有美国 Beers 标准、欧洲 STOPP/ START 标准及中国老年人潜在不适当用药判断标准，其中 Beers 标准的更新频率较快，大约每 3 年更新一次；STOPP/START 标准会提醒医师正确治疗的内容。考虑到各标准存在一定的局限性和差异，互补性使用可以达到合理处方的目标。中国老年人潜在不适当用药判断标准可供临床参考，但其并未覆盖老年人不适当用药的全部内容，评估老年人用药是否合理还需要从药物、疾病、老年综合征、患者意愿、社会支持系统等多方面综合考虑。

12.1.5　终末期老年患者用药的监护管理

建立完善安宁疗护多学科服务模式，为疾病终末期患者提供疼痛及其他症状控制、舒适照护等服务，药师应积极协助医师做好患者及其家属的心理支持和人文关怀。同时，也需要加强对公众的宣传教育，推动安宁疗护理念得到社会广泛认可和接受。作为药师，管理终末期老年患者用药应提供可行的药学监护服务。

(1) 终末期患者用药原则

① 加用新的药物应更加谨慎。终末期患者大多存在衰弱、内环境紊乱等情况，新加药物的不良反应可能会表现得非常不典型，容易成为导致病情恶化的因素。

② 重整慢性病治疗药物。对终末期患者而言，针对病因的治愈性治疗越来越少，药物主要针对影响生活质量的不适症状，如止吐药、镇痛药、通便药等。重整用药需同时考虑药物的疗效、起效时间、患者预期寿命、药物不良反应等多方面因素。已有研究认为，终末期患者停用他汀类药物是安全的，甚至可以提高生活质量，因为他汀类药物有限的获益小于其减少肌力和运动耐量的风险。专科疾病诊疗指南不再适用于终末期患者，因此如何对其进行用药重整具有巨大挑战性。

(2) 发生治疗矛盾时的处理

终末期患者的治疗常常存在很多矛盾。如患者近期发生缺血性脑卒中，开始抗血小板及他汀类药物治疗后发现胃癌且已出现多脏器转移，一方面需要抗血小板药物预防再发脑血管事件，另一方面抗血小板药物极易引起胃癌患者消化道大出血。此时，与患方的沟通十分重要，患者有权选择符合本人意愿的医疗方案。同时推广预立医疗照护计划（advance care planning，ACP）。ACP 是指患者在意识清醒的时候，在获得病情状况、疾病预后和可能采取的临终救护措施等相关信息下，凭借个人生活经验及价值观，表明自己将来进入临终状态时愿意接受的治疗护理的意愿，并与医务人员或亲友沟通其意愿的过程。推广 ACP 有利于患方在获得正确信息的前提下，与医方团队共同做出理性选择。

12.2　妊娠妇女用药管理

文献报道目前几乎超过 50% 的妇女在妊娠期服用过药物，包括处方药和非处方药（无医师处方也能合法出售的药物）或者如烟草和酒精等。一般来说，除非经医师或药师评估有必要用药，否则不应在妊娠期间使用药物，因为许多药物能通过胎盘进入胎儿体内，可能导致流产、早产、胎儿畸形或器官功能异常甚至胎死宫内等妊娠不良结局。然而，妊娠期一些疾病同样会对胎儿有不良影响，如高热、感染、高血压、甲状腺疾病、病毒性肝炎等，这些疾病往往需尽早干预、及时用药，以减少对母体和胎儿的损害。因此，关注妊娠期用药安全、对妊娠妇女进行合理的用药管理至关重要。

12.2.1　妊娠期药动学特点

妊娠期为满足胎儿生长发育的需要，母体的消化系统、心血管系统、呼吸系统、内分泌系统等都将发生一系列生理变化，从而改变药物的吸收、分布、代谢和排泄。

(1) 吸收

妊娠期胃酸分泌减少，胃液 pH 升高，不利于阿司匹林等弱酸性药物的口服吸收。同时胃肠道平滑肌张力减退，胃排空延迟，小肠蠕动减慢减弱，而口服药物主要在小肠吸收，因此大多数口服药物吸收减慢，血药浓度达峰时间滞后，峰浓度降低。妊娠早期易出现频繁恶心、呕吐等妊娠反应，也会减慢口服药物的吸收。

此外，妊娠妇女的心输出量、肺潮气量和肺泡交换量会增加，可使吸入性药物如麻醉药的吸收加快并增多。同时，由于心输出量增加，妊娠妇女的皮肤及黏膜的局部毛细血管开放、血流增加，这可能增加经皮给药、滴鼻给药、经阴道给药等给药方式药物的吸收。

(2) 分布

妊娠妇女血浆容积增加约 50%，体液总量和细胞外液也都有所增加，机体总水分约增加 8L，导致大部分水溶性药物的浓度被稀释，在靶器官往往达不到有效药物浓度，尤其对于分布容积较小的药物更为显著。所以，妊娠妇女使用水溶性药物的剂量应高于非妊娠妇女。同时，妊娠期脂肪储备也增加，可于妊娠晚期增加三千余克左右，脂溶性药物表观分布容积增大，故部分脂溶性药物也应于妊娠期适当增加剂量。

妊娠期虽然生成白蛋白加快，但因血容量增加使血浆白蛋白浓度降低，同时类固醇和胎盘激素浓度的增加会减少药物蛋白结合位点，这就造成游离药物浓度增高，如苯妥英钠、地塞米松、地西泮在妊娠第 26～29 周时游离药物浓度增高达高峰。因此，在考虑药物作用时，应兼顾游离药物和结合药物的比例。

(3) 代谢

妊娠期由于激素分泌改变，药物的代谢也会受到影响，这种影响比较复杂，不同的药物可能产生不同的结果，目前尚无定论。如蛋白结合能力的下降使游离药物浓度增高，则药物被转运到肝脏代谢的量增多。许多研究证实妊娠期间，如需使用苯妥英钠、苯巴比妥，其给药剂量需要适当增加。

(4) 排泄

妊娠期肾血流量、肾小球滤过率和肌酐清除率均有所增加，使药物经肾脏的消除加快，这对主要经肾脏排泄的药物或活性代谢产物有重要意义。如氨苄西林、红霉素、庆大霉素等抗菌药物的血浆浓度在妊娠期有所降低，为了达到所需的抗菌浓度，需要适当增加给药剂量。

12.2.2　药物通过胎盘的影响因素

胎盘是由胚胎的绒毛组织与母体子宫内膜形成的母子间交换物质的过渡性器官，在妊娠12 周前后完全形成。胎儿经胎盘从母体吸收和排泄药物，胎盘对药物的转运与其他生物膜相似，大多数药物以被动扩散的方式通过胎盘，药物的理化性质以及胎盘的结构、功能状态、血流情况都会影响药物通过胎盘的速率与程度。另外，胎盘中含有大量能影响药物代谢的酶，妊娠第 8 周起的胎盘便能参与药物的代谢。

(1) 胎盘因素

大多数药物通过被动扩散透过胎盘，药物扩散的速率与胎盘面积成正比，与胎盘内膜的厚度成反比。妊娠早期胎盘膜较厚，药物通过的时间会延长，但脂溶性药物进入胎儿体内的量并不减少。药物转运的部位在胎盘的血管合体膜，妊娠晚期血管合体膜的面积仅为妊娠早期的 1/10，而绒毛面积却为妊娠中期的 12 倍，故随着妊娠月份的增长，其药物的转运能力也随之增加。

（2）药物因素

较胎盘因素而言，药物因素更为重要。药物的脂溶性、分子量、离子化程度、母体与胎儿体液中的 pH 不同都会影响药物的通透速率，脂溶性高、分子量小、离子化程度低（疏水）、弱碱性的药物容易透过胎盘。

例如剖宫产中使用的麻醉药物硫喷妥钠脂溶性高，几乎能立即透过胎盘屏障，对新生儿可能产生镇静或呼吸抑制，不能重复多次注射。而在剖宫产中使用解离度高的药物如筒箭毒碱、琥珀酸胆碱透过胎盘的速率很慢，在胎儿血液循环中浓度很低。再比如由于肝素的分子量大且为极性（亲水），不能穿透胎盘，因此临床上首选肝素作为妊娠妇女的抗凝药物。但需注意的是，极性药物难以透过胎盘并不是绝对的，当母体-胎儿浓度梯度很高，极性药物也能透过胎盘。如在生理状态 pH 值下几乎完全解离的水杨酸盐能够快速透过胎盘是因为少量未解离的水杨酸具有高度脂溶性。

此外，胎儿的体液较母体略微偏酸性，故弱碱性药物透过胎盘在胎儿体内易被解离，胎儿血液中的药物浓度可能比母体中的高。

12.2.3　药物对妊娠期不同阶段胎儿的影响

受精后，胚胎和胎儿的发育分为 3 个主要阶段：胚胎前期、胚胎期和胎儿期。

（1）胚胎前期，即受精后 2 周内（0～14 日）

此时期药物对胚胎的影响遵循"全"或"无"规律。"全"是指胚胎受到损害，难以存活，自发流产；"无"是指胚胎没有受到不利影响，继续正常发育。此时期用药对胚胎的影响一般只有"全"或"无"两个结果，不会导致胎儿畸形。因为此时期受精卵尚未着床，只是进行了细胞分裂，并没有开始分化形成组织和器官，也就谈不上致畸。

然而若在此时期使用利巴韦林、异维 A 酸等半衰期长、代谢慢且明确致畸的妊娠期禁用药，则无法排除其高度致畸风险，因为这些药被机体完全清除需要较长时间。

（2）胚胎期，即受精后 3～8 周内（15～56 日）

此时期胚胎的组织器官开始分化，胎儿心脏、神经系统、呼吸系统、四肢、性腺及外阴相继形成和发育，受到有害药物作用后，极易产生形态或功能上的异常而造成畸形，此时期也被称为"致畸高度敏感期"。由于不同器官的发育是不同步的，所以不同器官对药物致畸作用的敏感期亦是不同的。例如神经组织对药物致畸作用的敏感期为受精后的 15～25 天，眼睛为受精后的 24～39 天，心脏为受精后的 20～40 天，四肢为受精后的 24～46 天，外生殖器为受精后的 36～55 天。

胚胎期若使用沙利度胺，会引起胎儿肢体、耳、内脏畸形；若使用孕激素、雌激素、雄激素等性激素药物，会引起胎儿性发育异常；若使用甲氨蝶呤等叶酸拮抗剂，会导致颅面部畸形、腭裂；若使用氮芥类药物等烷化剂，会引起泌尿生殖系统异常、指（趾）畸形。

（3）胎儿期，即受精第 9 周后（56 日后）

此时期器官形成过程已经大体完成，牙、中枢神经系统、生殖系统还在继续分化发育，药物的不良影响主要表现在这些系统、器官发育迟缓和功能异常，其他器官一般不致畸；但根据致畸因素的作用强度及持续时间也可影响胎儿的生理功能和发育成长。

例如妊娠 5 个月后用四环素可使婴儿牙齿黄染，牙釉质发育不全，骨生长障碍；妊娠妇女服用镇静、麻醉、止痛、抗组胺药等抑制中枢神经系统的药物，可抑制胎儿神经活动，甚至影响其大脑发育；妊娠晚期使用抗凝药华法林、大剂量苯巴比妥，可导致胎儿严重出血，甚至死胎；临产期使用某些药物如抗疟药、磺胺类或硝基呋喃类抗菌药、氨基比林、大剂量脂溶性维生素 K 等，对红细胞缺乏葡萄糖-6-磷酸脱氢酶的胎儿可引起溶血；分娩前应用氯霉素可引起新生儿循环障碍而致灰婴综合征。

12.2.4　妊娠期用药风险分级

多年前，美国食品药品管理局（FDA）根据药物对胎儿的危害将妊娠用药分为 A、B、C、D、X 五个级别，并要求制药企业在药品说明书上标明等级。该分级方法以已知动物研究和人体数据为基础，将药物对胎儿的风险进行分层，自 A 至 X 级致畸风险逐渐增大（表 12-2）。

表 12-2　美国 FDA 妊娠期用药"ABCDX"风险分级

级别	分级依据	代表药物
A 级	在有对照组的妊娠早期妇女中未显示对胎儿有危险，在妊娠中、晚期亦无危险的证据，可能对胎儿的伤害极小(**最安全**)	各种水溶性维生素、正常剂量的脂溶性维生素维 A 和维生素 D、枸橼酸钾、氯化钾等
B 级	在动物生殖实验中，并未显示对胎儿的危害，但无妊娠妇女的对照组(**相对安全**)	(1)抗菌药物:多数青霉素类和头孢菌素类药物、氨苄西林舒巴坦、哌拉西林他唑巴坦、头孢哌酮舒巴坦、多黏菌素 B、红霉素、克林霉素、美罗培南 (2)抗病毒药:阿昔洛韦 (3)降糖药:门冬胰岛素、二甲双胍、阿卡波糖 (4)解热镇痛药:对乙酰氨基酚 (5)消化系统用药:法莫替丁、雷尼替丁、泮托拉唑
C 级	在动物研究中证实对胎儿有不良反应(致畸或胚胎死亡等)，但无妊娠妇女的对照组；或在妊娠妇女和动物研究中无可利用的资料。药物仅在权衡对胎儿的利大于弊时给予(**权衡利弊后用**)	(1)抗菌药物:万古霉素(口服给药为 B 级、注射给药为 C 级)、环丙沙星、氧氟沙星、莫西沙星、阿米卡星、氯霉素、利奈唑胺、咪康唑 (2)抗病毒药:更昔洛韦、奥司他韦等 (3)降糖药:瑞格列奈、吡格列酮、格列吡嗪、罗格列酮等 (4)消化系统用药:多潘立酮、奥美拉唑等 (5)降压药:美托洛尔、比索洛尔、氨氯地平等
D 级	对人类胎儿的危险有肯定证据，仅在对妊娠妇女肯定有利时，方予应用 (**如生命垂危或疾病严重而无法应用较安全的药物或药物无效时**)	(1)卡马西平、缬沙坦、氨氯地平、链霉素、妥布霉素、伏立康唑、甲巯咪唑 (2)降压药:美托洛尔、比索洛尔、依那普利、卡托普利在妊娠中晚期使用
X 级	动物或人的研究已证实可致胎儿异常，或基于人类的经验知其对胎儿有危险，对母体或对两者均有害，而且该药物对妊娠妇女的危险明显大于益处，禁用于已妊娠或计划妊娠的妇女(**绝对禁用**)	(1)他汀类降脂药:辛伐他汀、阿托伐他汀、洛伐他汀、瑞舒伐他汀、氟伐他汀 (2)抗病毒药:利巴韦林 (3)激素类药物:缩宫素、炔诺酮、米非司酮、戈舍瑞林、非那雄胺 (4)其他类:沙利度胺、甲氨蝶呤、华法林、前列腺素 E_1、米索前列醇、碘甘油等

然而，该分级方法存在一些局限：①更新较慢。研究者调研发现 1980—2000 年，美国 FDA 仅对 468 个药物中的 23 个药物调整过分级，一个药物在妊娠期的安全性从不确定更改为稍确定用了 27 年。②简单分级不能全面反映药物对胎儿影响的严重性、频率和类型。苯海拉明在妊娠早期可安全使用，但在妊娠后期，大剂量的苯海拉明有诱导宫缩的作用，可引

起早产儿视网膜病变，应慎用。而该药物分级为 B 级，医师单纯凭借分级不能准确全面地把握药物安全性。③大多数药物安全性仍不明，实际指导意义不大。3 个分级中对临床真正有指导意义的 A 级和 X 级药物少，美国 FDA 分级中 A 级和 X 级药物仅占 8.3%，安全性不明的 C 级药物最多。④从 A 级到 X 级的风险幅度存在差异，但是没有给出明确的说明，因此很难做出合理的用药决定。⑤大约 60% 的 X 级药物没有任何人类数据。

因此，美国 FDA 已经于 2015 年停用了此种分级方法，要求药品生产商在其药品说明书中提供妊娠期、哺乳期妇女用药风险及获益的详细相关信息，新修订的说明书将删除妊娠期用药 "ABCDX" 分级标注。但目前在国内临床实践中，"ABCDX" 分级法仍是评价妊娠期用药安全的重要参考。

12.2.5 案例分析（妊娠期用药风险咨询）

【案例简介】 妊娠妇女，38 岁，末次月经（上次月经来潮的第一天）为 5 月 20 日，平时月经规律，月经周期 28 天，6 月 26 日抽血等检查确认妊娠，6 月 14～16 日因急性膀胱炎静脉用左氧氟沙星（0.5g/d）3 天，6 月 17 日至 6 月 18 日口服左氧氟沙星（0.5g/d）2 天，妊娠妇女前来咨询使用的左氧氟沙星对胎儿的致畸风险以及是否需要终止妊娠。

【案例分析】 左氧氟沙星属于喹诺酮类抗菌药物，FDA 妊娠风险分级为 C 级，动物实验表明喹诺酮类药物会引起未成熟动物或胎仔软骨或关节损伤进而造成关节病，而人体胎儿使用该药的病例报道较少，更无严格对照研究，目前在人类妊娠期有限的研究数据中尚未发现其有损害骨骼的报道。

此外，从用药时间来看，该妊娠妇女的末次月经是 5 月 20 日，而排卵或受精时间可采取下一次预计月经来潮第一天减去 14 天进行推算，该妊娠妇女平时月经规律，月经周期 28 天，因此推算出其受精时间大约为 6 月 2 日（5 月共有 30 天），那么该妊娠妇女在受精后 14 天内即 6 月 2～16 日使用的左氧氟沙星遵循 "全" 或 "无" 规律，要么自然流产，要么没有影响。

然而 6 月 17～18 日推算为受精后 15～16 天，此时使用左氧氟沙星刚好处于 "致畸高度敏感期"（受精后 3～8 周，即 15～56 天）。但胎儿的四肢骨骼发育从受精后的第 24 天才开始。查阅药品说明书，左氧氟沙星 0.5g 多次口服给药的终末半衰期为 6～9.2 小时。通常停药后经过 5 个半衰期，可以认为药物基本从体内清除，以半衰期为 9.2 小时计算，6 月 18 日（受精后 16 天）停用左氧氟沙星后，经过 5 个半衰期（46 小时），即至 6 月 20 日，药物基本从体内清除，但此时胎儿的四肢骨骼并未开始发育。

综上，该妊娠妇女使用左氧氟沙星对胎儿的致畸风险较小。药师建议可继续妊娠，规律补充叶酸、定期产检。告知妊娠妇女若之后出现明显阴道流血、流液、腹痛等先兆流产表现，不建议刻意保胎。

12.2.6 妊娠期合理用药原则

由于安全和伦理方面因素，临床试验中极少有妊娠妇女参与，上市后的流行病学研究又较为困难，因此，妊娠期用药-风险因果关系的资料极少，大部分只能参考临床前实验结果。因此，为保障妊娠期用药安全有效，应坚持以下原则：

①用药必须有明确的指征和适应证。可用可不用的药物应尽量不用。尤其是在 "致畸高度敏感期"（受精后 3～8 周），如若母体疾病的治疗可以推迟，尽量避免用药。能用非药物方式治疗的也尽量不使用药物。

②　既不能滥用，也不能有病不用，因为妊娠妇女的疾病同样会影响胎儿，如长时间高热可导致胚胎畸形和流产。

③　用药必须注意孕周，严格掌握剂量、持续时间。妊娠早期尽量不用药，中晚期避免使用影响牙、生殖系统及神经系统的药物。坚持合理用药，病情控制后及时停药。

④　选择疗效确切、安全性高的药物。能用老药，就不用新药。当两种以上的药物有相同或相似的疗效时，应选用对胎儿危害较小的药物。

⑤　若病情允许，尽量单一药物、最小剂量、局部用药，避免联合用药，减少药物过度暴露。严格掌握药物剂量和持续时间，适时停药。

⑥　妊娠期误服致畸或可能致畸的药物后，应根据妊娠时间、用药剂量、疗程等综合分析评估是否应终止妊娠。

12.3　哺乳期妇女用药管理

哺乳期是女性的特殊生理时期，其中包括产后 42 天内（产褥期）。产褥期母体各系统变化大、抵抗力降低，同时分娩后子宫内有较大创面，易感染和继发其他疾病，需使用药物治疗。然而，药物可以通过母乳进入婴儿体内，故哺乳期妇女用药期间，药师应根据临床需要的利弊，协助患者判断是否需要停止哺乳，或在有效治疗母亲疾病的同时尽可能减少药物对婴儿的影响。

12.3.1　药物在乳汁中的分布

大多数药物在从血浆向乳汁的转运过程中，均以被动扩散的方式进入乳汁。扩散进入乳汁的药物量及速率与药物的脂溶性、解离度、分子量大小、血浆与乳汁的 pH 及药物在血浆和乳汁中的浓度梯度等因素有关。一般规律为：

①　脂溶性高的药物易分布到乳汁中。但母乳中分布的药量不会超过母体摄取量的 1％～2％。如地西泮脂溶性较强，可分布到乳汁中，哺乳期妇女应避免使用。

②　药物分子量越小，越容易扩散到乳汁。相对分子量＜800 的药物，如乙醇、吗啡、四环素类药物易从血浆向乳汁转运，而肝素、胰岛素等大分子化合物则难以向乳汁转运。

③　蛋白结合率高的药物不易分布到乳汁中。因为药物与血浆蛋白结合后分子量变大，难以通过细胞膜，只有在血浆中处于游离状态的药物才能通过细胞膜进行转运。例如华法林具有较高的血浆蛋白结合率，因此较少进入乳汁。

④　只有非电离的游离药物才能被转运。母乳平均 pH 值为 7.1，比母体血浆 pH 值低，即相对来说稍偏酸性，因此碱性药物易于分布到乳汁中，而酸性药物则不易进入到乳汁中。实验证明，弱碱性药物如红霉素、林可霉素、异烟肼等，易于通过血浆乳汁屏障，用药后乳汁中药物浓度可与血浆相同，甚至高过血浆。相反，弱酸性药物如青霉素、磺胺类药物，不易通过屏障，则乳汁中的药物浓度常低于血浆中的药物浓度。

⑤　乳汁中药物峰值一般比血浆中峰值出现晚 30～120 分钟，其峰值一般不超过血浆中峰值。乳汁中药物消散的速率也慢于血浆。

12.3.2　常用药物对乳儿的影响

(1) 抗菌药物

大多数抗菌药物都能进入乳汁，但进入乳儿体内的药量很小，不会对乳儿产生严重危害。偶有过敏反应、腹泻等情况。

① 青霉素类对乳儿安全；

② 头孢菌素类在乳汁中含量甚微，但第四代头孢菌素类如头孢匹罗、头孢吡肟例外；

③ 碳青霉烯类如亚胺培南西司他丁钠等未见对乳儿有毒性的报道；

④ 氨基糖苷类不详，可能具有潜在危害，不宜应用；

⑤ 喹诺酮类对乳儿骨关节有潜在危害，不宜应用；

⑥ 磺胺类在乳汁中的浓度与血浆中一致，在体内与胆红素竞争血浆蛋白，可致游离胆红素增高，尤其在新生儿黄疸时，可促使发生新生儿胆红素脑病，不宜应用；

⑦ 氯霉素在乳汁中的浓度为血清中的一半，但有明显骨髓抑制作用，可引起灰婴综合征，故哺乳期禁用。

(2) 激素类药物

口服避孕药因含雌激素和（或）孕激素，可分泌至乳汁中，降低乳汁中维生素 B_6 含量，可使乳儿出现易激惹、尖叫、惊厥等神经精神系统症状；男婴则出现乳房增大。因此哺乳期妇女避孕禁止应用口服避孕药。

(3) 抗甲状腺药

哺乳期妇女禁用放射性核素 ^{131}I 和 ^{125}I 治疗，因放射性核素在乳汁中仍具有放射活性，尤其在新生儿肝肾功能尚不健全时更易受损。

(4) 抗高血压药

卡托普利可分泌至乳汁中，因含巯基而对乳儿骨髓有抑制作用，避免使用；依那普利对乳儿肾脏有影响，避免应用。

(5) 降糖类药

格列喹酮能分泌至乳汁中，引起新生儿黄疸，不宜应用。胰岛素对乳儿安全无害。

(6) 抗肿瘤药

因具有抗 DNA 活性，并可抑制新生儿的造血功能，用药期间妇女禁止哺乳。

12.3.3 哺乳期用药风险分级

(1) L 分级

目前，L 分级在临床上普遍应用，"L"即为英文"lactation（哺乳）"的首字母，由美国儿科学教授 Thomas W. Hale 率先提出，他将哺乳期用药按其安全性与危险性分为 L1～L5 五个等级。

① L1 级　最安全。大量哺乳期妇女服药后没有观察到婴儿的不良反应增加。在哺乳期妇女的对照研究中没有证实对婴儿有危险，对母乳喂养婴儿的可能危害很小或者婴儿口服该药后不会吸收利用。

② L2 级　比较安全。有限数量的哺乳期妇女用药研究证据显示药物对婴儿的不良反应没有增加和/或哺乳期妇女使用药物后能证实危险性的证据很少。

③ L3 级　中等安全。没有在哺乳期妇女中进行过对照研究，母乳喂养婴儿出现不良反应的可能性存在；或者对照研究显示仅有轻微的不良反应发生。本类药物只有在评估对婴儿的利大于弊后方可使用。没有研究数据发表的新药自动划分至该级别，不管其安全与否。

④ L4 级　有潜在危险。有对母乳喂养婴儿或者对乳汁分泌的危害性的明确证据，但哺乳期妇女用药后的益处大于对婴儿的危害，例如母亲处于危及生命或严重疾病的情况下，而

更安全的药物不能使用或无效时。

⑤ L5 级 危险。对哺乳期妇女的研究已证实对婴儿有明确的风险，或者药物对婴儿产生明显损害的风险高。该类药物禁用于哺乳期妇女。

L1～L5 级分别收录的药物及其在哺乳期的使用风险总结均可在 Hale 教授编写的书籍 *Medications & Mothers' Milk 2017* 及其中译本《药物与母乳喂养》中查询。

(2) 相对婴儿剂量（RID）

RID 是用婴儿从母乳中获得的药物剂量除以母亲摄入的药物剂量，以预估通过母乳转运给婴儿的相对剂量，具体计算公式如下：

RID＝婴儿摄入量[单位为 mg/(kg·d)]/母亲摄入量[单位为 mg/(kg·d)]×100％

要计算其中的婴儿摄入量，首先需要通过查阅文献得到药物在母乳中的平均药物浓度（单位为 mg/mL），再乘以婴儿每日母乳摄入量。因为每个婴儿摄入母乳的确切总量很难得知，所以一般使用平均摄入量 150mL/(kg·d) 代替计算。而母亲的摄入量则用其用药日剂量除以体重即可得出。

一般来说，RID＜10％ 的药物被认为在哺乳期使用是安全的。服用药物的哺乳期妇女几乎很少需要中断哺乳。一些药物（如甲硝唑等）虽然 RID＞10％，但是因为婴儿通过乳汁接收到的药物剂量低于婴儿此药的治疗剂量，所以认为使用该药后哺乳也是较为安全的，其哺乳风险等级为 L2。

12.3.4 案例分析（哺乳期用药风险咨询）

【案例简介】 患者，25 岁，女性，妊娠期经超声确诊患有左下肢深静脉血栓形成，既往妊娠有多发深静脉血栓形成史，因此在妊娠期间接受了达肝素钠治疗。在接受硬膜外分娩镇痛前 24 小时停用了达肝素钠。分娩后再次应用了达肝素钠，5 天后换成华法林。患者在进行母乳喂养，咨询这些药物对婴儿是否有害。

【案例分析】 达肝素钠哺乳风险等级为 L2，相对分子量大（2000～9000），不易进入乳汁，且口服不可吸收，即不会通过婴儿的胃肠道吸收。多项研究也显示母乳中未检测到达肝素钠，因此对于母乳喂养而言是安全的。华法林哺乳风险等级也为 L2，是弱酸性药物，在血浆中呈高度解离状态（＞99％），又具有较强蛋白结合力（97％）。这些药动学参数决定了华法林不易转运至乳汁中。病例报告也证实了在母乳及婴儿血浆中未发现华法林。美国儿科协会认为，服用华法林时可进行母乳喂养，华法林对于母乳喂养而言是安全的。目前还没有研究来指导妊娠期深静脉血栓抗凝药物的使用时间，大部分学者推荐抗凝治疗最少至产后 6 周，如有血栓栓塞性事件发生，总抗凝时间至少 6 个月。因此患者在接受低分子肝素及华法林治疗期间母乳喂养是安全的。

12.3.5 哺乳期合理用药原则

① 明确诊断和适应证，权衡用药的风险与获益后用药。

② 若确需用药，则选用已有一定安全证据、对乳儿无明显损害的药物。可参照 L 分级，尽量避免选用 L3～L5 级的药物。选择分子量大、脂溶性低、蛋白结合率高、偏酸性等不易转运进乳汁和在乳汁中浓度较低、RID＜10％、半衰期短、口服生物利用度低的药物治疗，尽量减少药物对乳儿的影响。

③ 避开体内药物浓度高峰期进行哺乳。对于半衰期短的药物，尽量选择在哺乳后服用药物；对于半衰期长、代谢慢的药物，应考虑暂停哺乳。

12.4 儿科患者用药管理

儿童是一个特殊人群，与成人相比较，一方面其处于生长发育的动态过程中，脏器发育及其功能、心理发育尚不成熟，药物与生长发育之间相互影响；另一方面，儿童的疾病谱、发病率及其用药均与成人有所不同，而且年龄越小，差别越大。儿童用药也十分复杂，在药物吸收、分布、代谢等方面，其生理、病理特点与成人完全不同，儿童并非成人的缩小版；同时还因受限于儿童的咀嚼、吞咽能力，儿童用药有其特殊性，常规的成人用药并不适合直接应用于儿童。

12.4.1 新生儿药动学特点

新生儿是特殊的儿童群体，从脐带结扎到生后28天内的婴儿称为新生儿。新生儿尤其是早产儿的组织器官及生理功能尚未完全发育成熟，体内参与药物代谢的酶系统也不健全，药物的吸收、分布、代谢、排泄等体内过程不同于其他年龄组的儿童（尤其是代谢和排泄），更不同于成人。为了使新生儿安全有效地用药，必须熟悉新生儿药动学的特点。

(1) 吸收

① 口服给药　新生儿胃肠道正处于发育阶段，胃黏膜尚未发育完全，胃酸分泌量少，胃内酸度较低，胃排空慢，肠蠕动不规则，胆汁分泌功能不完全，上述因素使主要在胃内吸收的药物吸收较完全，而主要在十二指肠吸收的药物吸收减少。新生儿口服给药的吸收与成人有显著差别，例如口服氨苄西林容易通过新生儿发育不完全的血-脑屏障进入脑组织，吸收迅速而完全，吸收率比成人高1倍。因此，新生儿用药不应是简单地将成人用药剂量换算后服用。

② 皮下或肌内注射　新生儿肌肉组织相对较少，皮下脂肪菲薄，加之血流多集中于躯干和内脏，局部循环差，使皮下和肌内注射给药的吸收变得不规则，故新生儿一般不采用皮下或肌内注射。

③ 静脉给药　无吸收环节，起效快，但新生儿液体容量小，需注意输液量不能大，输液速度不能过快。尤其是静脉输注地西泮、维拉帕米等作用剧烈的药物时应严密监护并做好处理突发事件的准备。

④ 皮肤局部给药　新生儿的相对体表面积比成人大，而且皮肤角化层薄，皮肤局部用药吸收快而多。尤其在皮肤黏膜有破损时，局部用药过多可致中毒。治疗皮肤病用的激素类软膏如对新生儿大面积使用，可引起全身性水肿。可引起中毒的外用药物还有硼酸、水杨酸、萘甲唑啉，所以用药时需谨慎小心，以防止药物中毒。

(2) 分布

① 新生儿的相对总体液量比成人高，体液占体重的 $75\%\sim80\%$，主要为细胞外液。水溶性药物被细胞外液稀释后浓度降低，排出也较慢，使血药峰浓度较高，易造成药物中毒。

② 新生儿血浆蛋白与许多药物的结合能力均低于成人，致使血浆中的游离药物浓度升高，容易导致药物中毒。如新生儿使用苯巴比妥容易中毒。

③ 某些药物与新生儿血浆蛋白结合能力强，如磺胺类药、吲哚美辛等，可与血胆红素竞争血浆蛋白，使血中游离胆红素浓度增高，而新生儿血-脑屏障尚未完全形成，胆红素易进入脑细胞内，引发新生儿胆红素脑病，严重者导致死亡。故磺胺类药物不宜用于新生儿。

(3) 代谢

① 药物代谢的主要酶系统如细胞色素 P450 酶系、细胞色素 C 还原酶系等在新生儿肝脏中的活性接近成人，故新生儿肝脏对多数药物具有足够的代谢能力。

② 某些酶系统在新生儿尚有不足，可使药物的代谢减慢，血浆半衰期延长，容易出现蓄积中毒。其中尤以催化与葡萄糖醛酸及甘氨酸结合的酶活性低下，故需经此代谢过程的药物（如氯霉素）半衰期延长，极易导致中毒。氯霉素的半衰期在成人中为 4 小时，新生儿则为 25 小时；当新生儿氯霉素用量超过每日 100mg/kg 体重时，其死亡率可为对照组的 8 倍，并出现特有的症状：在用药 2～9 天后，婴儿开始出现恶心、呕吐、进食困难、腹部膨胀，继而体温过低、肌肉松弛、呼吸困难，面部血管因缺氧而呈灰白色，称为"灰婴综合征"；因此新生儿禁用氯霉素。

(4) 排泄

① 新生儿的肾脏处于发育阶段，肾小球的滤过率只有成人的 30%～40%，肾小管的排泄功能亦低。因此主要由肾排泄药物的消除半衰期均较成人长。例如青霉素、氨基糖苷类抗菌药物、氨茶碱、吲哚美辛等，均排泄慢，易蓄积中毒，使用这类药物时应减少给药剂量或延长给药间隔时间。

② 新生儿肾脏调节酸碱平衡的能力较成人弱，若大剂量或长期使用利尿剂、水杨酸制剂等，较易出现酸碱代谢紊乱及电解质失衡。新生儿尿液偏酸性，有助于酸性药物在肾小管的重吸收，故酸性药物排出减慢，相反碱性药物的排出增多。

12.4.2　儿童药动学特点

(1) 吸收

与新生儿类似，主要在胃内吸收的药物吸收较完全，而主要在十二指肠吸收的药物吸收减少。与成人相比，对酸不稳定的药物、弱碱性药物的吸收增加，而弱酸性药物吸收减少。

(2) 分布

小儿自出生后，随着年龄的增长，机体脂肪含量逐渐增加，脂溶性药物的分布容积逐渐增大，水溶性药物的分布容积逐渐减小。

婴幼儿（自出生后到 3 岁）血浆白蛋白与药物的结合能力低于成人，药物在血中的游离型浓度增高，较多药物分布于组织之中，如达到与成人相当的血浆浓度，则进入组织的药物更多，极易引起中毒。儿童期血-脑屏障不完善，多种药物均能通过，有可能引发不良反应。

(3) 代谢

参与药物代谢的主要酶系统如细胞色素 P450 酶系等的活性在新生儿期就已接近成人，到了婴幼儿和儿童期药物代谢的主要酶系活性已经成熟，加之肝脏重量与体重的比值约为成人的 2 倍，因此婴幼儿和儿童药物的代谢速率高于成人，若不注意给药方案调整，会导致剂量偏低。

(4) 排泄

肾脏是药物排泄的主要器官，肾功能随年龄增长而变化。而婴幼儿的肾小球滤过率、肾小管排泄能力和肾血流量迅速增加，在出生后 6～12 个月时就接近成人水平；在随后的儿童期，肾功能甚至超过成年人，若不注意给药方案调整，会导致剂量偏低。

12.4.3　儿童药效学特点

(1) 中枢神经系统

儿童由于血-脑屏障尚未发育完全，通透性较强，导致某些药物容易透过血-脑屏障，这对于治疗儿童颅内疾患有一定益处。但同时药物也易引起神经系统不良反应。例如，抗组胺药、氨茶碱、阿托品等可致昏迷及惊厥；氨基糖苷类抗生素会引起第 8 对脑神经损伤，造成不可逆性耳聋；四环素、维生素 A 等可致婴幼儿良性颅压增高、囟门隆起等。

（2）内分泌系统

儿童内分泌系统不够稳定，许多激素和抗激素制剂会扰乱儿童内分泌功能，导致甲状腺、甲状旁腺、肾上腺、垂体等功能发生变化，影响生长发育。例如，长期服用糖皮质激素会导致身材矮小、发育迟缓、免疫力低下；蜂王浆、人参等中药可影响垂体分泌激素；促性腺激素的药物可影响儿童性腺发育，导致儿童性早熟；磺胺类、对氨基水杨酸可抑制甲状腺激素合成，造成生长发育障碍。

（3）血液系统

儿童骨髓造血功能较为活跃，但容易受到外界因素影响。如氯霉素可引起再生障碍性贫血。

（4）水盐代谢

儿童体内水、电解质调节及平衡功能较差，易致脱水与电解质紊乱，因此对泻下药、利尿药比较敏感。腹泻患儿容易出现脱水、酸中毒，因此儿童不宜轻易使用泻下药。

小儿钙盐代谢旺盛，易受药物影响。例如，苯妥英钠影响钙盐吸收；糖皮质激素在影响钙盐吸收的同时还影响骨骼钙盐代谢，导致骨质疏松、脱钙，严重者发生骨折，影响生长发育；四环素与钙盐形成络合物，伴随钙盐沉积于牙齿及骨骼中，致使儿童牙齿黄染，影响骨质发育。

（5）运动系统

儿童运动系统正在发育，骨骼肌相对柔弱，骺软骨处于不断增生和不断骨化的过程中。某些药物如喹诺酮类抗生素易引起关节痛、关节肿胀及软骨损害，影响骨骼发育。

12.4.4 儿童合理用药原则

儿童合理用药的原则为"安全、有效、经济、适宜"。安全性是最为重要的，是用药的前提。有效性则要求药物治疗获益最大化，且必须规避用药带来的各种风险。除此之外，还需要考虑其经济性，以最小经济成本获得最大的治疗效益；而适宜性则力求为患者合理选择适当的药品、剂量、给药时间、给药途径、疗程，最终达成适当的治疗目标。根据病情、实验室检查指标、儿童体质和药品的全面情况适当选药，做到对症用药（尽量不超适应证用药），且减少花费。

（1）明确诊断，严格掌握适应证

由于儿童正处于生长发育阶段，身体各方面比较娇嫩，组织、器官尚不成熟，功能尚不完善，抵御外界侵害的能力较弱。因此选择药物时应严格掌握适应证，选择疗效确切、不良反应较小的药物，避免使用对儿童有明确损害的药物。

（2）根据儿童特点选择适宜的给药方案

根据儿童年龄、疾病及病情严重程度选择适当的给药途径、剂型，以保证药效和尽量减少对患儿的不良影响。

① 口服给药　是最方便、最安全、最经济的给药途径，但吞咽能力差的婴幼儿受到一定限制。幼儿（1～3岁）用糖浆、水剂、冲剂等较合适，年龄较长的儿童可用片剂或丸剂；婴儿喂药时最好将其抱起或使头略抬高，以免呛咳时将药吐出；病情需要时可采用鼻饲给药。

② 注射给药　比口服给药起效快，但对小儿刺激大。

- 儿童禁止肌内注射含苯甲醇（常作为止痛剂添加在注射剂里）的药物，因为会导致臀肌挛缩症的严重不良反应。
- 静脉注射常在病情危重抢救时应用，平时多采用静脉滴注。静脉滴注可给予较大容量的药物，应根据年龄、病情严重程度控制给药量和给药速度，在用药时间较长时，提倡序贯疗法，应及时改用口服剂型。
- 新生儿一般不采用皮下或肌内注射。

③ 透皮给药　儿童皮肤吸收较好，透皮给药方便且痛苦小。用药时需注意防止小儿用手抓摸药物而误入眼、口引起意外。不宜使用刺激性较大的品种。

④ 直肠给药　药物从直肠下部吸收，不经过肝脏直接进入体循环，所用剂型有栓剂和灌肠剂。临床常用由退热药物制成的小儿退热栓剂；但灌肠法在小儿应用较少，因药液在肠腔不易保留。

⑤ 新生儿给药　口服给药影响吸收的因素较多，容易造成给药剂量不准确；局部循环差，皮下和肌内注射给药吸收不规则，且长期皮下或肌内注射容易引起局部组织损伤。因此可选择滴管给药、静脉给药等。

⑥ 建议采取单剂量包装，避免多次剂量一次性误服等用药错误的发生。

（3）根据儿童的不同阶段严格掌握用药剂量

儿童随年龄增长组织器官功能逐渐完善，因此用药剂量应根据儿童的年龄、体重等进行调整，特别是新生儿、婴幼儿用药，应严格掌握剂量，剂量太小达不到治疗效果，太大则可能引起不良反应而危害患儿。目前儿童剂量的计算方法很多，有年龄折算法、体重折算法、体表面积折算法等，可酌情选择使用。

（4）密切监护儿童用药，防止产生不良反应

儿童应急能力较差，体质较敏感，极易产生药物不良反应。在用药过程中应密切注意药物不良反应，以免造成严重后果。

12.4.5　儿童用药剂量计算方法

儿童用药剂量应该怎样计算呢？目前很多药品说明书中缺失儿童用药剂量的具体说明，一般以"酌量减半"或"减量"标注，更多情况下是要求儿童应在医师指导下用药。其实，影响儿童用药剂量的因素很多，包括体重、年龄、体表面积等。儿童用药剂量的计算方法很多，其中，按体重和体表面积计算更为常见。

（1）根据儿童体重计算

最常用、最基本的计算方法，可算出每日或每次需用量。

每日（次）剂量＝患儿体重（kg）×每日（次）每千克体重所需药量

注意：

- 需连续应用数日的药如抗生素、维生素等，应按每日剂量计算，再分 2～3 次服用。
- 临时对症用药（如退热药、催眠药等），常按每次剂量计算。
- 代入公式的患儿体重应以实际测得值为准，不能用推算、估计得出的值。
- 如按体重计算已超过成人用药剂量的上限，则以成人用量的上限服药。

例题　某儿童体重为 15kg，口服氨苄西林，其说明书剂量标明为每天每千克体重 20～80mg，分 4 次服用。

给药方案：（20～80）×15＝300～1200mg/d

分成 4 次服用，即为每次 75～300mg。

---

(2) 根据体表面积计算

比按年龄或体重计算更准确。因为体表面积与基础代谢、肾小球滤过率等生理活动的关系更为密切。先计算体表面积,再根据体表面积计算药物剂量。

如体重≤30kg,小儿的体表面积 (m²)=体重(kg)×0.035+0.1;

如体重>30kg,小儿的体表面积 (m²)=[体重(kg)-30]×0.02+1.05。

- 若已知某种药每平方米体表面积的剂量:直接乘以个人的体表面积即可。
- 若不知每平方米体表面积的剂量:儿童剂量 = 成人剂量 × 小儿体表面积 (m²)/1.73m²。

> **例题** 已知甲氨蝶呤给药剂量为20mg/m²,每周一次。一个体重20kg白血病儿童,按体表面积法计算该患儿一次剂量应为多少?
>
> 体表面积 (m²)=(体重×0.035)+0.1=0.8
>
> 给药方案:0.8m²×20mg/m²=16mg qw

(3) 根据儿童年龄计算

适用于给药剂量范围大且用量不需十分精确的药物,如维生素、微量元素等营养类药物可按年龄计算,比较简单易行。

(4) 按成人剂量折算计算

仅用于未提供小儿剂量的药物,所得剂量一般都偏小,故不常用。小儿剂量 = 成人剂量×小儿体重 (kg)/50

采用上述任何方法计算的剂量,还必须与患儿具体情况相结合,才能得出比较确切的药物用量。例如,新生儿或小婴儿肾功能较差,一般药物剂量宜偏小;但对新生儿耐受较强的药物如苯巴比妥,则可适当增大用量;重症患儿用药剂量宜比轻症患儿大;需通过血-脑屏障发挥作用的药物,如治疗化脓性脑膜炎的磺胺类药或青霉素类药物剂量也须相应增大。用药目的不同,剂量也会有差异,如阿托品用于抢救中毒性休克时的剂量要比常规治疗剂量大几倍到几十倍。

12.5 肝功能不全患者用药管理

肝脏是人体内最大的腺体器官,具有分泌、排泄、合成、生物转化及免疫等多种功能。各种致肝损害的因素作用于肝脏,导致肝功能发生不同程度障碍的临床综合征,被称为肝功能障碍,又称肝功能不全。当肝功能不全时,药物代谢必然受到影响,患者低蛋白血症导致血浆蛋白与药物结合减少,大部分药物生物转化也会减慢,血浆游离药物增多而其作用增强。因此必须减少用药剂量,特别是给予肝毒性的药物时更需慎重,应制订个体化给药方案。

12.5.1 肝功能不全时的药动学特点

对于肝功能不全患者,药品说明书或书上所提供的药物剂量调整信息有限,多为"禁用"或"慎用",那么,肝功能不全患者究竟该如何把握用药方案呢?肝功能不全对患者用药的影响主要表现在药物的吸收、分布、代谢、排泄等环节。

(1) 吸收

患肝脏疾病时,可出现肝内血流阻力增加,门静脉高压,肝内外的门体分流以及肝实质损害，因此肝脏内在清除率下降，肝脏对药物的首过代谢减弱，导致其生物利用度增加，血药浓度上升，可能升高药物的不良反应发生率。例如，肝硬化晚期时，首过效应明显的普萘洛尔和哌替啶的生物利用度增加 2 倍，对乙酰氨基酚增加 50%。这类药物还有吗啡、利多卡因、阿司匹林、硝酸甘油、氯丙嗪和哌唑嗪等。

（2）分布

患肝脏疾病时，肝脏蛋白合成功能减退，血浆白蛋白浓度下降，血浆蛋白结合率下降，游离药物增加，使该药物的作用增强，同时不良反应也可能相应增加。尤其对于蛋白结合率高的药物（如吗啡、利多卡因、呋塞米、维拉帕米、苯妥英钠、地西泮、红霉素、保泰松、普萘洛尔等），其影响更为显著。

血中胆汁酸、胆红素的含量升高时，药物的蛋白结合率下降，血浆游离药物浓度升高。

（3）代谢

患肝脏疾病时，肝细胞数量减少、功能受损，肝细胞内多数酶尤其是 P450 酶系的活性降低、数量减少，主要通过肝脏代谢清除的药物的代谢减慢，药物清除半衰期延长，血药浓度增加。如肝功能不全患者长期使用普萘洛尔、阿司匹林等主要经肝脏清除的药物可能蓄积中毒。

而可待因、依那普利、环磷酰胺等属于前体药物，须经肝脏代谢后才能成为活性物质，肝功能受损后其活性代谢产物生成减少，药效下降。

（4）排泄

肝脏疾病将阻碍药物经胆汁排泄，致血浆内药物总浓度升高。

12.5.2　肝功能不全患者用药原则

肝脏是许多药物代谢的主要场所，当肝功能不全时，药物代谢必然受到影响。药物生物转化减慢，导致血中游离药物增多，从而影响药物的效应并增加毒性。因此，肝功能不全患者必须减少用药剂量及用药次数，特别是给予肝毒性的药物时更需慎重。

① 避免或减少使用对肝脏毒性大的药物。

② 注意药物相互作用，特别应避免与肝毒性的药物合用。

③ 肝功能不全而肾功能正常的患者可选用对肝毒性小并且从肾脏排泄的药物。

④ 初始剂量宜小，必要时进行治疗药物监测，做到给药方案个体化。

⑤ 定期监测肝功能，及时调整治疗方案。

12.5.3　肝功能不全患者的给药方案调整

肝功能不全患者调整剂量的方法如下。

（1）根据生化指标调整剂量

一般认为，当谷丙转氨酶（ALT）＞8～10ULN（ULN：正常范围上限，ALT 的正常参考值一般为 0～40U/L）、ALT＞3ULN 且尿胆红素（BIL）＞2ULN 时，表明出现了肝功能损害。

肝功能不全时根据生化指标调整剂量的一般方法如下：

① 当 ALT、AST（天冬氨酸氨基转移酶）、ALP（碱性磷酸酶）或 BIL 在 1～≤3ULN 时，考虑减少药物剂量或加保肝药，如葡醛内酯、肌苷等；

② 当 ALT、AST、ALP 或 BIL＞3ULN 时，应考虑停药，并禁用化学结构类似的药物。

基于生化检验结果进行剂量调整的部分药物信息汇总见表 12-3。

表 12-3　肝功能不全时基于生化检验结果进行剂量调整的部分药物信息

药物名称	剂量调整方法	药动学信息
尼美舒利	出现黄疸或 ALT 或 AST＞3ULN；停药	99% 经肝代谢
比卡鲁胺	ALT 或 AST＞3ULN；禁用	98% 经 CYP 酶代谢和葡萄糖酸苷结合反应代谢
多西他赛	ALT 或 AST 在 1.5～3.5 ULN，或 ALP 为 2.5～6 ULN；剂量减 25% ALT 或 AST＞3.5ULN 或 ALP＞6ULN；禁用	95% 经 CYPA4 代谢，肝功能不全时清除率下降
来氟米特	ALT 为 2～3 ULN；剂量减半 如果继续升高或仍维持在 80～120U/L；停药	99.3% 经肝代谢
柔红霉素	BIL＞34μmol/L；禁用	主要经肝代谢，25% 经肾和胆汁排泄
伊马替尼	ALT 或 AST＞5ULN 或者 BIL＞3ULN；停药	95% 经 CYP3A 代谢
伊立替康	BIL＞3ULN；禁用	
胺苯吖啶	BIL＞34μmol/L；剂量减半	97% 经葡萄糖酸苷结合反应代谢
柔红霉素	BIL＞25μmol/L；剂量减半	主要经肝代谢，经胆汁（约 40%）和尿排泄
去甲氧基	BIL 为 20～34μmol/L；剂量减半	96% 经肝代谢，有肝毒性
长春碱	BIL＞51.3μmol/L；剂量减半	主要经肝 CYP3A4 代谢为活性代谢产物
长春新碱	BIL＞51.3μmol/L；剂量减半	主要经肝代谢，主要经胆汁排泄

(2) 根据 CTP 评分调整剂量

美国和欧盟发布了肝功能不全患者的药动学研究指南，均推荐使用肝功能分级（Child-Turcotte-Pugh，CTP）评分评价肝功能。CTP 评分以腹水、脑病、营养状况、血清胆红素和血清白蛋白等 5 项指标为依据，CTP 评分的具体计分标准见表 12-4。

表 12-4　CTP 评分计分标准

项　　目	1 分	2 分	3 分
血清白蛋白/(g/L)	＞35	28～35	＜28
血清总胆红素/(μmol/L)	＜34.2	34.2～51.3	＞51.3
凝血酶原时间/s	＜4	4～6	＞6
肝性脑病/级	0	Ⅰ/Ⅱ	Ⅲ/Ⅳ
腹水	无	少量/中量	大量

根据 CTP 评分调整药物剂量的一般原则见表 12-5。

表 12-5　根据 CTP 评分调整药物剂量

CTP 评分	肝功能分级	给药方案
5～6 分	A 级（轻度肝功能不全）	用正常患者 50% 的维持剂量
7～9 分	B 级（中度肝功能不全）	用正常患者 25% 的维持剂量，且根据药效和毒性调整剂量
10～15 分	C 级（重度肝功能不全）	应使用经临床试验证实安全性好或药动学不受肝功能改变影响或可进行有效监测的药物

建议根据药物是否主要由肝脏清除以及药物对肝脏的毒性，对肝功能不全患者的给药方案进行如下调整（表 12-6）。

表 12-6　根据药物类型调整肝功能不全患者的给药方案

药物类型	调整方案	举例
由肝脏清除，但对肝脏并无明显毒性反应的药物	须谨慎使用，必要时减量给药	红霉素等大环内酯类（不包括酯化物）、林可霉素、克林霉素

续表

药物类型	调整方案	举例
经肝或相当药量经肝清除,对肝脏有毒的药物	尽可能避免使用	氯霉素、利福素酯化物、红霉素酯化物、四环素、磺胺类、利福平、两性霉素 B、酮康唑、咪康唑、特比萘芬
经肝、肾两种途径清除的药物	在严重肝功能减退时血药浓度升高,且此类患者常伴有功能性肾功能不全,使血药浓度更明显升高,故须减量应用	青霉素类、头孢菌素类
经肾排泄的药物	在肝功能障碍时,一般无须调整剂量。如果肾毒性明显的药物用于严重肝功能减退者时,仍需谨慎或减量,以防肝肾综合征的发生	氨基糖苷类

12.6　肾功能不全患者用药管理

肾脏是机体代谢的重要器官,也是药物损伤的主要靶器官。当肾功能不全时,药动学可发生改变,往往需要减少药物剂量或延长给药间隔,有些具有肾毒性的药物甚至应严格禁用。如肾脏排泄药物的能力大为减弱,主要经肾脏排泄的药物消除减慢,影响药物的疗效并增加毒性,此时必须酌减用药剂量及用药次数,特别是肾毒性的药物更需谨慎。

12.6.1　肾功能不全时的药动学特点

(1) 吸收

肾功能减退时,由于肾单位数量减少,肾实质破坏,药物的吸收速率和吸收程度均降低。此外,肾功能不全的患者往往伴有胃肠功能紊乱、自主神经及内分泌紊乱,也可导致药物吸收减少。慢性尿毒症患者常伴有胃肠道功能紊乱,如呕吐、腹泻,减少药物吸收。

(2) 分布

药物在体内的分布主要依赖于药物本身的理化性质,以及血浆的蛋白结合率。肾功能不全时药物的蛋白结合率发生改变,主要体现在酸性药物的蛋白结合率下降。体内 pH 的变化、低蛋白血症也会影响药物的分布。如酸性药物(如呋塞米、苯妥英钠)血浆蛋白结合率下降,游离药物浓度增高,作用增强,毒性增加;而碱性药物(如吗啡、地西泮)血浆蛋白结合率不变或降低。

(3) 代谢

肾功能减退时经肾脏代谢的药物生物转化可发生障碍,如尿毒症患者维生素 D_3 的第二次羟化障碍。体内药物的代谢产物可在体内积聚,有可能会加重或增强损害肾脏的抗菌药物的不良反应。此外,药物代谢可能发生改变,如药物的氧化反应加速,还原反应和水解反应减慢,而对药物的结合反应影响不大。

(4) 排泄

药物在人体内的排泄途径很多,大多数的药物是通过肾脏排出体外的。肾功能不全时,肾清除率的降低导致药物清除半衰期的延长,从而使药物在体内蓄积,血药浓度升高,其相应的药物不良反应或毒性作用也增加。

药物排泄在某种程度上受肾小球滤过率和肾小管重吸收的影响。肾功能不全时,肾小球滤过减少,主要经肾小球滤过而排出的地高辛、普鲁卡因胺、氨基糖苷类抗生素排泄减慢;

肾功能不全者体内酸性产物增加，呈现肾小管重吸收增加，尿液 pH 值下降，弱酸性药物重吸收增加。

12.6.2 肾功能不全患者用药原则

肾功能不全是由多种原因引起的，肾小球严重破坏，使身体在排泄代谢废物及调节水、电解质平衡，酸碱平衡等方面出现紊乱的临床综合征。在肾功能不全的情况下，安全合理用药很重要。如果确诊属于肾功能不全，在用药时就应特别谨慎，尤其在说明书中出现类似"肾功能不全者慎用"提示更要小心，因此用药时应掌握几个原则。

① 肾功能不全患者用药需格外谨慎，采用肾损害较小或无肾毒性的药物来代替，或是短期使用。

② 注意药物相互作用，特别应避免与具有肾毒性的药物合用。

③ 肾功能不全而肝功能正常者可选用经双通道（肝、肾）消除的药物。

④ 尽量选择少经肾脏排泄的药物。

⑤ 根据肾功能的情况调整用药剂量和给药间隔时间，必要时进行治疗药物监测，设计个体化给药方案。

12.6.3 肾功能不全患者的给药方案调整

当肾功能不全患者必须使用主要经肾脏排泄并具有明显肾毒性的药物时，应按肾功能损害程度严格调整剂量，有条件者可进行血药浓度监测，实行个体化给药。调整剂量通常有减量法、延长给药间隔法及二者结合三种方法。

(1) 减量法

减量法即减少每次给药剂量，而用药间隔不变，该法的血药浓度波动幅度较小。可先给予正常的首次剂量，然后根据肾衰竭程度按正常间隔时间给予较小的维持量，计算公式如下：

$$肾衰竭时药物维持量 = \frac{正常时血肌酐浓度}{肾衰竭时血肌酐浓度} \times 正常时药物维持量$$

正常时血肌酐浓度以 $114.92\mu mol/L$ 计。

该法药物的有效浓度可维持较长的时间，药效优于延长用药间隔时间法。但该法不适于血肌酐浓度大于 $884\mu mol/L$、肾功能严重损害的患者，此时即使每次给予较小的剂量，也可能达到中毒水平。

(2) 延长给药间隔法

延长给药间隔法即每次用药剂量不变，但给药间隔延长，血药浓度波动大，维持有效血药浓度时间短，可能影响疗效。对于主要经肾脏排泄的药物，每次用药剂量不变，只延长用药间隔时间也可以维持药效，间隔时间的推算如下：

$$肾衰竭时用药间隔时间 = \frac{肾衰竭时血肌酐浓度}{正常时血肌酐浓度} \times 正常给药间隔时间$$

针对肾功能不全患者可采用以下四种方法调整其给药方案（表12-7）。

12.6.4 透析患者用药注意事项

肾脏是人体内的重要器官，一旦丧失功能，无法单靠透析治疗完全取代健康肾脏功能。虽然患者可以借由肾衰竭饮食以及限水等方式减少代谢废物的产生与保持干体重，但是还是需要许多药物来帮助维持身体正常运作。

表 12-7　肾功能不全患者给药方案调整

调整方法	具体内容
简易法	按肾功能检查结果估计肾功能损害程度（表 12-8），从而调整剂量；其中内生肌酐清除率最具参考价值，血肌酐其次，血尿素氮影响因素较多；肾功能轻度、中度和重度损害时，抗菌药每日剂量分别减低至正常剂量的 $1/2 \sim 2/3$、$1/5 \sim 1/2$、$1/10 \sim 1/5$
根据肌酐清除率（CL_{cr}）调整用药方案	应用最广泛的肌酐清除率计算方法是 Cockroft-Gault 公式： 成年男性 $CL_{cr} = (140 - 年龄) \times 体重 / (72 \times Scr)$ 成年女性 $CL_{cr} = 成年男性 CL_{cr} \times 0.85$ 体重单位：kg；血肌酐（Scr）单位：mg/dL
其他方法	可按药物说明书上介绍的各种图、表、公式调整用药剂量与给药间隔
个体化给药	使用治疗窗窄或肾毒性大的药物（如氨基糖苷类抗生素、万古霉素等）时，有条件者应进行血药浓度监测，根据监测结果确定用药剂量及用药间隔时间，使峰浓度与谷浓度控制在有效而安全的范围

表 12-8　肾功能损害程度参考值

肾功能试验	正常值	肾功能损害程度		
		轻度	中度	重度
内生肌酐清除率/(mL/s)	$1.503 \sim 2.004$	$0.835 \sim 1.336$	$0.167 \sim 0.835$	< 0.167
血肌酐/(μmol/L)	$53 \sim 106$	$133 \sim 137$	$177 \sim 442$	> 442
血尿素氮/(mmol/L)	$2.5 \sim 6.4$	$7.1 \sim 12.5$	$12.5 \sim 21.4$	> 21.4

透析患者应尽量减少使用药物种类，并且使用能够达到药效的最低剂量以及保证药效的给药时间。透析患者常用药物、用药原因及注意事项见表 12-9。

表 12-9　透析患者常用药物、用药原因、注意事项

药物	用药原因	注意事项
磷结合剂	磷不能通过透析被充分清除，故蓄积于血液中，出现高磷血症。长期高磷血症可致心脏、血管钙化，易出现心力衰竭、心律失常等并发症 多数腹膜透析患者会服用"磷结合剂"类的碳酸钙片，目的是防止过多的磷从胃肠道吸收 其他可选择的磷结合剂还有碳酸镧、司维拉姆等	注意必须在进食的同时服用，否则无效 剂量大时易出现高钙血症
活性维生素 D（如骨化三醇、阿法骨化醇等）	肾脏功能发生衰竭时，就会缺乏活性形式的维生素 D	应在晚上睡前服药
铁剂	铁剂帮助身体合成红细胞	宜在两餐中间服用铁剂 不要在服用钙剂的同时服用铁剂，因为二者可互相络合而不能发挥药效
维生素 B 和维生素 C	腹膜透析患者容易从透析液中丢失水溶性维生素如维生素 B_1、维生素 B_6、维生素 C	每日补充维生素 C 1g，维生素 B_1 和维生素 B_6 各 10mg
缓泻药（如乳果糖、开塞露等）	透析患者易发生便秘，便秘容易增加腹腔感染的机会，导致腹膜炎的发生 便秘还容易造成腹膜透析液引流不畅	通过增加食物中纤维素的含量来通便；如果单纯食疗效果不佳，可适当使用缓泻药
促红细胞生成素（EPO）	正常情况下，肾脏可以产生 EPO 帮助身体合成红细胞 肾衰竭患者的肾脏不能产生足够 EPO，易发生贫血 许多透析患者使用 EPO 以提高身体中红细胞数量	补充 EPO 只能采用注射方式给药
非甾体抗炎药	透析患者有时可出现骨关节疼痛或头痛	口服给药首选对乙酰氨基酚；尽量避免服用阿司匹林，因为阿司匹林可干扰凝血功能，还会刺激胃黏膜；外用可选双氯芬酸乳膏等

此外，还有许多透析患者因特殊原因也需要使用一些药物。

① 胰岛素　需使用胰岛素的糖尿病腹膜透析患者可以在灌液前将胰岛素注入透析液袋内，使胰岛素随透析液从腹腔吸收入血，从而代替皮下注射的给药方式。

② 肝素　纤维蛋白有时可阻塞导管而造成透析液排出困难。使用肝素可减少排出液中的纤维蛋白。进入透析液的肝素会停留在透析液中，不会进入身体。

③ 抗高血压药　水负荷过多是肾衰竭患者出现高血压的一个主要原因。很多腹膜透析患者随着透析和水负荷的纠正、血压恢复，应逐渐减少抗高血压药物的使用，甚至停药。因此，为了更好地控制血压，需要患者每天测量血压并做记录，以便医师和药师及时调整抗高血压药的使用，防止低血压的发生。

④ 抗生素　如果透析患者患有腹膜炎或创口感染需使用抗生素时，可用口服抗生素或将抗生素注射剂注入透析液中给药。

12.7　器官移植患者用药管理

器官移植患者往往需终身服用免疫抑制剂以抑制排斥反应。但免疫抑制剂是一把"双刃剑"，若剂量不足会因排斥反应导致移植器官功能丧失甚至致死，若剂量过大又会导致毒性反应以及机体免疫力过于低下而使感染和肿瘤的风险增加。因此，针对器官移植患者，需密切关注并加强对免疫抑制剂的用药监护。

12.7.1　免疫抑制剂使用原则

免疫抑制治疗目前已从仅着眼于预防和治疗移植术后排斥反应，逐步向追求移植患者和移植器官长期存活、药物不良反应最小化以及改善移植患者生存质量的同时降低其经济负担等方向发展。移植术后免疫抑制剂基本应用原则是在有效预防排斥反应的前提下，达到药物剂量及药物不良反应最小化，实现个体化给药。

（1）联合用药原则

采用免疫抑制剂联合用药方案。利用免疫抑制剂协同作用，增加药物的免疫抑制效果，减少单药剂量，降低其不良反应。同时需关注联合使用的免疫抑制剂之间是否存在相互作用。

（2）精准用药原则

制订个体化的用药方案，即根据不同的个体，或同一个体在不同时段以及个体对药物的依从性和不良反应调整用药种类和剂量。由于个体间存在药动学差异，某些药物如环孢素、他克莫司等需要通过监测血药浓度来调整剂量。

（3）最低剂量原则

器官移植术后早期易发生排斥反应，免疫抑制剂应用量较大。通过监测器官功能、血药浓度等，在有效预防排斥反应的前提下，维持期酌情减量，最终达到剂量最小化，避免免疫抑制过度，减少因免疫功能降低所致感染和肿瘤等并发症的发生。

12.7.2　免疫抑制剂用药方案及药物监护

目前临床常用的免疫抑制剂包括糖皮质激素、钙调磷酸酶抑制剂（CNI，如他克莫司、环孢素）、哺乳动物雷帕霉素靶蛋白抑制剂（如西罗莫司）、嘌呤和嘧啶合成抑制剂（如吗替麦考酚酯、咪唑立宾、硫唑嘌呤）等。结合《器官移植免疫抑制剂临床应用技术规范（2019

版)》，现将移植患者常用免疫抑制剂的用药方案整理如下（表 12-10），其中包括各免疫抑制剂的用法用量、给药时间、谷浓度监测要求以及是否受食物影响。

表 12-10　移植患者常用免疫抑制剂的用药方案

药物名称	用法与用量	监测谷浓度	是否受食物影响	服药建议
环孢素	初始剂量为 3～6mg/(kg·d)，分 2 次服用，每 12h 口服一次，之后根据谷浓度调整剂量	肾移植： 第 1 个月内，150～300ng/mL 第 2～3 个月，150～250ng/mL 第 4～12 个月，120～250ng/mL ＞12 个月，80～120ng/mL	较小	①软胶囊需整粒吞服，如日剂量不能被精确均分为 2 次，早、晚可给予不同剂量；必要时可改用口服溶液 ②环孢素受食物影响较小，但为减少药物浓度波动，仍建议保持固定的给药方案，可选择餐前或餐后给药，但每天的用药时间要求一致
他克莫司	初始剂量 0.05～0.15mg/(kg·d)，分 2 次服用，每 12h 口服一次，之后根据谷浓度调整剂量	肾移植： 第 1 个月，8～12ng/mL 第 2 个月，6～10ng/mL 第 3～12 个月，4～10ng/mL ＞12 个月，4～8ng/mL	明显	建议患者空腹给药，即餐前 1h 或餐后 2h 服用，2 次用药应间隔 12h
吗替麦考酚酯	每次 0.75～1.0g，每日 2 次，之后根据临床表现或霉酚酸(MPA)浓度调整剂量	调整剂量前后及开始或停用合用药物时，需监测 MPA 浓度（因为吗替麦考酚酯为前体药物，经肝肠循环被转化为活性形式——MPA）	峰浓度下降 40%	建议空腹给药
硫唑嘌呤	2～5mg/kg，qd	不需要	较小	建议与食物同服以减轻胃肠道不适症状
咪唑立宾	初始剂量为 2～3mg/(kg·d)，每日早晨顿服或分 2 次口服，之后逐渐减至维持剂量 1～3mg/(kg·d)	不需要	较小	建议保持固定的给药方案，可选择餐前或餐后给药，但每天的用药时间要求一致
来氟米特	前 3～5 天，每日 50mg 负荷剂量，之后每日 20mg 维持	不需要	较小	
西罗莫司(SRL)	体重≥40kg 患者，起始负荷剂量 6mg/d，维持剂量 2mg/d，每天一次给药；体重≤40kg 患者，负荷剂量 3mg/(m²·d)，起始维持剂量 1mg/(m²·d)	SRL+CNI+糖皮质激素方案时，SRL 谷浓度 8～12ng/mL；(早期)SRL+MPA+糖皮质激素方案时，SRL 谷浓度 4～10ng/mL；(晚期)SRL+MPA+糖皮质激素方案时，SRL 谷浓度 4～8ng/mL	较小	本药片剂不得压碎、咀嚼或掰开；为减少药物吸收差异，建议保持固定的给药方案，可选择餐前或餐后给药，但每天的用药时间要求一致
糖皮质激素	按泼尼松计算，通常术后 2～3 个月时为 10mg/d，6 个月时为 5～10mg/d，半年后为 5～7.5mg/d	不需要	较小	每日一次，给药时间建议为早 8 点左右，可选择餐前或餐后给药，但用药时间要求一致(注：肝功能异常或肝移植术后患者，可使用甲泼尼龙片，5mg 泼尼松合 4mg 甲泼尼龙)

常用免疫抑制剂［尤其是 CNI 和哺乳动物雷帕霉素靶蛋白（mTOR）］能够被肝药酶 CYP3A4 代谢，许多因素可影响此酶代谢，导致免疫抑制剂血浆浓度升高或降低，从而使

移植患者发生感染、肿瘤或排斥反应的风险增加。因此，维持期患者最好每个月监测一次药物谷浓度。如发生急性疾病或使用可能干扰免疫抑制剂血浆浓度的药物时，应增加监测频率。药物、饮食对常用免疫抑制剂的影响见表 12-11。

表 12-11 **常用免疫抑制剂的药物相互作用**（药物-食物相互作用）

免疫抑制剂(A 药)	药物	饮食	作用结果
他克莫司 环孢素 西罗莫司	• 抗真菌药(如氟康唑、伏立康唑) • 大环内酯类抗生素(如红霉素、克拉霉素) • 某些钙通道阻滞剂(如维拉帕米、尼卡地平) • 促胃肠动力药(如甲氧氯普胺) • 多西环素、西咪替丁、环孢素等肝药酶抑制剂	葡萄柚(汁)(他克莫司、西罗莫司、环孢素) 高脂饮食(西罗莫司)	导致 A 药血浆浓度升高
	抗结核药(如异烟肼、利福平)、抗癫痫药(如卡马西平、苯妥英钠、苯巴比妥)等肝药酶诱导剂	高脂饮食(他克莫司)	导致 A 药血浆浓度降低
吗替麦考酚酯	• 他克莫司 • 阿昔洛韦 • 更昔洛韦	—	导致 A 药血浆浓度升高
	• 干扰肝肠循环的药物(如考来烯胺) • 抑酸剂	—	导致 A 药血浆浓度降低

12.7.3 慢性排斥反应的危险因素及防范措施

慢性排斥反应一般在器官移植后数月至数年发生，发病隐匿，缺乏特异性临床表现，不像急性排斥反应那样"来势汹汹"，因此不易为患者所察觉，一些未能定时复查随访的患者常常因不能及早地发现病症而错过最佳的治疗时机。慢性排斥反应一般呈不可逆转性改变，最终可导致移植器官功能衰竭，是移植后期移植器官丧失功能的主要原因，也是影响器官移植远期疗效和移植患者长期健康存活的主要因素。因此，药师应掌握诱发慢性排斥反应的药物相关危险因素及对应的防范措施，帮助移植患者进行安全有效的药物治疗。

慢性排斥反应与用药相关的危险因素主要包括以下三方面：

(1) 患者用药依从性

依从性差是导致移植器官远期丧失功能的重要危险因素之一。常见影响因素包括患者心理因素（自卑、与社会脱节、缺乏来自社会或家庭成员的关怀）、生活节律改变（如周末、节假日晨起药物漏服问题）、经济原因（停药、减量或更换生产厂家导致的药物浓度不达标）、药物知识缺乏（服药方法不正确、未及时监测浓度、同服存在潜在相互作用的食物或药物）等。

(2) 伴发疾病影响

① 腹泻　他克莫司可诱发药源性腹泻，而同时腹泻也会使他克莫司吸收减少，导致免疫抑制效应不足而引发排斥反应。

② 感染　长期使用免疫抑制剂可增加机会性致病菌（巨细胞病毒、EB 病毒）感染风险，从而增加排斥反应导致移植器官失去功能的可能；而部分抗感染药物（如利福平）可降低他克莫司和环孢素等药物的血浆浓度，降低免疫治疗效果。

③ 伴发疾病用药影响免疫抑制剂血浆浓度，导致慢性排斥反应。例如器官移植患者同时有高血压或糖尿病，需使用降压药或降糖药时，应注意这些药物与免疫抑制剂可能产生相互作用。

（3）药物毒性

长期 CNI 暴露与患者发生慢性移植肾功能障碍可能相关。研究表明，环孢素的肾毒性与剂量相关，多见于用药 6～12 个月后，表现为血肌酐逐渐升高；他克莫司的肾毒性与环孢素相似。因此，对于肾移植受者一旦发现血肌酐升高应注意鉴别是 CNI 浓度不足引发的排斥反应还是药源性肾功能异常。

结合以上危险因素，建议药师开展的防范排斥反应措施如下：①告知患者免疫治疗的重要性；②指导患者正确使用免疫抑制剂；③告知患者药物浓度监测周期及检测结果的意义；④做好伴发疾病药物治疗方案的调整；⑤帮助疑似出现排斥反应的患者排查可能的影响因素。

思考题

1. 老年人合理用药原则有哪些？
2. 请回答新生儿与稍年长儿童药动学方面的主要区别。
3. 请回答肝肾功能不全患者的给药方案调整方法。

（杨　勇　刘雨晴　康　震）

第13章 用药重整与处方精简

说明： 本章重点介绍用药重整和处方精简，这是目前临床药学备受关注的重要工作，也是药师践行药学监护技能延伸的服务业务。本章对用药重整的概念、目的、意义和步骤作了阐述；介绍了老年患者多重用药的根源以及解决问题的办法；讲解了处方精简的意义、应用、实施流程及其相关案例。对于临床药学学生来说，掌握这些基本概念和熟悉具体的应用方法至关重要。

学习目标
- 掌握用药重整的概念和初衷以及目前的延伸功能。
- 掌握用药重整的目的和意义以及用药信息不一致的问题根源。
- 掌握老年患者多重用药的问题以及解决办法。
- 熟悉处方精简的目的、意义、工具应用和实施流程。
- 了解处方精简的实际案例。

　　用药重整（medication reconciliation）是药师践行药学监护的重要一环，是发现和解决患者用药信息不一致造成用药差错和发生药物不良事件而衍生发展的一项服务，也是药物治疗管理服务的重要组成部分。只有预先对患者的用药信息进行重整，获得一份完整和准确的患者用药清单信息，才能真正开始实施药物治疗评估（也称用药评估）的工作，国内一些学者也把用药重整这项工作延伸并涵盖用药评估以及之后的治疗方案调整。此外，**处方精简**（deprescribing）是药师对患者实施用药评估后的一项干预措施，其重点是以用药安全为目的，针对老年患者或多重用药的患者，在采集患者完整和准确的用药信息后经用药重整，获得患者最可能的用药清单（best possible medication history，BPMH），再评估和判断患者的用药是否需要精简的一个过程。处方精简的形式可以表现为停用某些重复或风险用药，也可以逐渐减少某种药物的剂量直到完全停用该药。用药重整和处方精简都充分体现了药师服务的专业价值，而处方精简这项干预措施对药师来说更具挑战性。

13.1　用药重整

　　据美国医学研究所（IOM）报告显示，"住院患者平均每天至少会发生一次用药差错"。这证实了先前的研究结果，即用药差错是临床治疗中最常见的患者安全错误。超过40%的用药差错被认为是由于患者入院、转院和出院期间诊疗交接不充分造成的。大约20%差错被认为会造成患者伤害。如果能实施用药重整措施，多数的这些差错都将可以避免。

13.1.1　用药重整的定义

　　美国国际医疗卫生机构认证 JCI 对用药重整的定义为：创建患者当前用药最准确的完整

清单，并将这份药物清单与患者病历记录或用药医嘱中的药物清单进行比较的规范操作流程。因此，药师应将患者现使用的所有药物与医师新开具医嘱需要使用的药物进行比较，确认药物治疗信息是否一致，包括名称、剂量、频率和途径，并及时与医师沟通，以保证患者的用药安全。药师也可将患者用药信息比对的结果作为考核患者药物治疗依从性的重要指标。

　　用药重整可由医师、药师或护士来执行，但多数国家或地区均由药师来承担，并作为药学监护服务的一部分。研究发现，如果药师进行用药重整，其识别药物相关问题的能力远高于医师和护士。美国卫生系统药师协会（ASHP）声明了药师在用药重整中无可替代的重要作用。

　　一份完整的用药清单应包括所有处方药、非处方药、草药、营养补充剂、疫苗等（以下统称为用药清单）。目前许多临床医师认为非处方药和营养补充剂不属于用药清单范畴，通常不应作为实际的用药记录在案。但由于处方药、非处方药或营养补充剂之间可能发生相互作用，因此所有药物和营养补充剂都应成为患者用药史的一部分，并包含在用药重整过程之中。

13.1.2　用药重整的目的与意义

　　患者在不同的医疗环境或治疗场所之间进行**诊疗交接**（transition of care）时（包括急诊门诊到住院病房，住院病房到 ICU，住院病房到护理院，或护理院到急诊门诊），往往发现患者的**用药信息不一致**（medication discrepancy）。加拿大安全用药规范研究所（ISMP Canada）认为用药信息不一致常表现在用药变更（剂量、频率、剂型等）、添加药物和遗漏处方给药等环节的信息差错问题（图 13-1）。

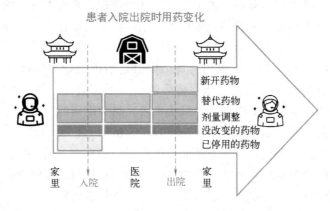

图 13-1　**患者入院出院时用药信息的变化情况**

　　患者出入院时，用药信息不一致可能出现的 3 种情形问题：
　　① 有意变更处方且做了记录（入院时的用药变化）。
　　② 有意变更处方却未做记录（记录差错问题）。
　　③ 无意变更处方也没做记录（不了解患者信息下的医嘱差错）。

　　用药信息不一致在临床药物治疗中并不少见。据国外的统计，患者在入院、出院和住院时出现的用药不一致问题已得到广泛的研究。研究发现在入院时，高达 67% 的患者，其用药清单中至少存在一种不一致的药物，这将导致或可能导致不良结局，41.3% 的出院患者至少存在 1 种无意的用药信息不一致；门诊患者用药信息不一致的发生率为 26.3%，其中 58.8% 用药信息不一致发生在医师处方之外的药物。据国内的一项统计，高血压患者的各种用药信息不一致在 8%～44%之间。

　　用药不一致问题的增加可能与系统信息共享不佳和患者个人行为相关。系统相关的因素主要是不同来源的信息冲突，出院说明不完整、不准确或难以辨认以及重复用药信息。患者相关的因素主要是有意、无意和不依从的问题。研究表明，药师通过开展用药重整服务，能使每张处方平均的用药差错从干预前的 1.45 个减少至干预后的 0.76 个，潜在的药物不良事件减少约 80%，极大地减少了患者诊疗交接过程中的用药差错。

　　除了用药信息不一致，可能还会发现患者的实际用药情况还有各种存在或潜在的药物相关问题。通过用药重整形成合理的用药清单，以便进行下一步的用药评估。处方精简可减少老年多病患者多重用药的风险和不必要的用药数量和剂量，提升老年患者的生活质量。

13.1.3　用药重整的步骤

　　用药重整是将患者的用药医嘱与患者服用的所有药物进行比较的过程。进行这种重整是为了避免用药差错，例如遗漏、重复、剂量错误或药物相互作用。在开具新药或改写现有医嘱的每次诊疗交接时都应执行此操作。该过程包括五个步骤：①获取患者当前完整、准确的用药信息，即 BPMH，包括处方药、非处方药、保健品、中草药等，制订当前药物清单；②通过不同途径确认 BPMH，形成综合的用药医嘱；③比较两份清单上的药物，重整 BPMH，解决用药信息不一致问题并记录；④根据比较做出临床决策，提供准确的用药信息清单及变更原因；⑤将最新的准确用药清单交给适当的护理人员和患者。

　　由上可见，获取 BPMH 是基础，通过与处方比对，发现问题是关键，若存在药物治疗问题则需要分析评估原因，干预解决问题是重点，从而确保患者用药安全、准确。

13.1.4　用药重整案例

　　这是一个在社区药房解决患者出院处方问题的案例。这种情况必须进行用药重整。

　　患者，男，79 岁，一直在住院，目前居家自己管理用药。由于该患者是药房的常客，因此可以查看他配药的记录信息（表 13-1、表 13-2）。由于进行一次准确的用药重整需要花点时间，所以首先嘱咐患者稍坐一会儿。通过重整信息进行比较后，生成一份更新的最可能的用药清单。在实践中，进一步的用药评估就要遵循这份重整的用药目录了。

表 13-1　**患者出院处方用药清单**

培哚普利(雅施达),4mg	一天 2 次,早晚 1 片
低精蛋白锌胰岛素(诺和灵 N)	早 10IU、晚 16IU
华法林(上海信谊),2.5mg	每天维持剂量(遵医嘱)
艾司奥美拉唑(耐信),20mg	早 1 片
硝酸甘油,0.5mg	每日 1 次
艾司西酞普兰(来士普),10mg	睡前 1 片
辛伐他汀(舒降之),40mg	睡前 1 片

表 13-2　**患者住院前在社区药房调剂过的处方用药清单**

配药	用法	处方医师	最新配药时间
泮托拉唑,20mg	早 1 片	全科医师	2017.08.16
左旋甲状腺素(优甲乐),0.05mg	早 2 片	专科医师	2017.09.12
培哚普利(海思科制药),4mg	早 1 片	全科医师	2017.08.16
低精蛋白锌胰岛素(优思灵 N)	早 10IU、晚 16IU	全科医师	2017.08.16
华法林(上海信谊),2.5mg	遵医嘱	全科医师	2017.08.17
艾司西酞普兰(来士普),10mg	早 1 片	全科医师	2017.07.26
辛伐他汀(浙江京新),40mg	睡前 1 片	全科医师	2017.07.26

　　药师对患者的出院处方与在社区药房配药的历史记录进行用药重整后，重新制表为表13-3。

表 13-3　　更新最可能的用药清单以及用药重整后的行动计划

新开具的处方	调配记录史	用药行动计划	最可能的 用药清单	用药重整后的用药计划
培哚普利（雅施达），4mg，一天 2 次，早晚 1 片	培哚普利（海思科制药），4mg，早 1 片	按旧用法，现调配仿制药	培哚普利（海思科制药），4mg，早 1 片	与全科医师核对信息，或要求患者下次就诊找医师核对信息
低精蛋白锌胰岛素（诺和灵 N），早 10IU，晚 16IU	低精蛋白锌胰岛素（优思灵 N），早 10IU，晚 16IU	继续现有治疗方案	低精蛋白锌胰岛素（优思灵 N），早 10IU，晚 16IU	—
华法林（上海信谊），2.5mg，遵医嘱	华法林（上海信谊），2.5mg，遵医嘱	—	华法林（上海信谊），2.5mg，遵医嘱	预约全科医师检测国际标准化比值（INR）
艾司奥美拉唑（耐信），20mg，早 1 片	泮托拉唑，20mg，早 1 片	审核适应证，继续使用现有品牌药物	泮托拉唑，20mg，早 1 片	—
硝酸甘油，0.5mg	—	新开具处方	硝酸甘油，0.5mg	指导患者正确使用
艾司西酞普兰（来士普），10mg，睡前 1 片	艾司西酞普兰（来士普），10mg，早 1 片	现用法更为合理	艾司西酞普兰（来士普），10mg，早 1 片	—
辛伐他汀（舒降之），40mg，睡前 1 片	辛伐他汀（浙江京新），40mg，睡前 1 片	继续使用现有仿制药	辛伐他汀（浙江京新），40mg，睡前 1 片	如有可能换成阿托伐他汀早 1 次，应经全科医师同意
—	左旋甲状腺素（优甲乐），0.05mg，早 2 片	不用停药，继续治疗	左旋甲状腺素（优甲乐），0.05mg，早 2 片	要求患者下次就诊时与全科医师核对

13.2　处方精简

　　中国有句老话："是药三分毒。"药能治病，亦能致病，在保证治疗效果的前提下，药用得越少越好。处方精简这一概念是 2003 年由澳大利亚老年科医师 Woodward MC 在澳大利亚医院药师协会官刊 *Journal of Pharmacy Practice and Research* 上提出的，一开始应用于老年病的用药管理，但国外现已扩展应用到其他临床科室患者，尤其是那些长期多病共患、多重用药及预期寿命有限的患者。

13.2.1　多重用药的概念

　　老年人由于常常并发多种慢性病，通常需要服多种药物，因此多重用药在老年人中很常见。使用多少种药物算是"多重用药"并没有严格的定义，一般以≥5 种或≥9 种药物来定义，其中以≥5 种药物最被广泛接受。

　　多重用药在世界范围内都是非常常见的。美国一项调查 13869 名社区老年人（≥65 岁）处方药使用趋势的研究发现，服用≥5 种药物的比例从 1988 年的 12.8% 增至 2010 年的 39.0%；澳大利亚居家老年医疗服务中心平均每例患者使用 7 种药物；新西兰有 35% 年满

65 岁的人和 59％年满 85 岁的人接受 5 种或更多药物的长期治疗；欧洲 26.3％～39.9％的 65 岁以上老年人长期使用 5 种以上药物；我国 60 岁以上社区老年慢性病患者服用 5 种以上药物的比例为 24.38％～69.6％，住院患者服用≥5 种药物的比例为 48.0％～95.7％。

老年人常患有多种疾病。据统计，美国 80％的 65 岁及以上的老人患有 2 种及以上的慢性病。多种疾病需要多个专科的医师进行诊治，而且临床指南一般只是对单一疾病（如心力衰竭、高血压或糖尿病）的管理提出建议，通常建议使用≥2 种药物来达到最佳管理，却未能提供多病共患时的用药指导。对多种疾病的共同治疗会导致多药治疗，使得最后的治疗方案变得非常复杂，并且费用昂贵。此外，临床指南涉及的研究经常排除老年人和多病共患的患者，降低了临床指南在老年人群中的适用性（目前国内已发布多种有关老人合理用药的专家共识和临床指南）。

处方级联（prescribing cascade）是导致多重用药的一个重要因素，需要药师多加关注。它是指处方一个药，用以治疗另一个药所引起的不良反应；而这个药又可能引起新的不良反应，需要处方其他药来治疗这个不良反应，从而导致越用药疾病越多，疾病越多用药越多的现象。诸如使用双氯芬酸治疗疼痛，可能会导致消化道出血，如果双氯芬酸的这个不良反应没有被识别，医师可能会用质子泵抑制剂（proton pump inhibitor，PPI）来治疗；而 PPI 又可能导致消化不良，如果 PPI 的这个不良反应又没被识别，医师可能会再使用胃动力药和消化酶来治疗。但如果医师改用对乙酰氨基酚来治疗疼痛，如果有效，那么后续的 PPI、胃动力药和消化酶就可以被精简。

多重用药可能会导致患者的多种损害，包括药物不良事件风险增加、药物相互作用和药物-疾病相互作用出现（表 13-4）、功能性能力降低、多种老年综合征出现（表 13-5）、用药不依从和死亡率增加，并可能出现老年人**潜在不适当用药**（potentially inappropriate medication，PIM），即老年患者避免使用或在某些情况下老年患者避免使用药物。多重用药还会导致医疗费用的增加。

表 13-4　常见药物-疾病相互作用

疾病	药物	作用
充血性心力衰竭	• NSAID 和 COX-2 抑制剂 • 噻唑烷二酮类 • 非二氢吡啶类的 CCB	可能促进液体潴留，加重心力衰竭
痴呆	• 抗胆碱能类 • 抗精神病药（长期和按需使用） • 苯二氮䓬类 • H_2 受体拮抗剂 • 非苯二氮䓬类的苯二氮䓬受体激动剂（右佐匹克隆、唑吡坦、扎来普隆）	对中枢神经系统的不利影响 在痴呆患者中，抗精神病药导致更高的脑血管风险
胃和十二指肠溃疡	• 阿司匹林 • NSAID	加剧已经存在的溃疡或引发新的溃疡
慢性肾病	• NSAID	增加急性肾损伤的风险并导致肾功能进一步下降
尿失禁	• 雌激素（口服和经皮） • 外周 α_1 受体阻滞剂 • 利尿剂 • 胆碱酯酶抑制剂	加剧尿失禁
良性前列腺增生	• 抗胆碱能类	导致尿潴留

CCB—钙通道阻滞剂；COX—环氧化酶；NSAID—非甾体抗炎药。

表 13-5   多重用药相关的老年综合征

老年综合征	药物类别（附示例）
谵妄与痴呆	抗胆碱能药 • 抗抑郁药：阿米替林、多塞平、帕罗西汀 • 抗组胺药：苯海拉明、羟嗪 • 抗毒蕈碱药：奥昔布宁、托特罗定 • 抗精神病药：氯丙嗪、奥氮平 • 抗痉挛药：阿托品、东莨菪碱 • 骨骼肌松弛药：巴氯芬 苯二氮䓬类 糖皮质激素 H_2 受体拮抗剂 镇静催眠药
跌倒	抗惊厥药、抗高血压药、抗精神病药、苯二氮䓬类、非苯二氮䓬类的苯二氮䓬受体激动剂、阿片类、SSRI、TCA
尿失禁	胆碱酯酶抑制剂、抗抑郁药、抗组胺药、抗高血压药（钙通道阻滞剂、利尿剂、外周 α_1 阻滞剂）、抗精神病药、阿片类、镇静催眠药
眩晕	抗胆碱能药（同上） 抗高血压药：外周 α_1 受体阻滞剂、中枢 α 受体阻滞剂 磺脲类（长效）
体重减轻	吞咽困难：双膦酸盐、多西环素、铁、NSAID、钾 影响味觉和嗅觉：ACEI、别嘌醇、抗生素、抗胆碱能药、抗组胺药、CCB 减少食欲：抗生素、抗惊厥药、苯二氮䓬类、地高辛、二甲双胍、阿片类、SSRI
便秘	抗胆碱能药、CCB、阿片类

ACEI—血管紧张素转化酶抑制剂；CCB—钙通道阻滞剂；SSRI—选择性 5-羟色胺再摄取抑制剂；NSAID—非甾体抗炎药；TCA—三环类抗抑郁药。

13.2.2   处方精简的意义

2017 年广东省药学会将处方精简的概念引入我国临床。处方精简是指对可能导致患者损害或患者不再获益的用药，减少其剂量或停用的计划和管理过程；处方精简的广义目标是提高患者生活质量，避免疾病恶化或引起停药反应，有效减少用药负担和伤害，同时维持慢性病的控制。换言之，处方精简就是鉴别并对不必要的、无效的和/或不合适用药进行减量或停用的过程。处方精简要针对患者的实际情况，包括治疗的目标、当前的器官功能、预期寿命、价值观和患者个人偏好等，对用药的获益和损害进行权衡。

处方精简的核心工作是减少可能存在问题的多重用药、药物不良反应以及不适当或无效的用药，以改善健康结局。处方精简是一个逐渐减药、撤药、停药的过程。药师在实施这项工作中需注意：①审核患者当前使用的所有药物；②确认需要停止、替代或减量的药物；③与患者一起制订减少用药方案；④定期审核用药方案，并对患者进行监护。

目前对涉及多药物类别和多疾病的处方精简成效评价的研究虽然还很有限，但现有的研究已经展示了处方精简的意义。处方精简后，患者跌倒次数减少，认知功能改善。一些小规模的研究已经报道了处方精简的许多好处，包括减少了医疗费用、减少了药物相互作用和PIM，同时改善了患者的用药依从性，提高了患者满意度。此外，减少不必要的用药后，使医师为患者处方另外一些适当的药物成为可能。

13.2.3   处方精简的工具

处方精简对药师的综合能力要求很高，开展这项工作需要药师对患者的疾病情况、患者对治疗的要求、药物作用机制、相关疾病诊治的最新进展及指南的推荐、药物相互作用等情况进行综合考虑，最终制订精简药物的方案。表 13-6、表 13-7、表 13-8 及图 13-2、图 13-3 列出了开展处方精简的一些标准、流程以及辨别可被精简药物的方法，有助于希望开展处方精简的药师启动这项工作。目前我国药师容易忽视某些药物的抗胆碱能作用和易导致老年人跌倒的作用，表 13-6 第 5、6 项工具有具体的阐述。但这只是一些启动工作的基础知识，要高质量地进行处方精简，药师还需要不断进行知识的充实与更新。

表 13-6　鉴别多重用药和不合理用药的标准

序号	工具	简介
1	Beers 标准	基于循证的潜在不适当用药目录，列出老年患者尽量避免、或减少剂量、或谨慎处方、或需要仔细监测的药物
2	STOPP/START 标准	老年人不适当处方筛查工具（STOPP）/老年人处方遗漏筛查工具（START）
3	Deprescribing.org	5 个循证指南，帮助医务人员安全减少或停止 5 种特定类别的用药：PPI、苯二氮䓬受体激动剂、抗精神病药、降糖药、胆碱酯酶抑制剂和美金刚
4	中国老年人潜在不适当用药判断标准	中国版的 Beers 标准
5	药源性（抗胆碱能）认知功能障碍健康管理共识	广东省药学会制定的管理抗胆碱能药物使用的指引
6	老年人药物相关性跌倒预防管理专家共识	广东省药学会制定的管理易导致老年人跌倒的药物的使用指引

表 13-7　可以被精简的药物

可考虑精简的药物	示例
潜在不适当用药	• Beers 目录上的药物，如苯二氮䓬类、NSAID、抗胆碱能类
治疗无效	• 尽管患者依从性好，但并不能有效控制血压的降压药 • 服用 SSRI 类药以调节情绪，但没有明显改善 • 奥昔布宁用于治疗尿失禁，但症状没有改善 • 停用多库酯，观察便秘情况是否加重
无适应证	• 利尿药用于没有充血性心力衰竭的水肿患者 • PPI 在住院期间作为预防用药，但出院后还继续使用 • 服用 SSRI 治疗之前（已解决）的抑郁症 • 抗高血压药用于虚弱的患者，该患者目前的血压低于目标血压
在患者的生存年限内不可能获益	• 预期寿命<5 年的患者使用他汀类药物作为初级预防 • 双膦酸盐在低骨质疏松风险且预期寿命<5 年的患者中使用
等待获益的时间太长	• 低风险患者使用他汀类药物 2 年左右才能产生疗效 • 低风险患者服用阿司匹林作为主要预防措施至少 5 年才可能产生疗效
患者希望停用	• 患者确定药物的副作用
剂量调整方案太复杂	• 每日 2 次的 β 受体阻滞药可改为长效制剂

　　NSAID—非甾体抗炎药；PPI—质子泵抑制剂；SSRI—选择性 5-羟色胺再摄取抑制剂。

表 13-8　各类药物的处方精简

药物类别	精简原因	精简后的潜在获益	建议
抗精神病药	• 虽然证据有限，但已用于痴呆患者 • 可引起心血管、代谢和认知方面的副作用，包括卒中和死亡	• 提高认知能力 • 改善语言功能 • 撤药导致的风险较低	• 痴呆患者需 3～6 个月内逐渐减少剂量 • 监测精神症状是否复发 • 如果症状复发，尝试行为干预 • 必要时重新用药

续表

药物类别	精简原因	精简后的潜在获益	建议
他汀类	• 在>80岁的患者中的研究有限,有关数据只是推断 • 低总胆固醇与>80岁患者高死亡率相关 • 可能更大程度地导致肌病和认知障碍	• 改善有限预期寿命患者的生活质量 • 在>75岁以上的成年人中,与心血管事件、死亡率等风险增加无关 • 停药后可获益5年余	• 对以下患者考虑停用他汀类药物: 　-患者>80岁 　-用药>5年(初级预防) 　-预期寿命<5年 　-患严重的肌病
降压药	• >80岁老人的目标血压还是有争议的 • 收缩压<140mmHg可能增加>80岁患者的死亡率 • 利尿剂与低血压和尿失禁有关	• 更低的死亡率 • 降低心血管风险 • 精简利尿剂可能减少药物不良作用	• 对于血压低于目标值的患者,减少降压药的剂量或数量 • 密切监测,必要时重新用药
苯二氮䓬类	• 可导致神志不清及增加跌倒风险 • 不适用于原发性失眠	• 降低跌倒风险(比运动更有效) • 改善认知和心理运动能力	• 与患者沟通,每2周减少起始剂量的25% • 实施教育和行为改变策略,包括谈话疗法,以提高成功率
PPI	• 长期使用的适应证少(Barrett食管、有出血溃疡史、严重食管炎) • 与其他常用药物有显著的药物相互作用	• 降低骨折、肺炎、艰难梭菌感染的风险 • 改善维生素B_{12}、铁、镁的吸收	• 减少剂量/延长用药间隔,或停药 • 密切随访,监测症状是否反弹 • 使用非药物疗法(改变饮食,减轻体重)或间歇给药
NSAID/阿司匹林(>325mg/d)/COX-2抑制剂	• 可导致或加剧多种疾病,包括CKD和CHF • 使已有溃疡恶化或引起新的溃疡	• 降低心力衰竭患者体液潴留的风险 • 降低血压 • 降低急性肾损伤/CKD进展的风险	• 将NSAID换成对乙酰氨基酚 • 如果骨关节炎需要药物治疗,可以考虑类固醇关节注射 • 监测疼痛症状

CHF—充血性心力衰竭；CKD—慢性肾脏病；COX—环氧化酶；NSAID—非甾体抗炎药；PPI—质子泵抑制剂。

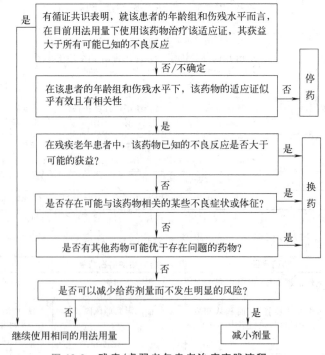

图 13-2　残疾/虚弱老年患者治疗实践流程

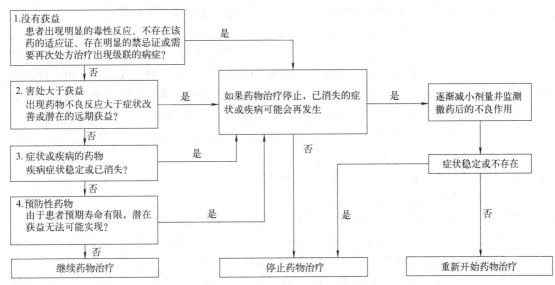

图 13-3　**停药模式与决定流程**

13.2.4　处方精简的实施流程

目前尚未建立处方精简完善的标准流程，但在我国实施处方精简方案应考虑以下步骤。必须强调的是，整个处方精简流程，都需要患者密切配合与参与。处方精简过程的核心要点见表 13-9。

表 13-9　**处方精简过程的核心要点**

序号	步骤内容	具体工作
1	采集患者用药信息	确定患者目前正在服用的所有药物及其服用每种药物的原因
2	评估患者及用药风险	确定和评估风险依据如下： A. 药物因素 • 药物数量（单一最重要的预测因素） • 使用"高风险"药物 • 过去或当前的毒性 B. 患者因素 • 年龄大于 80 岁 • 认知障碍 • 多种合并症 • 物质滥用 • 多个处方医生 • 过去或当前的不依从性
3	制订精简方案	A. 在确定需要的停药干预强度时，考虑患者个体的药物诱发伤害的总体风险 B. 评估每种药物是否符合停药条件 • 没有有效的适应证 • 属于处方级联的一部分 • 药物的实际或潜在危害明显超过任何潜在的获益 • 药物治疗疾病和/或症状无效或症状已完全消失 • 预防性用药在患者剩余寿命内不太可能带来重要获益 • 药物带来不可接受的治疗负担
4	确定停用药物	决定药物停用顺序，可能需要综合考虑 3 个标准： • 危害最大且获益最小的药物 • 最容易停用的药物，即撤药反应或疾病反弹可能性最低的药物 • 患者最愿意首先停用的药物（以获得患者对停用其他药物的支持） 建议的方法是将药物从高危害/低获益到低危害/高获益进行排序，并按顺序依次停用前者
5	随访及指标监测	实施随访及监测指标，及时应对停药后症状复发

(1) 尽可能采集和整理患者完整用药史，对使用的全部药物进行审核

让患者把他所用的全部药物装在一个袋子里带到药师处，包括处方药、非处方药（OTC）、中成药、营养补充剂等，另外，中药饮片以及有药理作用的食物，如西柚汁、黑木耳、广东的煲汤料等不方便带来的食物，药师应以提问的方式了解患者是否使用。这里强调，要尽量让患者将药品实物以及包装带来，而不仅仅是用药清单，以防错漏。和患者一起审核他们服用的药物，并由药师记录整理患者的用药史，这就是上面提到的 BPMH。确定并讨论每种药物的适应证及其对该适应证的疗效。根据患者的治疗目标和偏好，考虑每种药物的潜在获益和损害。确认患者是否正在服用医师处方上开具的所有药物，并确定漏服药物的原因，如不良反应、给药方案、对药物的理解、患者的认知等。

(2) 评估用药风险并制订精简方案

药师需要依据现有的药物治疗的循证证据，结合患者的偏好，权衡利弊，与患者一起讨论处方精简的风险与获益，并考虑每种药物可能被精简的优先顺序。如果某药物缺乏循证证据支持患者获益，对该药需要考虑以下因素：已知或疑似不良反应、药物剂量对患者的获益和损害情况、患者的偏好和治疗目标、患者的预期寿命、药物获益的等待时间、停药后药物疗效的维持时间。

需要注意，由于患者的病情不同、偏好各异，药师的水平和思维方式也有差异，同时医药学知识不断更新，循证证据层出不穷，因此，精简药物治疗方案就是药物治疗管理服务的一项干预措施，但是问题是复杂多变的。药师应在现有的条件下，以能取得最合理的证据，结合患者的病情与偏好，以及医师的治疗目的，制订最符合患者需要的精简药物方案。

(3) 逐步精简患者的用药方案

药师对患者用药实施精简，要和患者充分沟通，每次精简一种药物，以便监测撤药后患者的反应；如果一次精简多种药物，一旦患者出现新的情况，药师可能分不清是精简哪种药物引起的。另外，精简用药时，应逐渐减少剂量，减至最小的可控制疾病的剂量，直至停药，而不应突然停药，以防疾病突然反弹危及患者。在减少药物剂量的同时，严密监测病情，如有不良的撤药反应，应将剂量重新加回去。

(4) 制订随访计划、监测指标以及应对措施

药师需要和患者一同制订监测和评估计划。确保患者了解撤药时可能出现哪些症状，以及哪些症状可能提示疾病复发。同时，要确保患者知道出现状况时的处理措施。另外，如果患者能得到其他支持，如认知行为治疗、物理治疗、社会支持等，对处方精简的成功也会有所帮助。

13.2.5 处方精简的案例

患者，女，83 岁，患有高血压、糖尿病、高脂血症、慢性肾脏病 3 期、焦虑、急迫性尿失禁、便秘及双侧膝骨关节炎。在 1 次跌倒后到药学门诊就诊。患者告知药师，一周前，她因半夜上洗手间时跌倒到急诊就诊，这是她今年第 3 次跌倒。据她的病历记载，她在急诊时的血压是 112/60mmHg，血糖是 3.6mmol/L。其他检查（头部显像、胸部 X 线片、尿液检查）均正常。急诊科医师建议她停用赖诺普利氢氯噻嗪和格列吡嗪控释片，以后视情况再决定是否恢复。她向药师咨询是否重新服用这两种药物。

药师通过和患者的交流，了解到她的以下情况：

患者除患有多种疾病外，在 74 岁时有过一次卒中，目前左侧身体依然轻度活动不便。生活能够自理。她独自生活，65 岁时戒烟，在家庭聚会时偶尔喝些酒。患者与女儿、外孙同住。

她目前服用的药物包括：格列吡嗪控释片 10mg/d 和赖诺普利氢氯噻嗪 20～25mg/d，这两个药就是她在急诊就诊时医师建议她停服的两个药；氨氯地平 10mg/d、二甲双胍 1000mg bid、麻仁润肠丸 2 丸 bid、多库酯 100mg bid、呋塞米 40mg/d、布洛芬 600mg/d（膝盖疼痛）。服用奥美拉唑 20mg/d 近 10 年，尽管她近期没有任何反流症状。卒中后，她开始服用阿托伐他汀 10mg/d、阿司匹林 100mg/d、氯吡格雷 75mg/d，至今仍在服用。大约 1 年前，她开始服用奥昔布宁 5mg/d 治疗尿失禁，但未见明显缓解。此外，她大多数晚上都要服用 1mg 的劳拉西泮来治疗失眠。

经对患者的病史和用药史进行回顾后显示，患者有慢性便秘和间歇性头晕的问题存在，但情况并不严重。体检结果显示，患者体态正常，BMI 为 26kg/m^2。体温 36.8℃，心率 78 次/min 且规律，呼吸 14 次/min，血压 117/65mmHg，没有直立性低血压。她的心肺和腹部检查都正常。餐后 2h 的血糖是 7.5mmol/L（正常：7.8mmol/L）。

患者在急诊就诊时测得肾小球滤过率（GFR）为 44mL/dL（正常范围：＞60mL/dL）。近期的糖化血红蛋白（HbA1c）为 6.8%（目标值：＜7.5%，《中国老年糖尿病诊疗指南（2024 版）》），低密度脂蛋白（LDL）为 2.66mmol/L（目标值：＜2.6mmol/L，《中国成人血脂异常防治指南（2016 年修订版）》），高密度脂蛋白（HDL）为 1.68mmol/L（最佳：≥1.0mmol/L，《中国成人血脂异常防治指南（2016 年修订版）》）。一年前超声心动图显示轻度主动脉狭窄，收缩期和舒张期功能正常。其他实验室检查指标无异常。

在药学门诊就诊时，药师告知患者其血压正常，血糖在适当范围内。在讨论一些门诊物理治疗帮助她康复后，药师问她是否愿意讨论精简她的用药。患者表示愿意接受，并征求药师的意见。

药师可以使用一些评判工具以开展处方精简，其中包括《中国老年人潜在不适当用药判断标准（2017 年版）》、Beers 标准（2019 年版）和 STOPP/START 标准（2015 年版），以及图 13-2 的残疾/虚弱老年患者治疗实践流程，图 13-3 的停药模式与决定流程。这里需要强调，以下对该患者用药进行精简的方案并不是标准答案，要综合考虑相关用药的循证证据与患者的实际情况来决定患者最终需要精简的药物。

策略 1：利用《中国老年人潜在不适当用药判断标准（2017 年版）》对患者的用药清单进行审核后，药师可能会考虑对以下药物进行精简：

- 劳拉西泮，该药可能导致包括共济失调在内的神经系统不良反应及跌倒，可能和患者的跌倒有关。
- 布洛芬，由于患者只有轻微的骨关节炎疼痛，而该药可能导致消化道出血、溃疡和肝、肾损害及高血压。
- 奥昔布宁，该药可能会导致患者便秘，另外《中国老年人潜在不适当用药判断标准（2017 年版）》中提示了该药的同类药——托特罗定的不良反应，奥昔布宁与该药均为抗胆碱药，可能引起神经系统不良反应和跌倒。

策略 2：利用图 13-2 的残疾/虚弱老年患者治疗实践流程对患者的用药清单进行审核后，药师可能会考虑对以下药物进行精简：

- 氯吡格雷，患者没有氯吡格雷与阿司匹林合用的明确适应证。
- 格列吡嗪控释片，患者因跌倒在急诊就诊时的血糖是 3.6mmol/L，近期的 HbA1c 为 6.8%，均处于较低水平，提示该药有导致患者低血糖及其相关损害的风险。
- 二甲双胍，由于患者的 GFR＜45mL/dL，该药可能会增加乳酸酸中毒的风险。但患者患有糖尿病，长期服用二甲双胍耐受，可继续服用，但应密切监测。
- 多库酯，文献表明该药缺乏改善老年慢性便秘的证据。

策略3：利用图13-3的停药模式与决定流程对患者的用药清单进行审核后，药师可能会考虑对以下药物进行精简：

- 呋塞米，患者没有心力衰竭的临床诊断，也没有其他相应的适应证。
- 奥美拉唑，适应证未知，且患者无溃疡史、食管炎或有症状的胃食管反流病。
- 麻仁润肠丸为较安全的中成药，但也不应长期使用。该药的主要成分之一的大黄含有蒽醌类化合物，可导致肝损伤，若长时间使用，应定期检测肝功能。特别需要提出，许多老年人习惯服用多种中药，但中西药之间可能有潜在重复用药或相互作用，中药的服用也需精简为宜。

基于以上考虑，药师告诉患者有多种药物需要精简。为了监测撤药引起的疾病的复发，最好每次精简一种药物，而且需要逐步减量至最小的可控制病情的剂量，直到完全停药，并密切跟踪，一旦有不良撤药事件发生，就需要马上将剂量加回去。

由于患者在过去一周停用格列吡嗪和赖诺普利氢氯噻嗪，且无不良停药反应，因此药师决定让患者继续停用格列吡嗪和氢氯噻嗪。赖诺普利对糖尿病患者的肾脏起保护作用，因此药师让患者换用单方赖诺普利，继续服用。

药师询问患者是否有其他药物的不良反应。患者对呋塞米的作用有所了解，认为是该药让她一直需要排尿，所以她想尝试停用。药师认为可行，为她制订监测体重和水肿的方案，并让患者4周后回来进行随访。

在随访中，患者告知药师她感觉良好，没有水肿发生，而且她的尿失禁已经解决。药师建议她的下一个进行精简的药物是奥昔布宁。患者感谢药师给她的用药建议，同时开始进行物理治疗。

思考题

1. 在哪些诊疗环节需要对患者进行"用药重整"？
2. 哪些患者需要进行处方精简？处方精简除了遵循药物治疗评估方法外，还需要思考哪些因素？可以尝试对上述案例存在的问题按 Strand 分类法进行分类。

（郑志华　康　震）

第14章 循证医学的应用

说明： 本章重点介绍了循证医学对于药师临床实践指导的目的和意义，能更好地帮助临床药学学生理解和掌握循证药学的基本概念，教会他们如何借助循证医学解决临床问题以及快速掌握循证实践的五个重要步骤。

学习目标：

- 掌握循证药学的概念和意义。
- 理解和掌握循证医学实践的原理与方法路径。
- 掌握构建循证问题、检索和收集证据的方法。
- 掌握循证医学常用统计指标及其选择原则。
- 熟悉证据评价的基本原则与方法。
- 了解循证证据与临床患者的适用性及临床决策。

14.1 循证医学的概述

考虑到疾病复杂性和治疗多样性的不断增加，将最新临床证据纳入临床决策是非常有必要的，可为患者提供安全、高质量和具有成本效益的诊疗管理。解决临床问题的最佳方法并不总是显而易见的，循证医学（EBM）为提出和解决临床问题提供了一个科学决策框架，以满足各种情况下患者的需求。它从实际的问题出发，通过科学的文献搜集、整理和参考，对临床给药方案的制订和药物使用的合理性提供有利的证据，是临床工作者实践工作中的有力工具。首先，它可以解决临床药物治疗难题。临床用药在我国一直存在患者用药证据不足的问题，而循证医学可以借助国内外的最新研究数据，从而规避某些药物治疗的安全性问题。循证医学也促进了不同国家对于临床用药治疗难题的研究，促进了人类医疗水平的发展。其次，循证医学的运用可以提高临床药师的专业水平。由于我国临床药学发展起步相对较晚，人才培养时间短，导致临床药师常常因临床经验不足，难以开展工作。因此，学习循证医学技能是对临床药师经验不足的补充。最后，循证医学提供的可靠信息，有利于医疗决策和治疗水平的提高。循证医学通过科学的评价系统，提供了不同的药物的安全性，为患者的治疗减轻了痛苦。

14.1.1 循证药学的概念

循证药学（evidence-based pharmacy）是药学领域中循证医学的扩张和延伸。2001 年，Wiffen 参考循证医学的定义，在其著作 *Evidence-based Pharmacy* 中将循证药学定义为"慎重、准确和明智地将当前所得最佳证据运用于患者的治疗决策"。狭义循证药学为循证临床药学，指的是药师在进行药学实践的过程中，通过准确、科学、谨慎地查找和评价证据，综合患者偏好选择、医师或药师的临床经验，制订和执行用药方案，后续通过监测和评价治疗效果，持续改进，促进临床科学合理用药（图 14-1）。广义循证药学的实践活动及研究的范围包括药物的研发、生产、使用以及进行药学教育过程中所涉及的相关问题。总体来说，循证药学指的是遵循证据的药学，其是一个以最佳科学为主要遵循依据的药学实践过程。

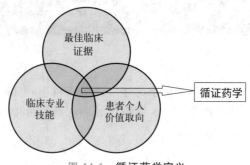

图 14-1　**循证药学定义**

尽管循证药学目前没有专属的实践方法，但是可对循证医学的实践方法进行借鉴，之后在不断的探索中建立循证药学专门的研究方法和证据。接下来主要介绍目前循证医学的相关实践方法。

14.1.2　循证医学的基本原则

从概念上讲，循证医学涉及三个基本原则。首先，最佳的临床决策应基于现有最佳证据，其中最理想的是系统综述。其次，临床工作者的临床经验是判断研究证据适用性的关键。临床经验帮助医务工作者在实际诊疗过程中，综合考虑患者的个体差异、病情复杂性以及临床环境，从而有效地应用研究证据。最后，考虑患者个体的困境、价值观和偏好。

(1) 现有最佳证据总结

证据是指与临床相关的研究，包括基础医学研究，特别是以患者为研究对象的临床研究及其系统评价或荟萃分析，如诊断性试验（包括体格检查）的准确性和精确性，预后指标的预测能力，治疗、康复和预防措施的效果和安全性。最佳研究证据是指采用明确方法，从科学性和临床相关性角度严格评价后获得的研究证据。

(2) 临床经验

临床经验是指临床工作者长期参与临床实践所获得的临床技能和经验，包括对患者疾病的诊断、治疗、管理和应急处理的治疗临床经验及深刻理解患者的价值观与期望迅速做出反应的能力。忽视临床技能与经验，生搬硬套地应用获得的最佳临床研究证据，有可能会被误导。

(3) 患者的价值观和意愿

患者的价值观是指在临床决策中，患者对自身疾病状况的关心程度、期望及对诊断、治疗措施的选择。循证医学提倡医师在重视疾病诊断、治疗的同时，以患者为中心，从患者的角度出发，了解患者对治疗方案、措施的态度和期望等。不同的患者因其对自身疾病的关心程度、对医师给予的诊治措施的期望值及对不良反应的耐受性等不同，最终的选择会有差别。鼓励患者参与临床医疗决策，尊重患者的权利。

14.1.3　循证医学实践的目的

在当今信息科学、生物科学、医学等领域知识爆炸及经济全球化的情况下，不尊重知识、凭经验或感觉、不按事物发展客观规律决策办事会导致临床诊疗的失误。循证医学实践使用最现代化的科技信息手段，发掘与评价当今医学研究产生的最佳证据，联系实际情况，解决具体的临床问题。从实践循证医学的本身而言，其目的包括如下：

① 加强医疗工作者的临床训练，提高专业能力，紧跟先进水平。循证医学要求临床工作者要具有过硬的临床能力、敬业和创新上进精神，同时要有高尚的道德情操，并有以患者为中心和尊重患者本身价值取向的服务热情。通过具体的 EBM 实践，提高医学教育水平并培训高素质的临床医师及医疗工作者。

② 弄清疾病的病因和发病的危险因素，弄清有关疾病病因或危险因素的证据，有利于指导健康者进行疾病的一级预防；对于已经发病而无并发症的患者，也有利于做好预防并发症的二级预防；对于有并发症的患者，也有利于指导三级预防，达到降低病死率或病残率的目的。

③ 提高疾病早期的正确诊断率。循证医学的特点，是针对严重危害人类健康的或预后较差的疾病，掌握与综合应用诊断性试验的证据，力争作出早期正确的诊断，为有效的治疗决策提供可靠的诊断依据。

④ 帮助临床医师为患者选择最真实、可靠，具有临床价值并且实用的治疗方案；此外，还能指导临床合理用药，避免药物的不良反应。

⑤ 分析和应用改善患者预后的有利因素，有效地控制和消除不利于预后的因素，以改善患者预后，提高其生存质量。

⑥ 促进卫生管理决策，将最佳的研究证据应用于卫生管理，可促进管理决策的科学化。

14.1.4　循证医学实践的方法

根据国外循证医学实践的教学培训与临床经验，归纳出循证医学实践的"五步法"（图 14-2），其中每个步骤都具有丰富的内涵和科学的方法，它们之间是互相联系的一个整体，如果在任何方面存在着缺陷或不足，都会影响循证医学实践的质量。

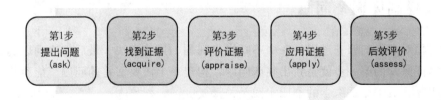

图 14-2　**循证医学实践的基本步骤**

(1) 找出拟解决的问题（提出问题）

在循证医学的临床实践中首先应该找准患者究竟存在着什么重要的临床问题，用现有的理论知识和临床技能是否可以有效地解决。如果棘手，这就是循证医学应该回答与解决的问题了。找准患者存在的需要回答和解决的临床问题是循证医学实践的首要关键环节。为了找准重要的临床问题，应该强调的是临床医师或药师必须准确地采集信息，充分应用自己的理论、临床技能和经验，经过仔细分析论证后，方可准确地找出临床存在且需解决的疑难问题。

（2）**检索有关医学文献**（找到证据）

根据临床问题确定有关"关键词"/"检索词"，应用电子检索系统和期刊检索系统，检索相关文献。从这些文献中找出与拟弄清和回答的、与临床问题密切相关的资料，作为分析评价之用。

（3）**严格评价文献**（评价证据）

将收集到的文献从证据的真实性、重要性及适应性作出具体评价，并得出具体的结论。医务人员需要考察研究的设计、样本量、统计分析方法、结果的可靠性以及可能存在的偏倚或局限性。这一步确保了临床决策的科学基础是稳固的，所依据的经验是经过严格筛选的。

（4）**应用最佳证据指导临床决策**（应用证据）

医务工作人员结合患者的具体情况，将高质量的研究证据融入临床实践中。根据严格评价的论文，医务工作者不仅考虑证据的科学性，还与患者的健康状况、价值观、经济条件等个体化因素相结合，制定最适合患者的诊疗方案。

（5）**总结经验与评价能力**（后效评价）

通过对患者的循证医学临床实践，必然会有成功或不成功的经验和教训。临床药师应进行具体的分析和评价，认真总结以从中获益，达到提高认识、促进学术水平和医疗质量提高的目的；这也是进行继续教育和提高自我临床水平的过程。对于尚未或难以解决的问题，会为进一步研究提供方向。国外通过随机对照试验证明了 EBM 自我继续教育方式远优于传统的继续教育，进而成为培训临床专科药师的重要手段。

在接下来的内容中，将对循证医学实践的五步法进行详细的讲述，帮助药师更好地了解循证医学在实际临床实践中的作用，以及今后工作中如何正确使用循证医学证据解决具体临床问题。

14.2　构建临床循证问题

临床药师对患者的服务过程是一个不断提出问题、寻找方法、最后解决问题的过程。对患者实践循证医学的第一步就是找出临床问题，构建一个需要回答的问题。能否找准患者急需解决的问题，对于循证医学的临床实践至关重要。

14.2.1　找准临床问题应具备的条件

（1）**对患者的责任心**

对患者应有责任感、同理心，"以患者为中心"去考虑问题，在与患者的交谈和观察中发现更多的临床问题。

（2）**丰富的医学基础知识和扎实的临床基本技能**

人体无论哪一系统的疾病都有其规律，不了解疾病病因、发病机制和临床表现，不了解各种药物的治疗机制、药理作用及可能发生的不良反应，就不可能提出适当的问题。扎实的临床基本技能包括如何接触患者，采集病史，全面的体格检查和对治疗方案的选择等，是找出患者迫切需要解决问题的前提，因此具备系统扎实的医学知识是找准临床问题的必要基础。

(3) 具有一定的人文科学及社会、心理学知识

随着医学模式的改变，许多患者疾病的发生与心理、精神因素有关，患者在患病后对疾病的认识和心态会影响其病情及预后。因此，要了解患者对此病的想法、期望及忧虑，还要了解患者的社会经济状况及家庭负担等。具备一定的人文科学、社会和心理学知识，才能与不同性格的患者顺利沟通、交流思想，从而发现患者在心理上存在的问题并帮助解决。

(4) 积极关注重要的临床新证据

通过订阅专业期刊或浏览相关网站获得一些目前最新的临床证据，积极了解临床相关问题的最新发展动态，来寻找适合患者的治疗方法或结合患者情况提出新的循证医学实践问题。

(5) 临床综合分析的思维和判断能力

应用已掌握的医学理论知识和临床经验，结合患者临床资料进行综合分析、逻辑推理，从错综复杂的线索中去伪存真、去粗取精，找出主要矛盾。临床思维和判断能力，也是找准临床问题，做出决策的必备条件。

14.2.2　提出临床问题的形式和方法

14.2.2.1　提出临床问题的形式

(1) 一般性临床问题

一般性临床问题是与患者或患者所患疾病有关的问题，由以下两部分构成。

① 由问题的词根（谁、什么、何处、何时、怎么样、为什么）加上动词构成　这些问题常常在患者入院时通过询问病史和体格检查中提出。例如，对每一项主诉都应包括症状发生的部位、严重程度、数量（如出血量）、起病情况（急性还是慢性、持续性还是进展性）、在什么情况下发生、加重和缓解因素、相关的其他症状等；了解以往是否发生过与主诉相同的情况；曾经做过哪些检查；是否曾经有过治疗及如何治疗；对其预后有意义或对主诉疾病治疗有影响的过去史情况；这些相关疾病的治疗情况等。例如，围绕呕血一词，就必须弄清谁呕血（患者的性别、年龄特征）、呕血的性质（颜色、量、次数），何时、何地发生呕血，呕血时患者有无其他症状及什么是发生呕血的主因和诱因及其基本病变等。

② 一种疾病或疾病的某一方面　例如"什么原因引起发热?""急性胰腺炎通常在何时发生并发症?"等。

(2) 特殊性临床问题

在临床实践中，患者与医师均会在诊断、治疗、预后、预防、病因等各个方面提出许多需要解决的临床问题（表 14-1）。例如患者常常会问医师"我患的是什么病?"（诊断问题）、"我为什么会患这个病?"（病因问题）、"这个病应该用什么方法进行治疗?"（治疗问题）、"这个病对我健康有多大影响，会不会影响我的寿命?"（预后问题）。医师在诊治不同疾病以及同一疾病的不同患者时，提出的问题可能各不相同，归纳起来包括以下几个方面。

① 患者本次入院或门诊就诊需要解决的问题以及在入院后由于病情变化产生的新问题　医师可以对患者发生的每一项症状或体征提出问题。例如对于上述的呕血患者，在求诊时急需解决的主要问题是止血及弄清呕血原因；在出血停止后，患者又出现了计算能力下降、昼夜颠倒、扑翼样震颤，此时需要解决的紧要问题则是该患者是否出现了肝性脑病，并对此采取措施。

表 14-1　常见临床问题

来源	内容
病史和体格检查	怎样恰当地采集病史和解释体格检查的发现
病因	怎样识别疾病的原因(包括医源性)
临床表现	疾病临床表现的频率和时间,怎样应用这些知识对患者进行分类
鉴别诊断	考虑患者临床问题的可能原因时,怎样鉴别出那些严重并影响治疗效果的原因
诊断性试验	怎样基于准确性、精确性、可接受性、费用及安全性等因素来选择和解释诊断性试验,以确定和排除某种诊断
预后	怎样估计患者可能的病程和预测可能发生的并发症或结局
治疗	怎样为患者选择利大于弊并物有所值的治疗方法
预防	怎样通过识别和纠正危险因素来减少疾病的发生及通过筛查早期诊断疾病

②　诊断方面的问题　　对于在诊断方面,初学者提出的问题集中于某个体征、症状或某项实验室和辅助检查对特定疾病的诊断效率,涉及诊断试验的敏感度、特异度和似然比❶等内容;相比之下,具有多年临床工作经验的医师,所提出的问题往往侧重于某项检查在鉴别诊断方面的意义。例如对一位呕血患者,为了寻找出血部位和原因,是否应做急诊胃镜检查?仅凭此一点就可以找出许多临床问题,如"急诊胃镜检查对诊断上消化道出血的敏感度和特异度如何?""急诊胃镜检查对此患者带来的风险有多大?""急诊胃镜检查的诊断结果是否会影响医师对治疗方案的选择?""有无其他可供选择的诊断措施?"

③　治疗方面的问题　　如何选择利大于弊的治疗手段?如何从效果和成本的经济学角度选择治疗方案?特别是如何对目前的常规疗法提出疑问,提出的问题包括根据患者目前病情可以采用什么治疗方法,该治疗方法的有效性如何?有什么不良反应?还有什么替代治疗手段?哪一种方法更有效而花费最少?该治疗对患者的生存质量有何影响?治疗后对患者的预后影响如何?患者对治疗手段的依从性和可接受性如何?

④　病因方面的问题　　包括怎样识别疾病的原因及危险因素?其发病机制是什么?例如对于胰腺癌患者提出的病因问题包括:发病的原因是什么?有无遗传因素?发生胰腺癌的危险因素是什么?是否与喝咖啡或饮酒有关?弄清这些问题对有效防治是很重要的。

⑤　预后方面的问题　　如何来估计临床病程和预测可能发生的并发症和最终结局?针对不同的结局测定指标可以提出不同的预后问题。例如,预防食管静脉再出血的干预措施,对"再出血的发生率"和"患者的生存率"两种预后效果是否不同?

14.2.2.2　提出临床问题的参考方法

当临床实践中遇到患者存在难题,EBM 实践者想要解决却存在知识能力不足时,就要找准问题并记录下来,然后利用临床思维,进行整理,将其排序,先抓住关键问题,并做出解决问题的策略计划,有的放矢地去查阅文献,然后进行文献评价,选出最佳证据,从而解决患者的问题。

在寻找临床问题上,可掌握以下方法:①涉及的问题一定是与患者的诊治处理和对患者健康恢复最相关的;②涉及的问题一定是与实践 EBM 提高医疗水平最为相关的;③涉及的问题一定是临床上最感兴趣的、最有用的;④涉及的问题往往也是实践 EBM 中最为常见的。

临床实践是临床科研选题的丰富源泉。从临床需要出发提出问题,用可靠的方法进行研究,以得到可靠证据回答所提出的问题,解决临床问题,再用于指导他人的临床实践。

---

❶　似然比 (likelihood ratio, LR) 是反映诊断试验真实性的一种指标,同时也是反映灵敏度和特异度的复合指标。

14.2.3　构建临床循证问题的模式

在构建一个具体的临床问题时，可采用国际上常用的 PICO 格式。

① 患者人群（population/patients，P）　是指研究或临床问题所涉及的特定患者群体或人群，包括他们的疾病、健康状况、年龄、性别以及其他相关的特征；

② 干预措施或暴露因素（intervention/exposure，I）　针对患者或人群所采取的具体治疗、干预或暴露因素，包括药物治疗、手术、护理方法、生活方式或者任何其他医疗或健康管理措施；

③ 对照组或另一种可用于比较的干预措施（comparator/control，C）　指的是拟研究干预措施进行对比的措施，可以是一个替代的治疗方法、安慰剂或不进行干预。

④ 结局指标（outcome，O）　指的是通过干预或治疗所达到的结果或结局，包括患者的临床状况（如症状减轻、病情控制）、生存率、生活质量、机体功能的变化，或者不良反应、并发症的发生等。

14.3　检索与收集相关证据

确定需要解决的临床问题后，临床工作者便开始着手搜集与问题相关的证据，常用的信息资源包括教材、专著、中国生物医学文献数据库、MEDLINE 等或咨询专家。哈佛大学医学院的院长 Sydney Burwell 博士曾说过："医学生在学校接受的知识，10 年后其中一半可能是错误的，而可悲的是没人能预测哪一半是错误的。"因此，为了不被过时、错误的知识所误导，需要针对临床工作中遇到的问题，不断查询新的文献资料，掌握学科发展的历史、现状和发展趋势，更新知识结构。

14.3.1　循证医学证据资源分类及常用证据资源

Haynes 等于 2001 年和 2006 年分别提出了循证医学资源的"4S"和"5S"模型，但"5S"模型是比较理想化的模型，因此我们仍根据"4S"模型将信息资源分为 4 类，即证据系统（system）、证据摘要（synopses）、系统评价（syntheses）和原始研究（study）。

（1）证据系统

证据系统即计算机决策支持系统（computerized decision support system，CDSS），是指针对某个临床问题，概括总结所有相关和重要的研究证据，并通过电子病历系统与特定患者的情况自动联系起来，为医师提供决策信息。现有的数据库尚不能达到如此高智能化程度，但已有一些循证医学数据库具有部分功能。如 Clinical Evidence、由美国医师协会提供的 PIER（Physician's Information and Education Resource）、UpToDate、Harrison's Principles of Internal Medicine，其中 UpToDate 较常用且易于操作。

（2）证据摘要

证据摘要即循证杂志摘要（evidence-based journal abstract）。为了帮助繁忙的临床医师快速、有效地查询文献，方法学家和临床专家共同组织起来，制定严格的评价标准，对主要医学期刊上发表的原始研究和二次研究证据从方法学和临床重要性两方面进行评价，筛选出高质量的论著以结构式摘要的形式再次出版，并附有专家推荐意见，如美国内科医师学会杂志俱乐部（American College of Physician Journal Club，ACP Journal Club）和 InfoPOEMs。

(3) 系统评价

系统评价是针对某一具体临床问题（如疾病的病因、诊断、治疗、预后）系统、全面收集全世界所有已发表或未发表的临床研究，严格评价纳入文献的偏倚风险，筛选出符合质量标准的文献，进行定性或定量合成（荟萃分析，meta-analysis），得出可靠的综合结论。相对于单个原始临床研究，系统评价对精力、时间有限的临床医师来说更实用。系统评价分为 Cochrane 系统评价和非 Cochrane 系统评价，前者由 Cochrane 协作网的作者制作并发表在 Cochrane 图书馆，后者发表在杂志上。此外，还包括一系列证据强度很高的临床实践指南（clinical practice guideline，CPG），中文相关实践指南可在相应期刊或数据库查询，也可通过医脉通、用药助手等相关网络资源进行查询。

(4) 原始研究

发表在杂志和综合文献数据库、未经专家评估的文献资料，即原始研究。临床医师在检索和应用此类文献时，需要自己评估研究结果的真实性、临床重要性和适用性后方可应用，否则可能被误导。相关检索数据库包括 MEDLINE、PubMed Clinical Queries、EMBASE、Web of Science、Cochrane 临床对照试验中心注册库、中国生物医学文献数据库（CBMdisc）、中国期刊全文数据库、中文生物医学期刊文献数据库（CMCC）、中文科技期刊数据库（维普，VIP）、中国知网（CNKI）及万方数据库。

14.3.2　证据检索和收集的基本步骤

检索和收集循证证据的基本步骤如图 14-3 所示。

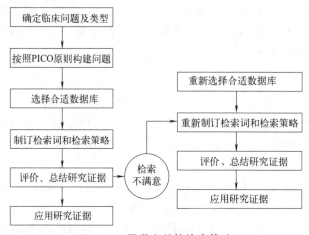

图 14-3　医学文献的检索策略

(1) 确定临床问题类型和构建临床问题

常见的临床问题主要涉及疾病的病因、诊断、预防、治疗、预后及不良反应，针对每一问题，根据需要了解的信息不同又分为背景问题（background question）和前景问题（foreground question）。背景问题是关于某种疾病、某一诊断技术或某一干预措施的一般知识，如心房颤动是如何引起栓塞的？哪些人容易发生甲型流感？前景问题涉及临床诊断、治疗的具体知识。循证临床实践过程中，多数提出的问题均为前景问题，如某诊断试验能否准确诊断某疾病？某干预措施的疗效和安全性如何？回答前景问题，需要明确问题涉及的 4 个要素：研究对象、干预措施、与干预措施比较的措施和结局，即根据 PICO 原则精心构建提出的前景问题。

明确临床问题类型及需要了解的信息、按照 PICO 原则构建临床问题，有助于正确选择数据库资源、合理选择检索词和制订检索策略。如背景问题可选择教材、专著和综述等，在 Cochrane 图书馆就不可能获得有关疾病病因、发病机制等方面的详细信息。而有关干预措施疗效，Cochrane 图书馆则是主要信息来源。

（2）选择合适数据库

选择数据库，需要了解各数据库的特点、涉及专业范畴和具体临床问题类型。可选择网络数据库和专业数据库，之后根据"4S"模型依次从证据系统、证据摘要、系统评价和原始研究各相应数据库逐级检索寻找临床问题的答案，若未得到答案则转向下一级。检索原始研究是最后的"撒手锏"，若仍没有答案或许提示我们需要根据现有的原始研究来总结与制作证据。

（3）制订检索词和检索策略

在进行资料检索的过程中，为了保证检索资料内容的丰富性及范围的全面性，需将所有与研究问题相关的或相近的资料纳入检索范围内，故需制订合适的检索词和检索策略。检索词制订的主要依据是对提出的临床问题进行分解，即 PICO 原则。通常检索词主要来源于 P（研究对象）和 I（干预措施），而较少采用 C（对照措施）和 O（结局指标）。当根据 P 和 I 检索结果太多时，可考虑通过 C 和 O 进行限定。不同数据库，检索策略存在差异。检索策略的制订主要是将检索词采用逻辑运算符"AND""OR"和"NOT"进行组合。

（4）判断检索结果

获得检索结果后，应判断所获信息能否回答提出的临床问题。如果不能获得满意答案，应分析原因，是数据库选择不当、检索词和检索策略制订不合理，还是确实该临床问题尚无相关研究证据。如果是从未经评价的数据库中检索的信息，尚需对检出的文献进行严格质量评价以确定其结果的真实性、临床重要性和适用性。

14.3.3　证据检索实例

> **临床病案**　患者，男，55 岁，有 2 型糖尿病病史 18 年，高血压病史 12 年，其血糖和血压水平一直控制良好。没有心肌梗死、心绞痛、脑血管意外和外周血管病史。最近复诊，血脂检查结果：总胆固醇 4.3mmol/L，LDL-C 1.7mmol/L，HDL-C 1.6mmol/L，甘油三酯 1.8mmol/L。

你想起某次讲座中讲授者说：对于 2 型糖尿病患者，即使血脂水平不高，降脂治疗也可预防心血管疾病的发生。考虑到降脂治疗的长期性及他汀类降脂药可能的不良反应，你认为在向患者推荐此治疗前，需要明确有无研究证据支持这种说法。

（1）提出临床问题

糖尿病患者常会发生诸多并发症，例如心血管疾病、肾脏疾病、眼底病变和神经系统疾病等。当糖尿病患者合并高血压以后，更容易发生眼底、肾脏、心脏、下肢血管和脑血管疾病。因此，糖尿病合并高血压患者的降血脂治疗很重要，血脂的干预水平要严于非糖尿病患者。但是否有研究证据支持这一观点呢？

例如，血脂正常、无心脑血管病病史的 2 型糖尿病患者，采用他汀类降脂药与安慰剂比较，能否预防心血管病的发生？

（2）构建临床问题

按照 PICO 原则分解上述临床问题（表 14-2），检索出与上述临床问题直接相关的研究证据。

表 14-2　该患者根据 PICO 原则的分解结果

P：患者或人群	血脂正常、无心血管病病史的 2 型糖尿病患者
I：干预措施	服用他汀类降脂药
C：对照措施	安慰剂
O：结局指标	预防心血管疾病的发生

(3) 检索相关研究证据

不同医学文献资料在设计、实施、统计分析、结果解释和论文报告等方面存在着差异，研究质量、结果真实性和可靠性及适用性也不同。因此，检索证据时，建议首先检索经他人评估和筛选过的循证医学资源，如果未检索出需要的信息，再进一步检索未经筛选的数据库。

① 首先检索经过评估或筛选的循证医学信息资源（二次文献数据库）　Clinical evidence；Best Evidence（Evidence-based Medicine and ACP Journal Club）；Cochrane Library：Cochrane Database of Systematic Reviews（CDSR）。

② 再考虑检索未经评估或筛选的信息资源（原始文献数据库）　PubMed、EMBASE、CBM、CNKI、维普、万方。

不同检索系统存在差异，应根据具体检索系统选择合适的检索策略。如在 PubMed 中分别输入 common cold 和 cold common 进行检索，结果不一致，但在 Embase 中分别输入词组检索，结果却一致。这是因为 PubMed 能自动进行 "短语匹配"，即将 common cold 识别为一个短语，并进行正确的匹配，而 cold common 不是词组，只能对两个单词分别进行匹配检索，再用 AND 连接；Embase 没有这种短语匹配机制，故两者结果一致。

14.4　证据评价的基本原则与方法

随着医学科学的飞速发展，每天均有许多医学论文发表，有许多新的研究证据产生。层出不穷而良莠不齐的临床研究证据，只有经过严格评价，表明其具有真实性、临床重要性和适用性，才能应用于临床实践，对疾病的诊治产生积极的作用。

14.4.1　证据的分类和分级

(1) 证据的分类

不同人群对证据的需求和对同一证据的理解不同，故其对证据分类的标准也不同，这里主要按证据来源对临床研究证据进行分类。根据证据来源不同可分为研究证据与非研究证据。研究证据又可分为原始研究证据与二次研究证据两类。

原始研究证据（primary research evidence）即研究者直接收集和分析来自患者的一手数据所获的证据，其研究方法包括试验性研究（experimental study）和观察性研究（observational study）。常见的方法包括：随机对照试验（randomized controlled trial，RCT）、非随机对照试验（non-randomized controlled trial）、队列研究（cohort study）、病例对照研究（case-control study）、横断面研究（cross-sectional study）等，此类证据特点是数量多、更新速度快。

二次研究证据（secondary research evidence）即回顾已发表文献中的信息或数据所得的证据。此类证据较原始研究证据数量少，更新速度也较慢，常见的二次研究证据包括：叙述性综述（descriptive review）、系统评价（systematic review，SR）/荟萃分析（meta-analysis，MA）、系统评价再评价（overview of reviews，简称 overview）、临床实践指南（clinical practice guideline，CPG）、卫生技术评估（health technology assessment）等。

（2）证据的分级

① 证据金字塔　2001 年美国纽约州立大学医学中心（Medical Center of State university of New York）提出证据金字塔（the evidence pyramid），首次将动物研究和体外研究纳入证据分级系统，拓展了证据范畴，该分级方式简洁、直观，得到广泛传播。证据金字塔提供了一种可视化证据质量和可用数据量的方法。例如，临床实践指南和系统评价位于金字塔的顶端，这意味着它们是最高级别的证据。顺着金字塔向下，证据的数量会随着证据质量的下降而增加（图 14-4）。

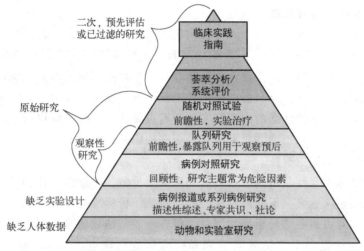

图 14-4　**证据金字塔**（源自 CFCF-Own work，CC BY-SA4.0，编者译）

② 英国牛津循证医学中心证据分级和推荐标准　目前全球包括我国在内的绝大多数循证实践中心均采纳英国牛津大学循证医学中心制定的证据分级和推荐标准，该标准根据证据的性质将证据分为 4 个推荐级别（A～D），同时根据所采纳证据的可靠性，将证据分为 5 个水平（1～5）。证据的水平由其可靠性决定，而证据的水平又决定了证据的推荐级别。证据的可靠性根据研究设计、方案实施的严谨性、统计方法的应用来衡量，见表 14-3。

表 14-3　**英国牛津大学循证医学中心证据分级和推荐标准**

证据级别		描述
A	1a	基于 RCT 的系统评价(有同质性)
	1b	单个 RCT 研究
	1c	"全或无"证据(治疗以前,所有患者都死亡;治疗以后,有患者存活。或者在治疗之前,一些患者死亡;治疗之后,有患者死亡)
B	2a	基于队列研究的系统评价(有同质性)
	2b	单个队列研究(包括低质量 RCT;如<80％随访)
	3a	基于病例对照研究的系统评价(有同质性)
	3b	单个病例对照研究
C	4	病例报告(低质量队列研究)
D	5	专家意见或评论

③ GRADE 分级标准　2000 年，包括 WHO 在内的 19 个国际组织和国家相关机构共同成立 GRADE 工作组，制定出国际统一的证据质量分级和推荐强度标准，并于 2004 年正式

推出。GRADE 系统使用易于理解的方式评价证据质量和推荐等级，已经被包括 WHO 和 Cochrane 协作网在内的多个国际组织、协会采用。GRADE 系统的优势在于，与其他众多标准相比，GRADE 由具有广泛代表性的国际指南制定小组制定；明确界定了证据质量和推荐强度；清晰地评价了不同质量方案的重要结局；对不同级别的证据的升降级有明确、综合的标准；从证据评级到推荐意见强度全过程透明；明确承认患者价值观和意愿；就推荐意见的强弱，分别从临床医师、患者、政策制定者角度做了明确的阐释；适用于制作系统评价、卫生技术评估及指南。

14.4.2　证据评价的基本要素

(1) 研究证据的内部真实性

能正确反映被研究的人群或目标人群真实状况的某一研究结果，其正确（真实）程度称之为内部真实性（internal validity）。影响内部真实性的主要因素为研究环境条件、研究对象的范围（类型的多少）以及研究设计的科学性等。采取限制研究对象类型、严格的研究设计，消除或控制研究中有关偏倚与混杂因素的干扰，改善研究的环境条件和干预措施等手段可以改善内部真实性。评价证据的内部真实性应重点关注该研究整体设计是否科学、研究方法是否合理、统计分析是否正确、研究结果是否支持研究结论等问题。

(2) 研究证据的临床重要性

研究证据的临床重要性是指其是否具有临床应用价值。循证医学强调采用客观量化指标来评价研究结果的临床意义。不同的临床研究问题其评价标准与指标不同。以评价治疗性研究证据为例，除需对每组各结局指标加以总结报告（如某结局的发生率或某观测指标的均数和标准差）外，还应报告干预措施的效果和效应值的精确度，如采用相对危险度减少率（RRR）、绝对危险度减少率（ARR）和获得一例有利结果需要防治的病例数（NNT）等客观指标，同时给出置信区间（CI）以表示估计值的精确度（相关指标意义见下文）。评价证据的临床重要性应重点关注证据所涉及临床问题是否明确具体、所选择的评价指标是否正确等问题。

(3) 研究证据的适用性

研究证据的适用性即外部真实性（external validity），当研究结果与推论对象真实情况的符合程度能够推广应用到研究对象以外人群的研究结果，称之为具有外部真实性。研究证据的适用性涉及最佳证据如何应用于循证医学实践的问题，而研究人群与其他人群的特征差异、研究对象类型以及社会环境和经济等因素将影响证据的适用性。评价证据的外部真实性应重点关注证据所涉及研究对象的异质性及其与拟应用对象（患者）存在的差异，拟应用对象所处环境是否具备产生证据环境所具备的条件。

14.4.3　证据评价的基本内容与方法

14.4.3.1　证据评价的基本内容

① 研究目的（假说）　是否以问题为基础确定研究目的；研究目的或假说是否明确具体，并清晰陈述；所研究的问题是否具有临床重要性；研究假说是否具有科学性、先进性和可行性。

② 研究设计　各种研究设计方案都有一定的优缺点与适用性。是否根据不同的研究问题和各种研究设计方案的科学性和可行性选择合适的设计方案；所选择的研究设计方案是否优于以往相类似或相同问题的研究设计。

③ 研究对象　目标人群定义是否明确；研究对象有无公认的标准或"金"诊断标准以及恰当的纳入标准与排除标准；样本的代表性如何；样本量是否足够；研究对象分组是否保证了组间均衡可比。

④ 观察或测量　研究变量有无明确的定义；是否采用客观指标；变量的测量方法是否恰当；结局变量是否明确、有无准确定义，是中间性指标还是结局性指标；测量指标的判断标准和临床意义要明确；测量结局变量的方法是否准确；是否采用盲法收集资料。

⑤ 结果分析　是否根据研究设计方案和资料的性质选择合适的统计分析方法；计算是否正确；研究中可能出现的误差、混杂和交互作用是否进行分析；统计推理是否恰当。

⑥ 质量控制　研究全过程可能出现的主要偏倚有哪些；是否采取了相应的控制措施；所采取的偏倚控制措施效果如何。

⑦ 结果表达　研究中观察效力有多大；研究结果的表达是否观点清晰，数据准确；是否有量效或剂量反应关系的证据；核心结果的表达是否标准化，如为阴性结果，统计学把握度是否足够。

⑧ 卫生经济学　对干预措施是否采用成本-效果分析、成本-效益分析、成本-效用分析等评价经济效益和社会效益。

⑨ 研究结论　研究结论是否回答了研究假说；研究发现与实验室研究所得作用模式是否一致；研究所获结果在生物学上是否有可靠依据；研究发现与同类研究结果是否一致；研究结论是否可以外推；研究发现是否会引起现行临床实践的某种改变。

14.4.3.2　证据评价的基本方法

评价证据应先初筛临床研究证据的真实性和相关性，再确定研究证据的类型，最后根据研究证据类型的相关标准进行评价，对研究工作的全过程进行全面的评价。

(1) 初筛临床研究证据的真实性和相关性

① 初步判定研究证据的真实性　以该研究证据是否来自经同行评审（peer-reviewed）杂志、产生证据的机构是否与自己所在的机构相似、该证据是否由某个组织所倡议且其研究设计或结果是否因此受影响等为参考指标，对研究证据的真实性进行初步的判断。

② 初步判定研究证据的相关性　以下列 3 项指标为参照，对研究证据的相关性进行初步的判断：a. 若该研究证据提供的信息是真实的，是否为该患者所关心的问题及对其健康有无直接影响；b. 该研究证据是否为临床实践中常见问题，其涉及的干预措施或试验方法在自己所在机构是否可行；c. 若该研究证据提供的信息是真实的，是否将改变现有的医疗实践。

(2) 确定研究证据的类型

不同的临床问题，最适合的研究设计方案不同；不同的研究设计方案，其技术要领和研究功效亦不同。因此，评价研究证据前应根据其所研究的问题和所采用的研究设计方案准确判定其类型。这可通过阅读文章的摘要，必要时阅读文章正文的引言部分以确定研究目的。一般来说，原始研究主要解决 4 类临床问题：病因、诊断、治疗和预后。二次研究证据有系统评价、临床指南、决策分析或经济学分析等。

(3) 根据研究证据类型进行评价

研究证据的评价应遵循临床流行病学/循证医学的原则与方法，并根据其分类属性采用相应评价标准进行科学评价。不同证据类型的评价标准如表 14-4 所示，每种证据可能不止一种评估工具，选择常用的 1～2 种即可。

表 14-4　不同证据类型的质量评估工具

证据类型		质量评估工具
观察性研究	一般工具	RTI International 评估干预或暴露观察性研究的偏倚风险与精确性质量条目库
	横断面研究	格拉斯哥大学横断面研究质量评价清单、美国医疗保健研究与质量局（AHRQ）横断面研究质量评价清单
	病例对照研究	Down-Black 病例对照研究质量评估清单、纽卡斯尔-渥太华质量评价量表（Newcastle-Ottawa quality assessment scale）、英国牛津循证医学中心文献批判性评价项目（CASP）病例对照研究质量评价清单、苏格兰院际指南网（SIGN）病例对照研究方法学清单
	队列研究（前瞻性和回顾性）	Newcastle-Ottawa 队列研究质量评价清单、CASP 队列研究质量评价清单、国家卫生服务系统评价与传播中心（NHS-CRD）队列研究质量评估标准、乔安娜·布里格斯研究所（JBI）队列研究质量评价清单
	病例报告和病例系列	JBI 叙述性/病例系列研究质量评价清单、英国国家健康和临床优化研究所（NICE）病例系列研究质量评分
实验性研究	随机研究	Cochrane 协作网研究偏倚风险评价工具（常用）、Jadad 质量评分表（简易且应用广泛）、英国国家卫生研究院评价与传播中心（NIHR-CRD）随机研究质量评价工具、美国医疗保健研究与质量局循证实践中心 RCT 质量评估意见、JBI RCT 质量评价清单、CASP RCT 质量评价清单、牛津大学循证医学中心（CEBM）RCT 质量评价清单、SIGN RCT 方法学清单、加拿大卫生研究所知识转化中心（CIHR-KT Clearinghouse）RCT 质量评价清单、物理治疗证据数据库质量评分表、评价行为认知治疗 RCT 质量评分等
	非随机研究-同期对照	Cochrane 手册评估非随机研究质量要点、JBI 伪随机对照研究质量评价清单、美国社区预防工作组有效性证据体质量评估量表、麦克马斯特大学有效性公共卫生实践项目（EPHPP）定量研究质量评价工具、非随机研究方法学指数及非随机对照研究质量评分表等
	非随机研究-前后对照/自身对照	Cochrane 有效性实践与护理机构（EPOC）小组前后对照研究偏倚风险评估建议

14.4.4　循证医学常用统计指标及其选择

（1）分类资料的指标

在循证医学的研究与实践中，除死亡率、患病率、发病率等常用率的指标外，相对危险度（RR）、比值比（OR）及由此导出的其他指标也是循证医学中富有特色的描述性指标，如相对危险度降低率（relative risk reduction，RRR）、绝对危险度降低率（absolute risk reduction，ARR）、多得到一例有利结果需要治疗的人数（number needed to treat，NNT）和多出现一例不利结果需要观察的人数（number needed to harm，NNH）等。

总体指标的置信区间（confidence interval，CI）是指按预先给定的概率（$1-\alpha$，常取95%或99%）去估计未知总体参数（如总体均数、总体率、总体 RR 或总体 OR 等）的可能范围，这个范围被称为所估计参数值的 CI。如 95%CI，是指该区间有 95% 的可能性（概率）包含了被估计的参数，有 5% 的可能性（概率）不包含被估计的参数。CI 是以上、下置信限为界的一个开区间（不包含界值在内）。置信限（confidence limit，CL）只是 CI 的上、下界值。CI 的计算主要与标准误有关，标准误愈小，抽样误差愈小，CI 的范围就愈窄，用样本指标估计总体参数的可靠性就愈好；反之，用样本指标估计总体参数的可靠性就愈差。表 14-5 为常见的研究暴露（干预）与疾病关系的四格表。

表 14-5　暴露与疾病关系的四格表

组别	E（暴露）	$\overline{E}$（非暴露）	合计
阿司匹林治疗组	a	b	a+b
对照组	c	d	c+d
合计	a+c	b+d	

(2) 基本指标

① EER、CER　EER 即试验组事件发生率（experimental event rate，EER），如对某病采用某些防治措施后该疾病的发生率；对照组事件发生率（control event rate，CER），如对某病不采取防治措施的发生率，计算公式如下：

$EER = a/(a+b)$；

$CER = c/(c+d)$

② RR　"相对危险度"（rate ratio/risk ratio/relative risk），其意义为两组的事件率之比。RR 是反映暴露（干预）与事件关联强度的最有用的指标。RR＝1 表示比较组间没有差异，试验因素与疾病无关；RR≠1 表示试验因素对疾病有影响。当研究结局为不利事件时，RR＜1 表示干预可降低结局风险。

$RR = EER/CER$

需要注意的是，只有队列研究和 RCT 结果可以直接获得 RR。

③ OR　即比值比（odds ratio），是测量疾病与暴露联系强度的一个重要指标，是某组中某事件的比值与另一组中该事件的比值之比。OR＝1 表示比较组间没有差异。当研究结局为不利事件时，OR＜1 表示暴露可能会降低结局风险。OR 是流行病学研究中病例对照研究中的一个常用指标。

$OR = ad/cb$

④ RD　即率差或危险差（rate difference/risk difference），也被称为归因危险度（attributable risk，AR），是指干预（暴露）组和对照组结局事件发生概率的绝对差值。RD 反映了暴露（干预）组中仅由暴露（干预）因素所致的发病水平（从暴露组角度考虑）。RD＝0 表示比较组间没有差异。当研究结局为不利事件时，RD＜0 表示干预可降低结局风险。通常只有队列研究和 RCT 结果可以计算 RD。

$RD = CER - EER$

(3) 防治效果指标

使用这类指标时通常应注意以下要求：a. 试验组采用某治疗（干预）措施，对照组使用安慰剂。b. 主要疗效指标使用如病死率、复发率等客观准确的不利结局指标。c. 试验组使用某治疗措施后，这些客观的不利结局发生率是否低于对照组。

① ARR　当率差（RD）是某疗效事件发生率的差值（如病死率的差值），且 EER＜CER 时，即为绝对危险度降低率，用以度量试验组使用某干预措施后，某疗效事件发生率比对照组减少的绝对量，具有临床意义简单和明确的优点。其计算公式如下：

$ARR = |EER - CER|$

但当其值很小时会出现难以判定其临床意义的问题。如试验组人群中某病的发生率为 0.00039%，而对照组人群的发生率为 0.00050%，其 $ARR = |EER - CER| = 0.00050\% - 0.00039\% = 0.00011\%$ 的意义很难解释。若用 ARR 的倒数（1/ARR）则在临床上更容易解释，见后所述 NNT。

② NNT　NNT 的临床含义为：对患者采用某种防治措施，比对照组多得到一例有利结局需要防治的病例数。其计算式如下：

$NNT = 1/|EER - CER| = 1/ARR$

由公式可见，NNT 的值越小，该防治效果就越好，其临床意义也就越大。

如 NNT＝9，即只需防治 9 个病例，就可以得到一例有利结果。

注意：NNT 中的对照组通常是安慰剂对照。如果对照组是非安慰剂对照，则同一干预措施的 EER 与不同阳性对照组的 CER 所得到的 NNT 间不能比较。

③ RRR 其计算公式如下：

$$RRR = |CER - EER| / CER = 1 - RR$$

该指标可反映某试验因素使试验组与对照组某病发生率降低的相对量，无法衡量降低的绝对值。如试验人群中某病的发生率为 39%（EER＝39%），而对照组人群的发生率为 50%（CER＝50%），其 RRR＝(50%－39%)/50%＝22%。但若另一研究中对照组疾病发生率为 0.00050%，试验组疾病发生率为 0.00039%，其 RRR 仍为 22%。

④ ABI 为绝对获益增加率（absolute benefit increase），反映试验因素处理后，试验组有益结果发生率 EER 与对照组某有益结果发生率 CER 的差值，为患者有益结果增加的绝对值。有益结果如治愈、显效、有效等，其计算公式如下：

$$ABI = |EER - CER|$$

⑤ RBI 即相对获益增加率（relative benefit increase），反映了试验因素导致有益结果增加的相对量。试验组中有益结果的发生率为 EER，对照组某有益结果的发生率为 CER，其计算公式如下：

$$RBI = |EER - CER| / CER$$

> **示例** 某医师研究阿司匹林治疗心肌梗死的效果，从表 14-6 可以得出结论，阿司匹林治疗 8 名患者可以避免 1 例心肌梗死事件的发生。
>
> 表 14-6   阿司匹林治疗心肌梗死的效果
>
> | 组别 | 心肌梗死 | 非心肌梗死 | 例数 |
> | --- | --- | --- | --- |
> | 阿司匹林治疗组 | $15(a)$ | $100(b)$ | $125(n_1)$ |
> | 对照组 | $30(c)$ | $90(d)$ | $120(n_2)$ |
> | 合计 | 45 | 200 | 245 |
>
> 试验组事件发生率(EER)＝15/(15＋100)＝0.13，阿司匹林治疗组发生心肌梗死率为 13%
> 对照组事件发生率(CER)＝30/(30＋90)＝0.25，对照组发生心肌梗死率为 25%
> 相对危险度(RR)＝EER/CER＝0.52，阿司匹林治疗组发生心肌梗死是对照组发生心肌梗死的 52%
> 绝对危险度降低率(ARR)＝0.25－0.13＝0.12，阿司匹林治疗组发生心肌梗死事件比对照组少 12%
> 需要治疗的人数(NNT)＝100/ARR/100＝100/0.12/100＝8.33≈8，阿司匹林治疗 8 名患者可以避免 1 例心肌梗死事件的发生

(4) 不利结果指标

使用这类指标时通常应注意以下要求：a 试验组使用某治疗措施，对照组使用安慰剂。b. 不利结果或不良事件指标如肝功能异常率、肾功能异常率等指标。c. 试验组使用某治疗措施后，某不利结果(不良事件)的发生率是否大于对照组。

① ARI 为绝对危险度增加率（absolute risk increase）。当率差（RD）是某不良事件发生率的差值（如肝功能异常率），且 EER＞CER 时，即为绝对危险度增加率，可用于度量试验组使用某试验因素后其不利结果的发生率（如死亡、复发、无效等）比对照组增加的绝对量。其计算公式如下：

$$ARI = |EER - CER|$$

② NNH NNH 是指对患者采用某种防治措施时，比对照组多出现一例不利结果需要治疗的病例数。其计算式如下：

$$NNH = 1 / |EER - CER| = 1 / ARI$$

该公式中的 EER 和 CER 定义为采用某干预措施后某不利结局的发生率。因此，NNH 值越小，表示某治疗措施引起的不利结果（不良事件或不良反应）就越大。

注意：NNH 中的对照组通常是安慰剂对照。如果对照组是非安慰剂对照，则同一干预措施的 EER 与不同阳性对照组的多个 NNH 间不能比较，这与 NNT 类似。

如某治疗措施引起的不良反应发生率为 64%，而对照组出现类似不良反应率为 37%，$ARI = |37\% - 64\%| = 27\%$，$NNH = 1/27\% \approx 4$，即该治疗措施每处理 4 个病例，就会有 1 例额外的不良事件。

③ RRI 为相对危险度增加率（relative risk increase，RRI），其计算公式如下：

$$RRI = |EER - CER|/CER$$

当 EER＞CER 时，RRI 反映了试验组某事件的发生率比对照组增加的相对量，但该指标无法衡量发生率增加的绝对量。

④ LHH 即防治措施获益与危害似然比（likelihood of being helped vs harmed）。该指标反映了防治措施对受试者带来的获益与危害的比例。其计算公式如下：

$$LHH = NNH/NNT$$

当 LHH＜1 时，危害大于获益；当 LHH＞1 时，获益大于危害。

(5) 数值资料的指标

描述数值变量资料的基本特征有两类指标：①集中趋势的指标，反映一组数据的平均水平；②离散程度的指标，反映一组数据的变异大小。两类指标联合应用才能全面描述一组数值变量资料的基本特征，是目前统计中应用最多、最广泛和最重要的指标体系。

描述数值变量资料平均水平的常用指标有均数或称算术平均数、中位数和几何均数等；而描述数值变量资料离散程度的常用指标有标准差、四分位数间距和变异系数等（表 14-7）。

表 14-7 **数值变量的常用描述指标**

指标名称	作用	适用的资料
均数（X）	描述一组数据的平均水平、集中位置	正态分布或近似正态分布
中位数（M）	与均数相同	偏态分布，分布未知，两端无界
几何均数（G）	与均数相同	对数正态分布，等比资料
标准差（S）	描述一组数据的变异大小、离散程度	正态分布或近似正态分布
四分位数间距	与标准差相同	偏态分布，分布未知，两端无界
极差（R）	与标准差相同	观察例数相近的数值变量
变异系数（CV）	与标准差相同	比较几组资料间的变异大小

14.5 循证证据与临床患者的适用性及临床决策

循证决策的本质就是在当前可得最佳同类证据指导下的高度个体化科学决策。循证医学所采取的最佳证据都是源于临床或基础医学的研究成果，这些研究的结果无论是单项研究或多个研究的系统评价，都是从有限的研究对象中所取得的综合平均效应（果），是总体效应的均值水平（共性）。其中个体间的效应，往往有不同的差异。比如，接受同一治疗措施的不同个体，有的疗效显著，而有的也许无效，这就是个体的差异（特性）。造成这种差异的因素，则是多方面的，有的可知，有些也许原因不明，这在临床医疗实践中是很常见的现象。

14.5.1　证据应用要权衡利弊

最佳证据是否可以用于对个体患者的医疗决策，自然要考虑拟采用的诊治措施能给患者带来多大的获益，同时还要考虑它们被应用后可能产生哪些不良反应及对患者造成的危害程度。因此，必须对拟对患者采用的诊治措施的利弊进行客观的评估，只有利大于弊方可采用。此外，还应考虑患者对治疗的意愿和接受程度，为患者制订符合个体情况的治疗方案。

所谓"利大"，指的是对患者拟用的新诊治措施，其临床意义显著，对患者大有益处。显著的临床意义或价值，一定有其量化的指标。在病因及危险因素方面，常用指标有相对危险度（RR）、比值比（OR）等；在诊断学试验方面有敏感度、特异度、准确度、患病率、预测值、似然比等指标；在治疗方面有治愈率、有效率、病死率、绝对危险度降低率（ARR）、相对危险度降低率（RRR）、NNT 等。对于药物不良反应要予以高度重视，应掌握不良反应种类及其程度，重要事件（如致残、致死）发生率有多大，试验组与对照组比较其不良反应的危险度增加了多少，治疗多少病例才发生一例重要的不良事件（NNH）。有了这些指标和数据，就可以比较试验组和对照组的 LHH（通常用 1/NNT：1/NNH 表示），如 1/NNT 越大、1/NNH 越小，则 LHH 就越大（相关指标意义和计算方法见上文）。

14.5.2　临床决策分析

临床决策分析（clinical decision analysis，CDA）是采用定量分析方法在充分评价不同方案的风险和获益之后，选取最佳方案，以减少临床不确定性并利用有限资源取得最大效益的一种思维方式，包括诊断决策、治疗（康复）决策等。

14.5.3　结合患者个体情况及治疗意愿

循证决策的方法除注重最佳证据和决策的确定，还强调确保临床决策符合患者潜在的价值观和意愿选择。其原因之一是患者与临床医师的价值观可能存在本质差异，且不同个体患者的价值观差异通常也很大。临床实践中，有时医师认为重要的结果，患者却认为无关紧要。如手术麻醉时，医师更关注麻醉时间延长和失血量等；而患者则更在意麻醉后是否疼痛、恶心及其程度，麻醉的益处和危害及对未来生活质量的影响。故临床医师应尝试理解患者价值观及意愿产生的原因，理解患者在特定的生活背景中，一个症状或诊断对患者有何意义，这将有助于帮助患者选择最佳治疗方案、改善医患关系、提高患者的依从性。

现代医学提倡"以患者为中心"的个体化治疗模式，故医师需要积极引导患者参与到自身的诊疗决策计划中来。患者有效参与决策要求其理解所有可选择治疗方法的利与弊，包括这些方法对生存质量的影响，但由于患者知识水平有限，如何将这些本就复杂的信息有效地传达给患者，对临床医师又是一个巨大的挑战。近年，相关研究人员制作了为临床决策提供支持的决策辅助工具，包括决策板报、决策手册、录音和录像及上文提到的计算机化的决策工具等，尝试以通俗易懂的方式向患者传达各种可选择的治疗方法及其相关结局，但目前仍是以医师与患者直接交流沟通为主。

合格的现代临床医师除应具备相应的临床技能外，还应富有同情心，具备倾听能力、敏锐的洞察力。因为现代临床医学实践的模式要求医务人员不仅是治疗人患的病，而且应关注患病的人，促使患者达到生理、心理和社会功能的完好状态，健康地回归社会。

14.6 循证医学实践的效果评价

前面介绍了循证医学实践"五步法"的前四个步骤，循证实践的第五步是后效评价，即通过临床实践中应用循证医学的理论和方法进行循证决策。在临床实践中，必定会有成功的经验和不成功的教训，如果能够认真总结经验教训，不但自身能从中获益，不断提高学术和医疗水平，而且还有利于同行之间的互相交流和学习。因此，后效评价是临床医师终身的继续教育和自我提高中非常关键的过程。

14.6.1 循证实践能力的自我评价

自我评价主要从提出问题的能力、寻找最佳外部证据的能力、严格评估证据质量的能力和及时整合外部证据与患者价值的能力等方面进行考量。相对客观和理性地看待自己开展的循证医学实践，这种自我认识的技能不仅能够帮助临床医师意识到自身能力的不足或缺陷，而且能帮助临床医师有效地将可获得的最佳证据与临床实践整合。

14.6.2 循证实践的效果评价

(1) 临床实践质量是否得到改善

在循证医学中，效果评价的一个关键是确定临床实践质量是否得到了改善，也就是评估循证实践所带来的实际临床结果和患者健康状况的变化。具体来说，需要比较实施循证医学前后，临床决策的准确性、治疗效果、患者满意度、并发症发生率以及整体预后等指标是否有所提高。同时，还需评估医务工作者在决策过程中是否遵从临床指南以及患者是否获得了更为个性化和有效的治疗方案。

(2) 有多少个临床实践有证可循

在循证实践的效果评价中，评估"有多少个临床实践有证可循"是重要的指标之一，这涉及依循证据的临床路径、患者治疗方案的证据支持率、医务工作者的循证实践意识等。随着循证医学实践和教学的发展，将有越来越多的临床实践有证可循。例如 Lee JS 等于 2000 年对 50 名胸部手术的患者进行了评价，结果 50 个患者中 7 个患者的手术治疗有随机对照试验的证据支持；32 个患者有可信的非试验性研究的证据支持；11 个患者的治疗没有证据支持。循证实践效果的评价也要看有多少临床实践有证可循。

14.7 循证医学在临床实践中的应用范例

循证医学的最终目的是解决临床问题，在系统介绍循证医学的具体实践步骤后，本节基于处理解决患者的临床问题，采用循证病例报告的形式，举例说明如何运用循证医学思维方法解决临床问题。

14.7.1 疾病案例

一位患者咨询药师："听说达格列净对糖尿病患者不仅降血糖，还预防糖尿病肾病，它对非糖尿病患者的慢性肾病也有用吗？"

14.7.2 根据循证开展药学服务

① PICO P—非糖尿病慢性肾病患者；I—达格列净；C—安慰剂；O—肾小球滤过率（GFR）下降、终末期肾脏疾病或因肾脏原因死亡。

②搜索资料　Heerspink HJL，Stefánsson BV，Correa-Rotter R，et al. DAPA-CKD Trial Committees and Investigators. Dapagliflozin in Patients with Chronic Kidney Disease. N Engl J Med，2020.

③DAPA-CKD临床试验数据诠释　在慢性肾脏疾病患者中，服用达格列净GFR持续下降至少50%、终末期肾脏疾病或因肾脏原因死亡的综合风险显著低于安慰剂（NNT 19）。

思考题

根据PICO原则提取以下问题的关键词：

1. 对于慢性肾衰竭患者肾脏移植与血液透析相比，在生存率和生存质量上哪种方法好？

2. ACEI与CCB合用与单用CCB相比，在保护肾功能、降低血压和尿蛋白方面是否有更多的作用？

3. 对于频发的尿路感染，长期小剂量应用抗生素是否能预防复发？

（郑玉粉　孙敏雪）

第15章 药学监护技能及实践训练

15.1 药学监护实践训练的目的

药学监护实践方法是一门培养药师临床合理用药实践技能的综合课程，不仅需要扎实的药学和临床理论学习，更需要借助边学边练的方式进行实践训练，才能真正获得初步的临床实践技能。因此，课程教学以及学生的学习过程，既要学习方法学，以建立临床思维和解决临床问题的路径，又要借助模拟实践模式进行有效的训练，感悟药师与患者之间建立互动的关系，有助于患者疾病治疗获得最佳的效益，这种混合式的教学和训练模式将极大地帮助学生提前体验步入临床实践的场景，加速成长。

实践训练是本课程教学的重要环节，也是培养临床服务技能的必经之路。其目的在于培养临床药学本科生或研究生在临床实践中的职业素养、临床思维和执业技能，促使临床药学学生将前期学习的专业理论知识、药物治疗学和药学监护实践方法有机结合，做到融会贯通、灵活运用，从而形成清晰的临床思维路径，能够进行逻辑推理和综合分析，最终理解并掌握在患者疾病治疗过程中发现和解决药物治疗问题的能力。

15.1.1 学习分段目标

培养学生掌握药学监护实践的关键技能：分析和评估患者用药的适宜性、有效性、安全性和依从性、指导和告知患者用药效果、确保患者临床合理使用药物、指导患者自我药疗、熟悉特殊人群用药管理及用药重整和处方精简。

实践训练分为三个阶段，第一个阶段完成职业角色和临床实践的认知和思考；第二阶段进入方法技能的训练，初步掌握药学监护实践方法所需的技能；第三个阶段也是临床实践的综合训练，在完成前期的基础训练，有一定的临床感受和理解后，进入实战的进阶和综合训练学习，以提高学生临床实践的信心。

为使学生进入临床药学实践工作前做好准备，将重点学习如何向患者提供药学监护实践的关键技能，以及如何与其他药学服务人员和医务人员进行有效的沟通。

15.1.2 学习前要求

学生进入本课程学习之前须完成以下课程学习：

- 药理学。
- 临床药学概论。
- 药物治疗学。

15.1.3 预期学习成果

- 了解和熟悉药师职业的人才培养要求。
- 理解和掌握从事药学监护实践的执业理念和职业道德。

- 熟悉和掌握患者疾病治疗中存在的药物治疗问题。
- 掌握以患者为中心的思想和服务模式，理解药师践行药学监护的责任。
- 初步掌握监护患者用药流程及用药评估方法。
- 掌握药学监护实践方法的基本要求。
- 初步掌握自我药疗疾病评估方法，并能为患者推荐合理的非处方药。
- 给予患者正确使用药物的建议，并进行非药物干预，以促进患者健康。

15.1.4　学习的未来成果
- 可以向患者提供用药教育和专业建议，并监测治疗过程和结果。
- 能够发现临床用药中药物之间的相互作用，以采取措施避免其发生。
- 理解药师在疾病预防和健康保护以及公共卫生倡议中如何发挥积极的作用。
- 规划和实施药学监护工作。
- 利用信息技术和数据库建设加强专业知识和技能学习并具备自学能力。

15.1.5　拓展主题的研讨
- 药学监护的社会和行为内容。
- 心血管疾病的药学监护。
- 糖尿病的药学监护。
- 疼痛用药的药学监护。
- 胃肠道疾病的药学监护。
- 肿瘤患者的药学监护。
- 患者临床营养的药学监护。
- 药师在自我药疗中的作用。
- 实验室结果的解读学习。
- 实施药物警戒，报告药物不良反应。
- 记录药学监护的过程以及质量体系建设对提供药学监护的作用。

15.2　职业引导训练（对应第 1—5 章）

15.2.1　训练目的
① 通过练习，引导学生知晓药学专业的演变与发展进程，回顾临床药学的发展历程，即从概念提出直至发展成一门学科的过程，使学生能够思考历史事件中重要学者和先驱提出的概念和思想对药师职业所产生的影响，激发学生了解药师职业在医疗体系中发挥的作用，激发其兴趣并重视对本课程的学习，从而进一步思考自己职业的未来发展，做好自身的职业规划。

② 通过小组讨论，引导学生领会和掌握当前医疗保险所提出药物治疗管理服务的目的，以及药师与医师的分工和责任，引导学生思考药学监护实践对于临床和患者的价值。

③ 引导学生深刻理解药学监护对于患者用药指导和监护的必要性，体会作为一名药师介入到患者治疗中时应该承担的责任，以及如何获得患者的认可和信赖。

④ 引导学生理解哲学论证的意义，掌握未来从事药师工作必须遵守的职业道德和行为准则。

⑤ 通过与身边患者的互动交流，感受并掌握如何了解患者的用药体验，理解药师掌握

患者用药体验的真正意义和价值所在。

15.2.2　训练方式

- 文献检索。
- 小组讨论。
- 调研体验。
- 书面体会。

15.2.3　练习题

15.2.3.1　练习一

① 分组讨论你心目中的药师角色。

② 提出临床药学概念的本质是什么?

③ 请写出一份自己的感想,题目"如何成为一名合格的药师?"(短文形式,800~1200 字)

15.2.3.2　练习二

① 请分析强调药师提供药物治疗管理服务是以患者为中心的服务模式,而不是以处方为中心的服务模式的主要原因,两种模式之间差异的关键是什么? 分组讨论,并写出结论。

② 讨论药师提供药物治疗管理服务与医师的诊疗服务两者之间承担责任的相似点和差异点。分组讨论,并写出结论。

15.2.3.3　练习三

① 举例说明药师践行药学监护工作的必要性和意义。分组讨论,并写出想法。

② 选择一位你的家人或熟悉的患者朋友,确认他正在服用药物,包括至少一种处方药、非处方药以及营养保健品,进行大约 20 分钟谈话,主要询问患者服用的情况。需要让患者描述为何服用这些药物,用药是否有效,是否遇到什么治疗困惑和不舒服,谈谈用药的体验和感受。结束访谈后,谈谈你从患者沟通中学到什么,思考一下与你的预期有何不同或相似的地方?

15.2.3.4　练习四

① 以小组讨论的形式,讨论药学监护实践存在的哲学观点以及对职业发展的意义。

② 以小组讨论的形式,讨论作为一名合格的药师,遵守职业准则的实际意义,并举例说明。

15.2.3.5　练习五

① 请写出一段你自己用药的体验,与其他同学分享,反映出你对用药后的真实感受,请描述自己的感受、预期、关心的问题、体验和信念。

② 选择两位自己熟悉的,正在服用至少两种药物的家人或朋友,分别请他们描述一下各自的用药体验。描述一下这两位患者之间用药体验的相同点和差异点,他们是否存在依从性的问题,真实的原因是什么。

(康　震)

15.3　临床技能训练(对应第 6—10 章)

15.3.1　训练目的

- 学生通过这一模块的训练,可以初步掌握药学监护实践的基本技能,掌握监护患者用药的流程以及各个环节的应对策略。

- 通过小组讨论和角色扮演这两种训练方式，让学生领悟药学监护过程中应当掌握的沟通技能，以及如何持同理心与患者进行沟通并聆听患者的主诉。
- 在角色扮演中引入评判人，对患者和药师的互动质量进行点评，提出自己的观点和建议，学生轮流扮演不同角色，以获得真实的体验。
- 以小组讨论和集体作业形式，借助不同形式的案例讨论，掌握正确问诊、患者信息采集、用药评估、治疗目标制订以及随访评估和书写药历的技能。理解药物治疗中出现问题的原因，并掌握解决这些问题的办法。

15.3.2　训练方式

- 小组讨论。
- 角色扮演。
- 课后作业。
- 药历书写。

15.3.3　沟通技巧训练

15.3.3.1　训练目的

- 掌握药学监护服务过程中"以患者为中心"的内涵。
- 能够持同理心掌握聆听、提问等沟通技巧。
- 体验药学服务过程中非语言沟通的重要性及注意事项。
- 理解有效沟通可帮助药师与患者建立良好的治疗关系。

15.3.3.2　训练方式

- 小组讨论＋头脑风暴。
- 角色扮演（正反角色）。

15.3.3.3　角色体验训练

① 以小组讨论的形式，探讨以下药学监护实践中沟通技巧的相关内容。

- 与患者沟通时，如何体现"以患者为中心"的内涵。
- 小组讨论聆听与听见的区别，如何体现聆听的技巧。
- 沟通时如何采用开放式提问和封闭式提问。
- 何时需采用动机访谈。
- 药师在提供服务过程中应该注意哪些非语言沟通方式？

② 三人一组，分别扮演患者、药师和评判人，评判人的角色是观察患者与药师角色扮演者之间沟通过程中的表现情况，解读两者表现的好坏，以帮助提高两位扮演者的沟通能力（沟通话题可以选择一个场景，场景的剧本由三人一起书写）。

（康　震　郑玉粉　裴毓瑶）

15.3.4　判断药物治疗问题训练

15.3.4.1　训练目的

- 学生通过简短案例练习，判断和描述案例中患者存在的药物治疗问题。
- 掌握药物治疗问题的分类及其原因。

15.3.4.2　训练方式

- 小组讨论。

• 举例说明。

15.3.4.3　练习题

15.3.4
参考答案

请找出以下案例的药物治疗问题。

1. 患者，女，52 岁，因血压升高来医院就诊（平均血压 148/93mmHg），医生开具马来酸依那普利片（5mg qd），患者服用 4 个月后（平均血压大约维持在 128/78mmHg）出现干咳，医师处方右美沙芬缓解咳嗽。

2. 患者，男，44 岁，体重超重（BMI 约为 28.6kg/m^2）。于 4 个月前在县医院被诊断为 2 型糖尿病（检查空腹血糖 14.79mmol/L，糖化血红蛋白超标，尿糖＋＋＋＋），初期采取非药物治疗手段治疗，未果后医生于 1 个月前开具格列齐特缓释片用于降糖，但服用期间出现了体重增加的情况（BMI 约为 29.2kg/m^2）。

3. 患者，男，62 岁，因骨癌癌痛住院，医师开具处方芬太尼透皮贴剂（4.2μg/贴），每 72 小时外用 1 贴。因最近气温骤降，患者家属担心患者受凉特意将暖水袋带给患者保暖，但患者在使用贴剂 2 天后出现头晕、嗜睡、恶心、呕吐等症状，经检查发现患者暖水袋靠近贴药部位。

4. 患者，男，48 岁，体重超重（BMI 约为 27.4kg/m^2）并有吸烟和饮酒习惯，目前患有高血压和高脂血症，用药包括盐酸贝那普利片（10mg qd）和辛伐他汀片（10mg qd），并持续进行生活方式优化。但患者表示由于公司事务比较繁忙，经常加班，常忘记服药，导致目前高血压和血脂异常疾病控制不佳。

5. 患者，男，52 岁，身高 178cm，体重 65kg，糖尿病多年，来社区药房取药（二甲双胍缓释片）。药师与患者沟通中表示最近气候变化特别容易感冒和发热。

6. 患者，女，63 岁，因失眠而长期服用地西泮（10mg hs），一开始效果很好，但近来发现失眠症状逐渐控制不住了。

7. 患者，男，66 岁，诊断哮喘后医生开具布地奈德福莫特罗粉吸入粉雾剂（信必可都保）2 吸/次，一日 2 次。患者通过鼻吸入使用一周后，症状未得到明显改善。

8. 患者，女，7 岁，因季节性感冒而发热来就诊，医生开具布洛芬混悬液（美林），一次 5mL，24h 不超过 4 次。患者家长表示孩子一直不喜欢吃药导致发热症状未改善。

15.3.4.4　案例沟通练习

根据已知信息，采用适宜的沟通技巧，采集案例相关信息，确认药物治疗问题，并对其进行优先排序。

情景导入：患者于 2020 年 10 月 15 日由家属陪同初次来到 MTM 门诊就诊。

主诉：最近情绪低落。

现病史：患者，男，58 岁。1 个月前因"右上肢和右下肢无力"入急诊。患者诉清晨 4 点 30 分左右到厨房吃东西，之后返回床上，未睡着，直至 6 点。后发现不能移动右侧胳膊和腿，当他尝试离开床边时摔倒在地。他的儿子发现他躺在地上，立即将他送至急诊救治。被诊断为缺血性脑卒中，目前说话口齿不清。

既往史：高脂血症 10 余年；高血压 10 余年；前列腺增生 1 年。

社会史：单身独居，1 年前丧偶；吸烟，每天 1 包，38 年；有饮酒史；喜欢吃高油、高盐食物；会在家监测血压，平均血压值 142/98mmHg。

过敏史/药物不良反应：无。

用药情况：

- 阿托伐他汀 20mg hs，使用十多年
- 依那普利 10mg qd，早上服用，使用十多年
- 非那雄胺 5mg qd，早上服用，使用两年
- 阿司匹林 100mg qd，早上服用，使用 1 个月

用药体验：

服药行为、态度：不排斥服药，但晚上偶尔忘记服药；尿频症状较去年有很大改善，偶尔会有尿频症状。

药物不良反应：无。但是脑卒中发生后开始出现口齿不清的后遗症，因此情绪异常低落。

体格检查（出院前最后一次检查）：

一般状况：发育及营养状况良好。

生命体征：T 36.7℃，BP 168/100mmHg，P 100 次/分，R 23 次/分，体重 84kg，身高 178cm。

出院时实验室检查：

项目名称	结果	单位	参考范围
Na^+	160	mmol/L	135～148
K^+	4.3	mmol/L	3.5～5.5
Cl^-	105	mmol/L	95～108
TC	6.5	mmol/L	3.2～6.4
HDL	0.63	mmol/L	1～1.8
LDL	3.42	mmol/L	0～3.36
BUN	5.6	mmol/L	3.2～7.1
Scr	100	μmol/L	71～133
TSH	3	mU/mL	0.27～4.2
ALT	38	U/L	0～50
ASI	30	U/L	5～45
Glu	5.33	mmol/L	4.1～5.9
WBC	7.3	$\times 10^9$/L	4～10
Hb	12.1	g/dL	12.0～17.2
PLT	205	$\times 10^9$/L	85～350
Hcy	35	μmol/L	<15

影像学检查：

心电图：正常节律；心率 100 次/分

LVEF：53%

CT：无出血迹象

颈动脉超声：正常血流

ASCVD：26.4%

（郑玉粉　李涵涵　裴毓瑶　张　蔚）

15.3.5　采集患者信息训练

15.3.5.1　训练目的

- 明白信息采集在药学服务过程中的重要性。

- 掌握不同疾病、不同场合、不同服务目标时采集信息的主要差异。
- 掌握全面用药评估时采集信息的主要内容。

15.3.5.2　训练方式

- 小组讨论。

15.3.5.3　练习题

以小组讨论的形式，结合沟通技巧，探讨以下关于药学监护实践中采集信息的相关内容。

1. 患者来咨询用药时，应该采集哪些基本信息？
2. 患者拿处方到药房首次取药时，应该提出哪些问题？
3. 慢性病患者到药房续方取药时，应该提出哪些问题？
4. 提供全面用药评估服务时，应该采集哪些信息？

15.3.5.3
参考答案

（苏文斌）

15.3.6　用药评估训练

15.3.6.1　训练目的

- 通过案例练习，初步理解和掌握用药评估的思路和判断。
- 提高对患者用药评估的综合判断能力。

15.3.6.2　训练方式

- 案例分析与演练。

15.3.6.3　案例练习

主诉：患者来药师门诊咨询医生新开的他达拉非可否使用。

现病史：患者，男，61 岁，目前和妻子住在一起。已经退休。每个月平均只有 1～2 次社交活动，偶尔会饮酒，最多喝两小杯红酒。没有吸烟史。自患冠心病以来，开始注重锻炼、饮食。患者目前在家自测血压，每天晨起时测一次，一般维持在 130/80mmHg 左右。近来对性生活质量不满意，自觉和比索洛尔的使用有关。两天前患者就诊泌尿外科，医生为其开具了他达拉非。

既往史：高血压 30 年；冠心病（非 ST 段抬高型心肌梗死）支架置入术后 6 个月。

家族史：父亲有结肠癌病史。

社会史：只在有社交活动时饮酒，每次约 1～2 杯红酒。无吸烟史。

用药情况：

- 阿司匹林 100mg，每日一次
- 氯吡格雷 75mg，每日一次
- 泮托拉唑 40mg，每日一次
- 厄贝沙坦氢氯噻嗪 150/12.5mg，每日一次
- 氨氯地平 5mg，每日一次
- 比索洛尔 5mg，每日一次
- 阿托伐他汀 20mg，每晚一次

过敏史：无已知药物过敏。

实验室检查：

- 电解质：Na^+ 139mmol/L，K^+ 4.8mmol/L，Cl^- 103mmol/L，CO_2 25mmol/L
- 肾功能：BUN 2.9mmol/L，Scr 70.7μmol/L

- 肝功能：AST 25 U/L，ALT 31 U/L
- 血脂：TC 3.68mmol/L，HDL 0.85mmol/L，LDL 2.67mmol/L，TG 0.91mmol/L

用药依从性评估：比索洛尔、阿托伐他汀每周漏服1～2次。

问题：请列出患者目前存在的药物治疗问题（DTP），根据轻重缓急将这些药物治疗问题排序，并给出建议帮助患者解决这些问题。

（刘　宁）

15.3.6.3
参考答案

15.3.7　拟定药学监护计划训练

15.3.7.1　训练目的

- 能够根据患者情况，个体化制订治疗目标。
- 能够为患者制订合理的非药物及药物干预计划。
- 根据药学监护计划，能够合理拟定患者行动计划和随访评估表。

15.3.7.2　训练方式

- 案例分析与演练。

15.3.7.3　练习题

患者:张某	日期:20××年×月×日
人口学信息	54岁,男性
既往史	高脂血症6年 高血压9年 ST段抬高型心肌梗死(STEMI)(6个月前,药物洗脱支架)
家族史	父亲,75岁,有冠心病 姐姐,58岁,患有冠心病
过敏史	无
社会史	已婚,和妻子住在一起 在办公室工作 每周至少5天会喝酒,每次喝一到两瓶啤酒 不吸烟 自患心肌梗死以来,开始注重锻炼、饮食。目前每周至少3天做有氧运动,每次至少30分钟
药物治疗	**用药情况** 　阿托伐他汀20mg,每日一次 　阿司匹林100mg,每日一次 　氯吡格雷75mg,每日一次 　氨氯地平10mg,每日一次 　美托洛尔缓释片47.5mg,每日一次
用药体验	每周3～4次忘记服药,否认药物不良反应(肌痛、牙龈出血、头晕)
实验室检查结果	**三个月前的实验室检查** • 电解质:Na^+ 141mmol/L,K^+ 4.3mmol/L,Cl^- 103mmol/L,CO_2 22mmol/L • 肾功能检查:BUN 6.42mmol/L,Scr 132.6μmol/L • 肝功能检查:AST 40U/L,ALT 40U/L • 血脂检查:TC 4.2mmol/L,HDL 1.1mmol/L,LDL 2.76mmol/L,TG 1.17mmol/L
药师进行的体格评估	BP 130/74mmHg,HP 64次/分,RR 18次/分,T 37.2℃ Wt 99.3 kg,Ht 178cm;BMI=31.3kg/m²

问题：

1. 该患者的治疗目标是什么？
2. 该患者药学监护计划中非药物治疗内容有哪些？
3. 该患者药学监护计划中药物治疗内容有哪些？
4. 讨论该患者下次随访时间和评估内容？

（郑玉粉　裴毓瑶）

15.3.7.3
参考答案

15.3.8　患者随访计划训练

15.3.8.1　训练目的

- 能够根据患者情况，个体化制订生活干预计划。
- 理解随访评估的意义与价值。
- 能够根据患者情况，个体化制订患者随访评估计划表。

15.3.8.2　训练方式

- 案例分析与演练。

15.3.8.3　练习案例

王某，68 岁，女性，近 5 个月内有烧心症状（每周 4～5 次），有时餐后有反胃现象，嘴中伴有酸味。夜间症状加重且伴有咳嗽导致无法入睡，服用奥美拉唑肠溶片后略有缓解，但夜间症状仍未缓解。药师在与患者采集信息时发现患者有 2 型糖尿病、高血压、食管炎病史，她每周至少 5 天会喝酒，每次喝一瓶啤酒，喜欢吃甜食和油炸食品，特别喜欢吃川菜。患者运动较少，喜欢仰卧睡觉，经常睡前吃东西。

体征：BP148/85mmHg，HR90 次/分，RR17 次/分，Wt85kg，Ht168cm。

血糖检查（空腹血糖）：11.5mmol/L；HbA1c：8.2%。

用药情况：

- 氨氯地平 5mg，每日一次
- 氢氯噻嗪 25mg，每日一次
- 二甲双胍 500mg，每日两次
- 阿司匹林片 100mg，每日一次
- 奥美拉唑 20mg，prn

问题：

1. 请根据患者信息列出患者的药物治疗问题。

2. 除胃食管反流之外，患者还有其他高血压、糖尿病等病症，由于患者日常没有监测血压和血糖，并且生活方式有待改善，请为该患者制订生活方式干预计划。

3. 请为该患者制订药物干预计划。

4. 请为该患者制订随访评估计划表。

15.3.8.3
参考答案

（李涵涵）

15.3.9　患者教育训练

15.3.9.1　训练目的

- 能够发现和分析出患者治疗需求中患者需要接受的教育内容。
- 能够根据患者的需求及药师的评估，针对性地开展患者教育。
- 掌握患者教育的沟通技巧，有效地开展患者教育。

15.3.9.2　训练方式

- 案例分析与演练。

15.3.9.3　练习案例

姜某，女，24 岁，因反复检查甲状腺功能低下就诊。既往因膝关节不适在外科就诊时查出甲状腺功能低下，具体结果不详。后一直服用左甲状腺素片 50μg qd 治疗。近期备孕，复查甲状腺功能仍然低下，具体不详，增加优甲乐至 $100\mu g$ qd 治疗。今日复查（剂量调整一个月后）TSH 6.7mU/L，现来药学门诊就诊。患者目前为甲状腺功能低下，服用左甲状腺素片 $100\mu g$ qd 治疗仍不达标，考虑药物治疗剂量不足，存在有效性问题。经过信息收集与交流，药师发现该患者存在以下问题：

①　对药物的治疗作用与药物本身并不了解；

②　对妊娠期甲状腺功能的达标范围并不清楚；

③　不了解药物的用法与不良反应；

④　未规律用药，用药依从性差。

问题： 根据药师的发现，如何为该患者开展患者教育？

15. 3. 9. 3
参考答案

（张学丽）

15. 3. 10　随访评估训练

15. 3. 10. 1　训练目的

- 能够识别出随访时的患者临床结局状态。
- 掌握随访评估时采集信息主要内容。
- 理解随访评估的目的、内容和责任。
- 掌握评估患者药物治疗的有效性和安全性相关的临床指标和实验室检查指标。

15. 3. 10. 2　训练方式

- 小组讨论。

15. 3. 10. 3　练习题

- **请依次将以下患者治疗结局的状态与案例进行匹配。**

A. 治愈　　B. 稳定　　C. 改善　　D. 未改善　　E. 恶化

①　患者，男，46 岁，有痛风史，最近被诊断出患有高血压，在服用了 1 个月的依那普利 10mg 后，他的血压由一开始的 150/90mmHg 降到 132/81mmHg，无不良反应。之后患者继续服用此药三个月和六个月的平均血压值分别为 125/78mmHg 和 123/75mmHg。

②　患者，男，12 岁，无病史，最近患有急性中耳炎，采用左氧氟沙星治疗 5 天后，患者耳痛、耳鸣、流脓等症状消失。

③　患者，男，32 岁，无病史，最近患有社区获得性肺炎，使用阿莫西林/克拉维酸治疗 3 天后，患者体温 36.8℃，咳嗽、胸痛等症状得到缓解。

④　患者，女，54 岁，有糖尿病病史，最近被诊断出患有高血压，每日服用依那普利 5mg，治疗前血压 142/92mmHg，4 周后平均血压 158/96mmHg。

⑤　患者，男，38 岁，有偏头痛病史，最近工作压力大疼痛频繁，服用对乙酰氨基酚后疼痛未缓解。

- **案例练习**

基本信息： 李某，男，72 岁，主诉排尿次数增加、排尿困难而来医院就诊，自述该症状在过去 2 年间一直在恶化，医生给开新药坦索罗辛。既往有高血压和冠心病。父亲 72 岁时死于肺气肿并发症。已退休，每周饮酒 1～2 次（通常在下午），47 年前戒烟，经常在晚上外出散步。

用药情况：

- 阿托伐他汀 20mg，每日一次

- 阿司匹林 100mg，每日一次
- 依那普利 10mg，每日一次
- 美托洛尔缓释片 47.5mg，每日一次
- 非那雄胺 5mg，每日一次

实验室检查：

- 电解质：Na^+ 141mmol/L，K^+ 4.3mmol/L，Cl^- 97mmol/L，CO_2 29mmol/L。
- 肾功能检查：BUN 4.28mmol/L，Scr 70.7μmol/L。
- 尿分析：尿液中白细胞、红细胞、细菌、葡萄糖和蛋白质阴性。
- PSA：3ng/mL。
- 前列腺重量：42g。
- 排泄后残留尿量：68mL。

问题：

1. 请问随访时一般随访哪些指标？
2. 请问怎样确定该患者的随访时间？
3. 请针对此患者设计合理的随访计划？

15. 3. 10. 3
参考答案

（张　蔚）

15. 3. 11　执业记录与药历书写

15. 3. 11. 1　训练目的

- 理解书写执业记录的意义与价值。
- 掌握书写合格执业记录的方法。
- 掌握执业记录的主要书写格式及书写要点。

15. 3. 11. 2　训练方式

- 小组作业。

15. 3. 11. 3　练习题

1. 比较以下两份执业记录，讨论药师应如何书写合格的执业记录？

执业记录 1

每天服用瑞舒伐他汀；

患者吃太多的垃圾食品；

将在 3 个月内进行实验室检查；

目前没有患者的实验室检查结果；

建议服用药物：患者需要他汀类药物治疗。

执业记录 2

信息： 患者，男，35 岁，LDL 3.5mmol/L，HDL 0.8mmol/L，TG 2.0mmol/L；无糖尿病；30 年烟史；血压 134/89mmHg，目前 Framingham 10 年心血管疾病风险评分＞20％；没有其他药物或健康状况。

评估： 阿托伐他汀 40mg 适用于原发性高胆固醇血症，可有效降低 CVD 风险，且无用药禁忌证，处方是适宜的。

计划： 1 个月后与患者讨论戒烟问题。患者需监测肌痛的症状。

2. 请根据以下 SOAP，讨论药师都采集了哪些信息，发现什么药物治疗问题，为该患者采取哪些干预措施，下次随访是什么时候。

患者药物治疗管理 SOAP 记录

患者姓名:秦先生	身份证号码:
性别:☑男　　□女	出生日期:
就诊医疗机构:	患者编号:
医保类型:□医保(北京)　□医保(外地)　□自费	□新农合　　□其他＿＿＿＿
评估日期:	药师:徐××

S(主观资料:患者主诉):
- 主诉:患者咨询是否有更有效的抗抑郁药物
- 现病史:6 个月前工伤后新发抑郁症,曾尝试文拉法辛、帕罗西汀、安非他酮均无明显效果,1 个月前曾因割腕自杀未遂入院
- 既往史:抑郁症 6 个月,慢性背痛 6 个月,慢性肾脏病(三期)
- 目前用药情况:萘普生 500mg,每日两次,泮托拉唑 40mg,每日一次;安非他酮 XL 150mg,每日一次(早晨服用);氨酚待因 15/300mg tid

O(客观资料:查体或实验室检查资料):
疼痛评估:刺痛、射痛,通常 6/10,最近增加到 9/10,且向 L2、L3 椎体辐射
抑郁评估:
- 初始诊断(六个月前):HAMD-17 21/54
- 开始使用帕罗西汀:HAMD-17 22/54
- 今日于药房:HAMD-17 23/54

A(评估:药师发现的问题,按权重由高到低排序):
- 抑郁症:患者抑郁症症状未得到有效控制且出现自杀行为、不良反应,需要调整药物治疗方案
- 慢性疼痛:患者背部疼痛未得到有效控制,且患者有慢性肾脏病,需要调整药物治疗方案

P(计划:针对评估发现的问题逐一提出干预计划):
- 将安非他酮更换为阿米替林 25mg po(目标剂量每日 100mg)
- 将萘普生更换为对乙酰氨基酚 325mg q4～6h po,并停用泮托拉唑
- 推荐患者进行心理治疗,并转诊至精神科专家进行全面评估。建议健康生活方式(戒烟、戒酒、控制体重、运动等)
- 换药 2～3 天后,药师可随访患者是否出现阿米替林不良反应(口干、镇静等),增加阿米替林剂量时,至少在一个月内每周随访患者一次,评估患者的抑郁症控制情况(HAMD-17)、自杀倾向等。患者自行监护疼痛控制情况,药师可根据情况每 2～3 周随访一次

15.3.11.3
参考答案

(郑玉粉　徐彤彤)

15.4　综合技能进阶训练（对应第 11—13 章）

15.4.1　训练目的
- 通过第二阶段的临床技能的训练后，学生进入第三阶段的技能提升，要求掌握更多的临床技能，包括辅导自我药疗患者用药、特殊患者人群用药管理、进行初步的用药重整并掌握处方精简的基本要领。
- 通过各种慢性病的案例分析，掌握复杂疾病案例的药学监护技能。
- 理解循证医学在药学监护实践中的应用。

15.4.2　训练方式
- 角色扮演。
- 小组作业。

15.4.3　自我药疗辅导训练

15.4.3.1　训练目的

- 通过自我药疗案例的角色演练，提升学生推荐自我药疗患者合理用药的能力。

15.4.3.2　训练方式

- 角色扮演。

15.4.3.3　练习题

1. **案例背景**：某社区内有义诊活动，您作为药师 A，参与此次义诊，为社区内居民提供药物咨询。一位 60 岁的阿姨 B，自述感冒，想让您给推荐一种感冒药。

   问题：作为药师，在给出用药建议前，先要仔细收集患者个体信息，全面评估后再给予用药建议。采集信息与评估过程，可以采用 WHAM 框架法。请草拟剧本，进行演练。

2. **案例背景**：一位年轻的妈妈 A 来到药店，想为自己的孩子买些缓解腹泻的药物，咨询药师 B 给些建议。儿童作为特殊人群的一类，推荐用药时需仔细谨慎，特别是对于 2 岁以下儿童，需明确告知家长转诊至医生的重要临床表现，避免延误病情。

   问题：请依据案例背景，编写剧本，进行演练。

15.4.3.3
参考答案

（田书慧）

15.4.4　特殊人群用药训练

15.4.4.1　训练目的

- 掌握特殊人群用药的治疗目标和基本原则。
- 结合最新诊疗指南，根据特殊人群的病情变化，进行特殊人群的用药重整。
- 了解特殊人群的病情和用药，掌握药学监护的基本要领。

15.4.4.2　训练方式

- 小组讨论。

15.4.4.3　案例练习

患者：李某某	日期：20××年×月×日
基本信息	67 岁，女性
既往史	• 慢性肾功能不全 5 年，CKD 4 期 • 2 型糖尿病 14 年，糖尿病肾病 5 期 • 高血压 5 年 • 高脂血症 5 年 • 肾性贫血 2 年 • 营养不良 2 年 • 高尿酸血症 2 年
家族史	无
过敏史	无
社会史	• 已婚，和丈夫住在一起 • 已退休，退休前职业是工人 • 初中文化 • 无吸烟史、无饮酒史 • 几乎无运动
药物治疗	**用药情况** • 二甲双胍 0.5g，每日 2 次 • 阿卡波糖 100mg，每日 3 次，餐时服用 • 苯磺酸氨氯地平 5mg，每日 1 次 • 阿托伐他汀 20mg，每日一次

续表

药物治疗	• 多糖铁复合物 0.15g，每日一次 • 羟苯磺酸钙 0.5g，每日 3 次 • 甲钴胺 5mg，每日 3 次 • 依帕司他 50mg，每日 3 次 • 非布司他 40mg，每天 1 次
用药体验	• 每周 3～4 次忘记服药，否认药物不良反应（头晕、恶心、呕吐、肌肉酸痛等）
实验室检查结果	**7 天前的实验室检查结果** • 空腹血糖 7.5mmol/L；HbA1c8.9% • 血红蛋白：108g/L • 血清铁：血清铁蛋白 10μg/L，血清铁 6.95μmol/L，转铁蛋白饱和度 12% • 电解质：Na^+ 141mmol/L，K^+ 4.3mmol/L，Cl^- 103mmol/L • 肾功能检查：BUN 5.6mmol/L，Scr 268μmol/L • 肝功能检查：AST 26U/L，ALT 38U/L • 血脂检查：TC 5.5mmol/L，TG 1.68mmol/L，HDL-C 1.53 mmoL/L，LDL-C 2.9mmol/L
药师进行的体格评估	体格检查：BP 125/78mmHg，HP 72 次/分，RR 20 次/分，T 37.1℃，Wt 64 kg，Ht 152cm；BMI 27.7kg/m^2

问题：考虑患者为糖尿病肾病患者（CKD 4 期），如何对该患者开展药学监护计划？

（毛　勇）

15.4.4.3
参考答案

15.4.5　处方精简技能训练

15.4.5.1　训练目的

通过一例典型的老年患者多重用药的分析学习，学会确认老年患者多重用药存在的问题，初步掌握多重用药问题处方精简的流程和处理思考要点。

15.4.5.2　训练方式

• 小组作业。

15.4.5.3　案例练习

王某，女，69 岁，患有高血压 10 年，冠状动脉粥样硬化性心脏病 5 年，腔隙性脑梗死和骨质疏松症 1 年，频发房性早搏，偶有胸闷、胸痛、下肢水肿，经常入睡困难、睡眠浅易醒，现测血压 160/90mmHg，肝肾功能正常。

患者前后分别在两家知名三甲医院的心内科、神经内科和内分泌科就诊，为其看病的专家包括心内科 2 位专家、神经内科 2 位专家和内分泌科 1 位专家，不同的专家制订了不同的治疗方案。患者考虑到为其看病的 5 位医生都是所在地区的顶级专家，就按 5 张处方的方案不断地轮换吃药，到最后，患者自己都不清楚该吃什么药。

患者目前在用药物共有 24 种，包括降压药、抗心律失常药、抗心绞痛药、抗血小板药、抗骨质疏松药、镇静催眠药、降脂药以及一些活血化瘀的中成药，具体药物及服用剂量如下表：

治疗疾病	药物类别	用药种数	具体药物	服药剂量
高血压	血管紧张素转换酶抑制剂（ACEI）	3	马来酸依那普利片	10mg qd
			盐酸贝那普利片	10mg qd
			培哚普利叔丁胺片	4mg qd
	血管紧张素Ⅱ受体拮抗剂（ARB）	1	厄贝沙坦片	150mg qd
	钙通道拮抗剂类药物（CCB）	4	非洛地平缓释片	5mg qd
			苯磺酸左氨氯地平片	2.5mg qd
			硝苯地平控释片	30mg qd
高血压、腔隙性脑梗死			尼莫地平片	30mg tid

续表

治疗疾病	药物类别	用药种数	具体药物	服药剂量
高血压、房性早搏	β受体阻滞剂	1	琥珀酸美托洛尔缓释片	47.5mg qd
高血压、下肢水肿	利尿药	1	氢氯噻嗪片	12.5mg qd
冠心病	活血化瘀中成药	4	复方丹参片	3 片 tid
			通心络胶囊	3 粒 tid
冠心病、腔隙性脑梗死			银杏叶片	2 片 tid
			银杏蜜环口服溶液	10mL tid
心绞痛	硝酸酯类药物	3	单硝酸异山梨酯片	20mg bid
			单硝酸异山梨酯缓释片	30mg qd
			硝酸甘油片	0.5mg 心绞痛发作时舌下含服
冠心病	抗血小板药	2	普通阿司匹林肠溶片	100mg qd
			拜阿司匹林	100mg qd
骨质疏松	抗骨质疏松药	3	阿法骨化醇软胶囊	0.5μg qd
			骨化三醇胶丸	0.25μg bid
			复方氨基酸螯合钙胶囊	1g qd
冠心病	降血脂药	1	阿托伐他汀片	20mg qd
失眠	镇静催眠药	1	阿普唑仑片	0.4mg tid

患者一直以来都为服用这么多种药物而困扰，迫切想知道哪些药物最适合她，以及该怎么吃。还抱怨说吃这么多药但血压控制得还是不好，血压波动较大，还经常头晕头痛。患者文化素质较高，有一定的经济承受能力。

问题：

1. 案例中患者用药存在什么药物治疗问题？
2. 你认为可能导致患者王女士经常头晕头痛的原因有哪些？
3. 如果作为药师，你会如何调整用药方案？

15.4.5.3
参考答案

（杨　勇　刘雨晴）

15.4.6　消化性溃疡案例

15.4.6.1　案例基本信息

患者，男，65 岁，体重 71kg，身高 165cm；BMI＝26.1kg/m²

主诉： 排黑便 3 天

现病史： 患者 3 天前无明显诱因出现排黑便，量约 300mL，伴有恶心，无腹痛、呕吐、腹胀，无眼黄、皮肤黄，无发热、畏冷、寒战，无头晕、头痛，无胸闷、心悸等不适，未重视、未就诊。查血常规：白细胞计数 $9.5×10^9$/L，中性分叶核粒细胞 82.6%，红细胞 $1.46×10^{12}$/L，血红蛋白 47g/L，血小板 $164×10^9$/L。粪便常规＋OB：阳性；急诊胃镜提示（2021-04-03）：幽门口溃疡（A2），贲门炎，慢性萎缩性胃炎伴糜烂。予行"内镜下止血夹置入术"，术后予"奥美拉唑制酸、输血、补液"等处理，现未再排黑便。自发病以来，食欲、睡眠、精神一般，大便如上所述，小便正常，体重未见明显增减。

既往史： 20 年前因"风湿性心脏病"行"心脏瓣膜置换术"，服用华法林 5mg qn，定期监测凝血功能，1 月前监测 INR 1.67，调整为 5.625mg，未复查 INR；"高血压"10 余年，最高血压 190～200/110mmHg，近期服用"氨氯地平片 7.5mg qd"降压，血压控制欠佳；"慢性肾小球肾炎，肾功能不全"5 个月，近期加用甲泼尼龙片 24mg qd 治疗。

体征： T 36.3℃，P 89 次/分，R 18 次/分，BP 159/86mmHg。

用药依从性：每周 1～2 次忘记服药，否认药物不良反应。

家族史：母亲有"肾病"史。一位哥哥因"糖尿病肾病、尿毒症"过世。

社会史：无饮酒，无吸烟。平素运动量少。

辅助检查：

血常规：白细胞计数 $9.5 \times 10^9/L$，中性分叶核粒细胞 82.6%，红细胞 $1.46 \times 10^{12}/L$，血红蛋白 47g/L，血小板 $164 \times 10^9/L$。肝功能：Alb 29g/L，总胆红素 4.50μmol/L，ALT 10U/L，AST 13U/L，GGT 62U/L；TG 2.32mmol/L，TC 4.99mmol/L；BUN 43.8mmol/L，Scr 423μmol/L；Urea 725μmol/L。粪便常规＋OB：阳性。PT 80.5s，INR 8.74。

之前服用华法林 5mg，1 个月前查 INR 1.67，调整剂量为 5.625mg。

用药记录表

适应证	用药目的	用法用量	用药时间 p
华法林片	预防血栓	5.625mg qn	20 年
甲泼尼龙片	慢性肾小球肾炎	24mg qd	2020 年 9 月至今
苯磺酸氨氯地平片	高血压	7.5mg qd	10 年
甲磺酸多沙唑嗪缓释片	高血压	未服药	
加巴喷丁片	带状疱疹	300mg, prn	2020 年 9 月至今
雷贝拉唑肠溶片	预防急性胃黏膜损伤	10mg qd	2020 年 12 月至 2021 年 1 月

15.4.6.2　问题

1. 该患者存在的药物治疗相关问题有哪些？
2. 临床药师应为患者提供怎样的药学监护服务？

（阳丽梅）

15.4.6.2
参考答案

15.4.7　高血压疾病案例

15.4.7.1　案例基本信息

情境导入：患者主诉药物使用是否合理。

患者，70 岁，男性。患有高血压 10 年，冠心病 5 年。父亲有高血压病史，65 岁时脑卒中过世。母亲有高血压病史。无过敏史。已婚，退休在家。长期饮酒，每晚饮啤酒 250mL。吸烟 50 余年，平均每天 5 支。运动较少，仅做家务。目前用药有：苯磺酸氨氯地平 5mg，每日一次；阿司匹林 100mg，每日一次；美托洛尔缓释片 47.5mg，每日一次；三七粉每日一次。三个月前的实验室检查结果异常的指标有：

- 肝功能检查：AST 35U/L，ALT 25U/L。
- 血脂检查：TC 5.1mmol/L，LDL 3.1mmol/L。
- 肾功能：尿微量白蛋白定量 150mg/24h；eGFR 95mL/min。

患者自诉不常自测血压，但表示血压一般在 158～162/85～100mmHg。药师现场测量患者体征，了解到患者血压 160/87mmHg，心率 78 次/分；每次体检血糖正常，甲状腺功能正常。

15.4.7.2　问题

1. 若你想为该患者提供完整的药学监护服务，还需采集哪些信息？
2. 根据你所采集到的信息，评估患者存在的药物治疗问题。
3. 根据你综合评估发现的药物治疗问题，为患者拟定监护计划。
4. 你将如何与患者共同实施监护计划？

15.4.7.2
参考答案

5. 就该患者而言，根据你的监护计划，如何进行随访评估？

（严思敏）

15.4.8　1 型糖尿病案例

15.4.8.1　案例基本信息

情景导入：患者主动咨询药师如何调整胰岛素用量及糖尿病自我管理。

患者：王某	日期：20××年×月×日
基本信息	60 岁，女性，体重 60kg，身高 172cm，血压 125/74mmHg，BMI 20.28kg/m^2，T 36.5℃，HP 86 次/分，RR 18 次/分
主诉	1 型糖尿病病史 5 年，近 1 个月血糖控制不佳，自测空腹血糖 7～9mmol/L，餐后血糖 10～15mmol/L，近半年出现双下肢麻木、视物模糊
既往史	高血压病史 3 年
家族史	父母有高血压病史
过敏史	无
社会史	已婚，育有一子一女，子女体健 不吸烟、不饮酒
药物治疗	**用药情况** 　门冬胰岛素 3U ih(三餐前)tid 皮下注射，甘精胰岛素 7U ih qn； 　厄贝沙坦 150mg po qd
实验室检查	HbA1c：8.00% 胰岛功能：C 肽＜0.01ng/mL 肾功能检查：BUN 5.43mmol/L，Scr 56.00μmol/L 肝功能检查：AST 927U/L，ALT 25U/L 血脂检查：TC 4.93mmol/L，HDL 0.99mmol/L，LDL 3.46mmol/L，TG 1.90mmol/L
影像学检查	B 超：双下肢动脉粥样硬化斑块

15.4.8.2　问题

1. 若你想为该患者提供完整的药学监护服务，还需采集哪些信息？
2. 根据你所采集到的信息，评估患者存在的药物治疗问题。
3. 根据你综合评估发现的药物治疗问题，为患者拟定监护计划。
4. 你将如何与患者共同实施监护计划？
5. 就该患者而言，根据你的监护计划，如何进行随访评估？

15.4.8.2
参考答案

（荆　莉）

15.4.9　2 型糖尿病案例

15.4.9.1　案例基本信息

情景导入：患者来咨询降糖药物使用是否需要调整。

患者：赵某	日期：20××年×月×日
基本信息	75 岁，男性，体重 70kg，BMI 24kg/m^2
既往史	• 2 型糖尿病 8 年 • 高血压 1 年 • 慢性肾脏病(3 期)2 年 • 高尿酸血症 2 年，既往有痛风病史
家族史	姐姐，80 岁，有高血压
过敏史	无
社会史	• 已婚，和妻子住在一起 • 目前已退休 • 不吸烟 • 不饮酒 • 平时基本不运动

续表

药物治疗	**用药情况** • 二甲双胍片 1g 每天二次，口服 • 阿卡波糖片 50mg 每天三次，口服 • 达格列净片 10mg 每天一次，口服 • 非布司他片 40mg 每天一次，口服 • 氯沙坦钾片 50mg 每天一次，口服
实验室检查结果	**三个月前的实验室检查** • 血糖：HbA1c 9.8%，空腹血糖 10.9mmol/L，餐后血糖 14.1mmol/L，UA 450μmol/L • 肾功能检查：BUN 5.4mmol/L，Scr 141.4μmol/L；eGFR 40mL/min • 肝功能检查：AST 30U/L，ALT 25U/L • 血脂检查：TC 5.6mmol/L，LDL-C 3.2mmol/L，TG 1.6mmol/L

15.4.9.2 问题

1. 若你想为该患者提供完整的药学监护服务，还需采集哪些信息？
2. 根据你所采集到的信息，评估患者存在的药物治疗问题。
3. 根据你综合评估发现的药物治疗问题，为患者拟定监护计划。
4. 你将如何与患者共同实施监护计划？
5. 就该患者而言，根据你的监护计划，如何进行随访评估？

15.4.9.2
参考答案

（施芳红）

15.4.10 高尿酸血症案例

15.4.10.1 案例基本信息

情景导入：患者早上起来后突发脚指疼痛，来医院门诊就诊。

患者：王某	日期：20××年×月×日
主诉	我的脚指头好痛
基本信息	66 岁，男性
既往史	• 高血压 20 年 • 胃溃疡 1 年 • 痛风 1 个月 • 肥胖（BMI30.5kg/m^2）
家族史	• 父亲过世，有冠心病病史 • 弟弟，60 岁，患有糖尿病
过敏史	无
社会史	• 已婚，和妻子住在一起 • 退休在家 • 每天饮一到两杯啤酒，特别是周末 • 不吸烟 • 较少运动
药物治疗	**用药情况** • 氢氯噻嗪 50mg 口服，一天一次，2 个月前开始，漏服约 1～3 次/周 • 奥美拉唑 20mg 口服，一天一次，早餐后服用，自从去年确诊轻度胃溃疡后开始使用，漏服约 2～4 次/周 • 布洛芬 400mg 口服，一天三次，按需使用，一个月前开始用了两周，两周前停药 • 氨氯地平 5mg 口服，每日一次，高血压，漏服约 2～4 次/周
生命体征	**早上护士收集的信息** 血压 145/85mmHg，心率 90 次/分，呼吸频率 19 次/分，体温 37.5℃ 体重 180 斤，身高 172cm 右脚第一跖趾关节红肿，发烫，疼痛 8/10。其他关节没有问题，没有痛风石

续表

查体结果	腹部肥胖。其他异常无
实验室检查结果	**1 个月前的实验室检查** • 电解质:Na^+ 145mmol/L,K^+ 3.5mmol/L,Cl^- 101mmol/L,CO_2 22mmol/L • 肾功能检查:BUN 2.2mmol/L,血清肌酐 Scr 130μmol/L • 肝功能检查:AST 30 U/L,ALT 38 U/L • 血脂检查:TC 4.5mmol/L ,HDL 1.2mmol/L, LDL 2.55mmol/L, TG 1.63mmol/L • 尿酸 680μmol/L • WBC12.8$\times 10^9$/L,中性粒细胞 88%
评估	• 急性痛风发作 • 高血压 • 胃溃疡 • 痛风预防 • 依从性

15.4.10.2　问题

1. 列出患者目前药物治疗中存在的问题。

2. 从哪些患者信息中可以大致判断患者是痛风急性发作? 患者有哪些可能导致痛风发作的危险因素?

3. 急性痛风发作期的治疗目标是什么?

4. 患者目前使用的哪些药物可以做出调整?

5. 患者在急性痛风发作期需要使用哪些药物和非药物治疗?

6. 开始降尿酸治疗时,是否需要药物预防痛风性关节炎发作?

7. 如何监护患者的预后?

8. 常用的痛风治疗药物有哪些监护指标和不良反应?

15.4.10.2
参考答案

(杨铭耀)

15.4.11　骨质疏松症案例

15.4.11.1　案例基本信息

情境导入:患者主诉最近觉得心口不舒服,像火在烧一样。

患者:李某	日期:2021 年 5 月××日
基本信息	• 65 岁女性,体重 50.5kg • HP 70 次/分,RR 18 次/分,体温 37℃ • 左乳乳房切除术瘢痕;右乳乳房正常
主诉	最近我觉得我心口不舒服,像火在烧一样,我邻居说他以前也有这种症状,吃了达喜就好多了,我也想来买一盒
既往史	• 乳腺癌左侧乳房切除和放射治疗后(45 岁时)
社会史	• 已婚 • 酒店保洁员
实验室检查结果	Na^+ 145mmol/L;K^+ 4.0mmol/L;Cl^- 104mmol/L CO_2 25mmol/L;Hb 13g/dL;HCT 39% 25-OH 维生素 D 46.8 nmol/L;TSH 3.5mIU/L BUN 6.5mmol/L;Scr 97.2μmol/L Glu 10.7mmol/L AST 32U/L;ALT 27U/L 矫正钙 2.3mmol/L PTH 22.0 pmol/L

续表

| 影像学检查 | · DXA 检查(1 个月前):腰椎显示:L2~L4=0.780g/cm² (T 评分:−3.2 SD);右侧股骨颈=0.52g/cm²(T 评分:−2.8 SD) |
| | · 脊柱 X 线(1 个月前):显示 T10 为压缩性骨折 |

15.4.11.2　问题

1. 若你想为该患者提供完整的药学监护服务,还需采集哪些信息?
2. 根据你所采集到的信息,评估患者存在的药物治疗问题。
3. 根据你综合评估发现的药物治疗问题,为患者拟定监护计划。
4. 你将如何与患者共同实施监护计划?
5. 就该患者而言,根据你的监护计划,如何进行随访评估?

15.4.11.2
参考答案

(郑玉粉　廖倩文)

15.4.12　哮喘案例

15.4.12.1　案例基本信息

情景导入:患者服用沙美特罗替卡松粉吸入剂后出现喉部不适、声音嘶哑,且哮喘症状持续发作,来咨询药物使用是否合理。

患者:张某	日期:20××年×月×日
基本信息	54 岁,女性
既往史	· 哮喘 2 年
	· 高血压 6 年
	· 头晕,间断发作
家族史	· 父亲 78 岁,有高血压、冠心病、痛风病史
	· 哥哥,58 岁,患有高血压
过敏史	无
社会史	· 已婚,和丈夫住在一起
	· 从事办公室工作
	· 不吸烟
药物治疗	**用药情况**
	· 沙美特罗替卡松粉吸入剂
	· 硝苯地平控释片
	· 克咳胶囊
	· 甲钴胺胶囊
实验室检查结果	**三个月前的实验室检查**
	· 血糖:空腹血糖 4.76mmol/L
	· 血脂:TC 3.7mmol/L,LDL-C 2.5mmol/L,HDL-C 1.37mmol/L
	· 肾功能:BUN5.61mmol/L,Scr 72μmol/L,UA 315μmol/L
	· 肝功能:ALT 21U/L,AST18U/L
	· 肺功能:FEV₁ 占预计值 53.1%,PEF=58%个人最佳值

15.4.12.2　问题

1. 若你想为该患者提供完整的药学监护服务,还需采集哪些信息?
2. 根据你所采集到的信息,评估患者存在的药物治疗问题。
3. 根据你综合评估发现的药物治疗问题,为患者拟定监护计划。
4. 你将如何与患者共同实施监护计划?
5. 就该患者而言,根据你的监护计划,如何进行随访评估?

15.4.12.2
参考答案

(吴秋惠　王　越)

15.4.13　焦虑症案例

15.4.13.1　案例基本信息

张某，女，33 岁，2 周前，患者因担心焦虑数个月不能得到控制而就诊，并被诊断为广泛性焦虑障碍。今日来药房咨询有关广泛性焦虑障碍的相关药物。她 9 个月前刚换了工作，新工作开始之后便一直担心不能出色完成工作而经常忧心忡忡。经询问，患者以前在家乡做公务员，9 个月前刚刚辞去公务员一职到离家较远的大城市打拼，现任职于某一私企。换工作后，她时常忧心自己不能胜任新工作，担心不能做好该怎么办，不能实现自我价值怎么办。这种担心时常出现，不能让她放松下来集中精力好好做好手头的事情，甚至让她坐立难安，有时为此而睡不好觉。她承认自己压力很大，对"无关紧要的事情"担心太多。不管她如何试图转移注意，她似乎都无法控制这些症状。她还说，自己根本不能控制这种担心，并且有时爆发得毫无征兆，尤其在家人不能完全理解时变得暴躁易怒。这种困扰持续了 8～9 个月，她十分想控制自己的这些症状，能全身心地投入新工作和生活中。她说以前从没有类似症状出现，也否认自己或家人患有其他精神疾病。

张某两周前明确诊断后开始服用舍曲林 50mg，每日一次。患者按医嘱规律服用药物已两周，无明显药物不良反应发生，但目前并没有感到症状有明显缓解。持续的焦虑担心、难以集中注意力、易怒、睡眠障碍都未有明显改善。患者这次前来药店询问舍曲林药物的适应证，以及多久自己的症状会好转，并质疑药物的有效性，想进一步控制自己的症状。

患者平日用药情况如下：

药品	用法用量	适应证	开始日期	患者体验
氯雷他定	口服，10mg 按需服用	季节性过敏性鼻炎	10 年前	能有效控制鼻炎症状，无其他不良反应发生
舍曲林	口服，50mg 每天 1 次	广泛性焦虑障碍	两周前	患者依从性良好，但并没有感到自己的症状有明显改善，无药物不良反应

15.4.13.2　问题

1. 焦虑症作为一种精神疾病，准确的评估有助于更好地把握患者的疾病严重程度、发现患者现存的治疗相关问题、制订个体化的治疗方案。对于焦虑症，临床实践中是否存在简单的量表来帮助建立诊断及评估其严重程度？请结合该患者的病史介绍，对此患者的 GAD 症状应用 GAD-7 量表进行评估。

2. 请结合以上分析，评估患者的用药需求。

3. 根据以上评估，请针对药物相关问题进行轻重缓急和可实施性的优先顺序排序，并制订出针对该患者的解决方案。

4. 请根据调整后的患者用药方案，制订监护计划。

5. 针对 GAD 患者，后续随访评估中应注意采集哪些信息？

15.4.13.2
参考答案

（林　妍）

15.4.14　骨关节炎案例

15.4.14.1　案例基本信息

情景导入：患者陈述"我有骨关节炎，新开的药物对我的疼痛没有作用，怎样帮我缓解疼痛"。

患者:郑某	日期:20××年×月×日
基本信息	68岁,男性
既往史	• 退行性骨关节炎10年 • 高血压20年 • 肥胖15年 • 慢性肾脏病(CKD)4年
家族史	父亲、母亲死于心肌梗死(75岁)
过敏史	鸡蛋清过敏
药物治疗	**用药情况** • 氨氯地平10mg po qd,早上服用 • 赖诺普利10mg po qd,早上服用 • 美托洛尔50mg po,早晚服用 • 羟考酮5mg po q6h prn • 对乙酰氨基酚650mg po q6h prn
检查结果	**体征** BP 145/89mmHg,P 68次/分,RR 18次/分,T 37.1℃ Ht 170cm,Wt 102.1kg ,疼痛评分6/10

15.4.14.2　问题

1. 若你想为该患者提供完整的药学监护服务,还需采集哪些信息?
2. 根据你所采集到的信息,评估患者存在的药物治疗问题。
3. 根据你综合评估发现的药物治疗问题,为患者拟定监护计划。
4. 你将如何与患者共同实施监护计划?
5. 就该患者而言,根据你的监护计划,如何进行随访评估?

15.4.14.2
参考答案

(郑玉粉)

15.4.15　类风湿关节炎案例

15.4.15.1　案例基本信息

情景导入:患者来咨询是否需要额外药物。

患者:俞某	日期:20××年×月×日
基本信息	69岁,女性
既往史	• 类风湿关节炎 • 原发性甲状腺功能亢进症 • 2型糖尿病伴有神经并发症 • 2型糖尿病伴有周围循环并发症
药物治疗	**用药情况** • 泼尼松7.5mg,每日一次 • 雷贝拉唑钠肠溶胶囊10mg,每日一次 • 甲巯咪唑片10mg,每日一次 • 甲氨蝶呤10mg,每周一次 • 来氟米特片20mg,每日一次 • 依托考昔片60mg,每日一次 • 那格列奈片120mg,每日三次 • 阿卡波糖片100mg,每日三次
实验室检查结果	**外院3个月前实验室检查结果** C反应蛋白582mg/L↑,类风湿因子178.0U/mL↑,血沉60m/h↑,抗环瓜氨酸肽抗体形测定665U/mL↑

续表

实验室检查结果	DR 示:①考虑右腕关节类风湿性关节炎改变。②双侧髋关节、骶髂关节退行性改变。③考虑双膝退行性骨关节病。④符合中度骨质疏松症。骨密度检测示:骨质疏松。双膝关节 MR 提示:①双膝膝关节退行性变,股骨远端及胫骨平台软骨及软骨下骨损伤;②双膝内侧半月板后角、外侧半月板前角级损伤;③双膝前交叉韧带、外侧副韧带损伤;④双侧关节腔及髌上囊积液;⑤双侧髌下脂肪垫形态、信号异常,考虑损伤;⑥双膝关节前方皮下软组织水肿;⑦左侧腘窝及胫骨内后发较组织内异常信号,考虑滑膜囊肿

15.4.15.2 问题

1. 若你想为该患者提供完整的药学监护服务,还需采集哪些信息?

2. 根据你所采集到的信息,评估患者存在的药物治疗问题。

3. 根据你综合评估发现的药物治疗问题,为患者拟定监护计划。

4. 你将如何与患者共同实施监护计划?

5. 就该患者而言,根据你的监护计划,如何进行随访评估?

15.4.15.2
参考答案

(曾英彤 伦玉宁)

15.4.16 慢性阻塞性肺疾病案例

15.4.16.1 案例基本信息

情景导入:患者,男,78 岁,2 个月余前患者感胸闷气喘加重,夜间不能平卧,伴双下肢水肿,咳嗽,咳黄脓痰,无发热,每日使用布地奈德福莫特罗粉吸入剂 10 余次仍不能缓解。

患者:李某	日期:20××年×月×日
基本信息	78 岁,男性
既往史	• 慢性阻塞性肺疾病 10 年,长期使用布地奈德福莫特罗粉吸入剂、噻托溴铵粉吸入剂、孟鲁司特钠、氨茶碱等治疗 • 2 型糖尿病 10 年,自服阿卡波糖、达格列净、格列美脲等治疗 • 高血压病(分级分组未知)15 年,未规律用药
家族史	父亲已去世,有高血压病病史 妹妹,74 岁,患有高血压病
过敏史	无
药物治疗	**用药情况** • 布地奈德福莫特罗吸入粉雾剂 $4.5\mu g/160\mu g$,吸入,每日二次 • 噻托溴铵粉吸入剂 $18\mu g$,吸入,每日一次 • 孟鲁司特钠片 10mg,口服,每日一次 • 氨茶碱片 0.2g,口服,每日一次 • 阿卡波糖片 50mg,口服,每日三次 • 达格列净片 10mg,口服,每日一次 • 格列美脲片 10mg,口服,每日一次
实验室检查结果	**入院后的实验室检查结果** • 胸部 CT:①两肺多发结节,较前片(2019-08-07)大致相仿;②两肺索条及双侧肺炎,两肺肺气肿;③纵隔多发淋巴结;④肝囊肿;⑤胆囊炎,胆囊结石 • 入院血气分析(双鼻式吸氧:5L/min):pH7.382,PCO_2 63.4mmHg,PO_2 151mmHg,SaO_2 99.0%,氧合指数 368mmHg • 血常规:白细胞计数 $8.0\times10^9/L$,中性粒细胞比例 76% • 尿常规:尿潜血阳性(+),尿葡萄糖阳性(4+),尿蛋白阳性(2+) • 生化全套:ALT 35 U/L,AST 36 U/L,Scr $87\mu mol/L$,BUN 2.49mmol/L,总蛋白 59.3g/L,白蛋白 37.8g/L,BG 6.0mmol/L **入院前三个月内的实验室检查结果** • 肺功能:FEV_1 占预计值 35.3% • PaO_2 50mmHg,$PaCO_2$ 55mmHg(未吸氧)

15.4.16.2　问题

1. 若你想为该患者提供完整的药学监护服务，还需采集哪些信息？
2. 根据你所采集到的信息，评估患者存在的药物治疗问题。
3. 根据你综合评估发现的药物治疗问题，为患者拟定监护计划。
4. 你将如何与患者共同实施监护计划？
5. 就该患者而言，根据你的监护计划，如何进行随访评估？

15.4.16.2
参考答案

（张晋萍）

15.4.17　慢性乙型肝炎案例

15.4.17.1　案例基本信息

情景导入：患者来咨询乙肝药物。

患者:林某	日期:20××年×月×日
基本信息	24 岁,女性
既往史	• 慢性乙型肝炎
家族史	父母皆体健,无兄弟姐妹
过敏史	对花粉过敏(红疹),无药物过敏史
社会史	• 未婚单身,研究生在读,有固定性伴侣,不吸烟,饮酒 1 单位/次,无静脉注射毒品史
药物治疗	**用药情况** • 派罗欣(聚乙二醇干扰素 α-2a 注射液)180mcg,SubQ,每周一次,共 48 周 • 益母草颗粒 15g 每日两次 prn(月经不调) • 西替利嗪 10mg,每日一次 prn (过敏)
实验室检查结果	**一周前的实验室检查** • 电解质:Na^+ 140mmol/L,K^+ 4.3mmol/L,Cl^- 105mmol/L,CO_2 25mmol/L • 肾功能检查:BUN3.9mmol/L,Scr 70.7μmol/L • 肝功能检查:AST 30U/L,ALT 35U/L,总胆红素 8.55μmol/L,ALK 70 U/L,白蛋白 4.0g/L • 血液检查:Hb 11.9 g/dL,WBC 6.5×10^9/L,PLT 160×10^9/L • 其他检查

检查项目	结果
HBsAg	+
HBsAb	—
HBeAg	+
HBeAb	
HBV DNA PCR 数量	450030IU/mL
HBcAb IgM	—
HBcAb	+
HCV 抗体	—
HCV RNA 数量	未检出
HAV 抗体	—
HIV 抗体	—
乙肝基因型	B

15.4.17.2　问题

1. 若你想为该患者提供完整的药学监护服务，还需采集哪些信息？
2. 根据你所采集到的信息，评估患者存在的药物治疗问题。
3. 根据你综合评估发现的药物治疗问题，为患者拟定监护计划。
4. 你将如何与患者共同实施监护计划？

15.4.17.2
参考答案

5. 就该患者而言，根据你的监护计划，如何进行随访评估？

（徐彤彤）

15.4.18　综合疾病案例

案例基本信息

宋女士，88 岁，高血压、糖尿病多年。约半年前，因双下肢无力住院（确诊高钾血症）。出院时血压、血糖平稳达标，近期血糖控制不佳。时常有双下肢麻木疼痛，近半个月再次出现下肢水肿。

第一步　信息采集

问题：

1. 还需要补充采集哪些关键信息？

2. 你会如何同患者进行沟通呢？尝试列举出您可能会用到的话。

第二步　分析评估

案例基本信息（续前）：

宋女士，88 岁，女性，汉族；165cm，65kg，BMI 23.9kg/m^2。

社会生活史：小学文化，退休，职工，饮食不规律，喜食零食，很少活动（腰椎骨折后），没有烟、酒、咖啡、茶等使用习惯。

现病史：3 级高血压极高危组（10 余年），2 型糖尿病（20 余年），高尿酸血症，甲状腺功能减退；糖尿病肾病 4 期，高血压心脏病，心肌缺血，动脉粥样硬化，小细胞低色素性贫血，脑动脉供血不足，周围神经性病变，肝脏多发囊肿。骨关节炎。

既往史：胆结石，L2、L3 椎体压缩性骨折，腔隙性脑梗。

手术史：胆囊切除手术、肝囊肿引流术

主诉：近期血糖控制不佳；时常双下肢麻木疼痛；近半个月再次出现下肢水肿。

实验室检查：

· 血压：居家自测不规律，近期很少测定。最近一次右侧肱动脉血压为 168/71mmHg；左侧肱动脉血压为 141/60mmHg。

· 血糖：出院时 HbA1c 11.5%，FBG 6.5mmol/L，PBG 9.5mmol/L；近期居家自测 FBG 12mmol/L，PBG 14mmol/L。

甲状腺功能：出院时 FT_4 9.093pmol/L，TSH 16.57mU/mL。

· 电解质：出院时 K^+ 5.09mmol/L，Na^+ 130.9mmol/L，Cl^- 91.4mmol/L。

问题：

3. 患者身患高血压、糖尿病、高尿酸血症、甲状腺功能减退等多种慢性病，请为患者梳理出疾病的控制目标，并说说制订的原因或依据。

4. 根据以上列出的疾病控制目标及患者近期检测情况，对达标情况及疾病的治疗结局状态进行评估。

5. 分析存在哪些药物治疗问题，尝试用表格列出，标明药物治疗问题的类型并对问题解决的优先次序进行分级（权重：高、中、低）。

6. 该患者高龄且甲状腺功能异常，请查阅相关指南，谈一谈你对该患者甲状腺功能减退/亚甲状腺功能减退症控制的建议。

第三步　拟定计划

问题：

7. 哪些药物治疗问题可以通过同患者的沟通来改善？

8. 哪些药物治疗问题需要转诊就医，尝试开具一份转诊单同医生沟通患者的药物治疗问题及提出你的建议。

9. 尝试为患者制订药物治疗行动计划。

第四步　随访评估

问题：

10. 请尝试列举出随访该患者时需要关注的关键指标。

11. 请尝试为该患者制订随访评估计划。

15. 4. 18
参考答案

（王　珺）

15.5　循证技能拓展训练（对应第 14 章）

15.5.1　训练目的

- 理解和掌握循证医学的基础知识，构建临床思维路径。
- 提高学生践行药学监护过程中应用循证医学知识，解决临床决策的能力。

15.5.2　训练方式

- 个人练习。
- 小组讨论。

15.5.3　案例练习

1. **案例一：** 患者为 30 岁女性，诊断为非化脓性哺乳期乳腺炎，青霉素过敏，应该怎样选择抗菌药物？

问题：

① 回答这个临床问题或做临床决策前，还需要收集哪些必要信息？

② 轻症门诊非化脓性乳腺炎患者，经验性抗菌药物治疗方案如何推荐？可以查询哪些证据资源？

③ 患者是新手妈妈，看起来很焦虑，想要坚持纯母乳喂养，特别担心药物对孩子的影响，想要选择对孩子哺乳影响最小的药物。如何评估一二代头孢类药和克林霉素哺乳期使用的安全性？

④ 患者咨询：小时候青霉素皮试阳性，现在还会过敏吗？头孢类药就不能用了吗？

头孢氨苄或其他头孢菌素第一/二代，存在一定的交叉过敏反应的风险，约为 2%。青霉素皮试阳性者 10 年后 78% 的人皮试呈阴性。曾经青霉素皮试呈阳性者，经过较长时间，对青霉素过敏的可能性越小，对头孢类药过敏的可能性更小。

⑤ 综上所述，你会如何与患者沟通和决策？

⑥ 这个案例如何体现循证思维和方法？

2. **案例二：** 某医院医师阅读非布司他说明书，看到了如下黑框警告，警示非布司他可能会增加心血管死亡风险。对于患有心血管疾病的痛风者，应该谨慎使用。医师非常困惑，有基础心血管疾病比如心肌梗死病史、支架术后或是单纯的高血压的患者都不能使用吗？

以下是关于黑框警告的相关背景信息。

优立通（非布司他片）...

日本MHLW及PMDA修改药品说明书：非布司他，托匹司他（Febuxostat, topiroxostat）有导致心血…

非布司他药物警戒　日本医疗器械审评审批…　2019-07-09

警告：心血管相关死亡风险在一项CV结果研究中，使用非布司他片治疗的已患心血管（CV）…

FDA 黑框警告

FDA黑框警告：痛风药物非布司他(febuxostat)可能增加患者死亡风险只有在患者对别嘌醇 (allopurinol) 治疗无反应或无法承受时，医疗人员才可考虑有保留使用非布司他。给患者提供非布司他药物时，可能带来心血管风险，应向患者建议如若出现以上症状，应立即咨询就医。患者应告诉医疗人员是否有心血管疾病史，并咨询医生 非布司他治疗痛风带来的益处和风险。如在服用期间出现以下任何症状，请立刻咨询就医：- 胸闷气短 - 胸痛 - 心律不齐或加快 - 部分肢体麻木无感 - 头晕 - 说话困难 - 骤然剧烈头痛

吓人的黑框警告：对于已有心血管疾病的痛风患者，相比于使用别嘌醇，非布司他有更高的心血管死亡率！黑框警告和其心血管风险以及临床建议详情如下：

ALERT: US Boxed Warning

Cardiovascular death:

> Gout patients with established cardiovascular (CV) disease treated with febuxostat had a higher rate of CV death compared to those treated with allopurinol in a CV outcomes study. Consider the risks and benefits of febuxostat when deciding to prescribe or continue patients on febuxostat. Febuxostat should only be used in patients who have an inadequate response to a maximally titrated dose of allopurinol, who are intolerant to allopurinol, or for whom treatment with allopurinol is not advisable.

Drug Safety Update

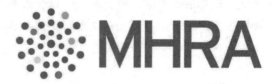

Latest advice for medicines users

The monthly newsletter from the Medicines and Healthcare products Regulatory Agency and its independent advisor the Commission on Human Medicines

Volume 12 Issue 12 July 2019

Contents

Febuxostat (Adenuric): increased risk of cardiovascular death and all-cause mortality in clinical trial in patients with a history of major cardiovascular disease	page 2
Tocilizumab (RoActemra): rare risk of serious liver injury including cases requiring transplantation	page 4
Rivaroxaban (Xarelto▼): reminder that 15 mg and 20 mg tablets should be taken with food	page 7
Letters and drug alerts sent to healthcare professionals in June 2019	page 8
Medical Device Alerts issued in June 2019	page 10

Febuxostat (Adenuric): increased risk of cardiovascular death and all-cause mortality in clinical trial in patients with a history of major cardiovascular disease

Avoid treatment with febuxostat in patients with pre-existing major cardiovascular disease (for example, myocardial infarction, stroke, or unstable angina), unless no other therapy options are appropriate. Findings from a phase 4 clinical study (the CARES study) in patients with gout and a history of major cardiovascular disease show a higher risk for cardiovascular-related death and for all-cause mortality in patients assigned to febuxostat than in those assigned to allopurinol.

Advice for healthcare professionals:

- avoid treatment with febuxostat in patients with pre-existing major cardiovascular disease (for example, myocardial infarction, stroke, or unstable angina), unless no other therapy options are appropriate.

- note the clinical guidelines for gout (see below), which recommend treatment with febuxostat only when allopurinol is not tolerated or contraindicated

- report suspected adverse drug reactions to febuxostat on a Yellow Card

问题：作为药师如何帮助医师解读这一警示以及回答医生的问题？

15.5.3

参考答案

（牟金金）

附录1　常见慢性病药学监护实践参照表

本附录主要帮助梳理在实施药学监护过程中制订治疗行动计划需要的慢性病临床指标以及相应的干预措施及随访建议。

疾病及治疗目标	建议
高血压 **降压目标** 　　单纯高血压：<140/90mmHg，若能耐受可降至<130/80mmHg； 　　合并糖尿病：<130/80mmHg，老年或伴严重冠心病者宜采取宽松的降压目标值（<140/90mmHg）； 　　合并慢性肾脏病：<140/90mmHg，若能耐受，尿白蛋白排泄≥30mg/24h建议降至<130/80mmHg； 　　合并冠心病：<140/90mmHg，若能耐受，可降至<130/80mmHg，舒张压不宜降至<60mmHg； 　　合并心力衰竭：<130/80mmHg； 　　合并心房颤动：<130/80mmHg； 　　合并慢性缺血性卒中：<140/90mmHg，若合并已知严重颅内外大动脉狭窄，血压管控不宜过于严格； 　　合并脑出血：<130/80mmHg，急性期舒张压<140mmHg； 　　老年高血压：65～79岁，<140/90mmHg，若能耐受可降至<130/80mmHg；≥80岁，<150/90mmHg，避免收缩压<130mmHg。 **危险因素管理** 　　调脂治疗：参见血脂异常部分。 　　抗血小板治疗：参见冠心病、脑卒中部分。 　　血糖控制：参见糖尿病部分。 　　并发房颤：易发生房颤的高血压患者（如合并左心房增大、左心室肥厚、心功能降低），推荐使用RAS抑制药物（尤其ARB），以减少房颤的发生；具有血栓栓塞危险因素的房颤患者，应按照指南进行抗凝治疗。 **药物治疗** 　　所有高血压患者一旦诊断，建议在生活方式干预的同时立即启动药物治疗。 　　收缩压<160mmHg且舒张压<100mmHg，且未合并冠心病、心力衰竭、脑卒中、外周动脉粥样硬化病、肾脏疾病或糖尿病的高血压患者，也可根据病情及患者意愿暂不用药，采用生活方式干预≤3个月，若仍未达标，再启动药物治疗。	通过降低血压，有效预防或延迟脑卒中、心肌梗死、心力衰竭、肾功能不全等并发症发生；有效控制高血压的疾病进程，预防高血压急症、亚急症等重症高血压发生。 **生活方式干预** 　　对任何高血压患者（包括正常高值者和需要药物治疗的高血压患者）都是合理、有效的治疗，对降低血压和心血管危险的作用肯定，所有患者都应采用。 　　①减少钠盐摄入：每人每日食盐摄入量不超过6g（一啤酒瓶盖），收缩压可下降2～8mmHg； 　　②减轻体重：BMI<24kg/m²，男性腰围<90cm，女性腰围<85cm，每减重10kg收缩压可下降5～20mmHg； 　　③规律运动：中等强度运动，每次30min，每周5～7次，收缩压可下降4～9mmHg； 　　④建议戒烟，避免被动吸烟； 　　⑤推荐不饮酒，目前在饮酒的高血压患者建议戒酒； 　　⑥减轻精神压力，保持心情愉悦。 **家庭血压测量** 　　建议选择上臂式全自动电子血压计，并根据上臂周径选择大小合适的袖带。 　　每日早、晚各测量2～3次，间隔1min，取平均值。初诊、治疗早期或虽经治疗但血压尚未达标者，应于就诊前连续测量5～7d；血压控制良好时，每周测量至少1d。 **定期随诊内容** 　　血压已达标者，每3个月随访1次；血压未达标者，2～4周随访1次。 　　测量血压、腰围、体重指数。 　　每年1次实验室检查（血脂、血糖、尿常规等）。
血脂异常 ASCVD一级预防低危人群主要血脂指标参考标准（单位：mmol/L） 　　TC　合适水平：<5.17；边缘升高：≥5.2～6.2；升高：≥6.2 　　LDL-C　理想水平：<2.6；合适水平：<3.4；边缘升高：≥3.4～4.1；升高：≥4.1 　　HDL-C　降低：<1.0 　　非HDL-C　理想水平：<3.4；合适水平：<4.1；边缘升高：≥4.1～4.9；升高：≥4.9	**健康生活方式** 　　降脂治疗中首先推荐健康生活方式，包括合理膳食、适度增加身体活动、控制体重、戒烟和限制饮酒等。合理膳食推荐限制饱和脂肪酸及反式脂肪酸的摄入，增加水果、蔬菜、全谷薯类、膳食纤维及鱼类的摄入。 **定期随诊内容** 　　非药物治疗者：开始的3～6个月应复查血脂水平，如血脂达标，则继续非药物治疗，但仍需每6～12个月复查1次，长期达标者可每年复查1次。

续表

疾病及治疗目标	建议
TG　合适水平：<1.7；边缘升高：≥1.7～2.3；升高：≥2.3 **不同 ASCVD 风险等级 LDL-C 和非 HDL-C 目标值（单位：mmol/L）** 低危：LDL-C<3.4 中、高危：LDL-C<2.6 极高危：LDL-C<1.8，且较基线降低幅度>50% 超高危：LDL-C<1.4，且较基线降低幅度>50% 非 HDL-C 目标水平=LDL-C+0.8 注：ASCVD—动脉粥样硬化性心血管疾病；TC—总胆固醇；LDL-C—低密度脂蛋白胆固醇；HDL-C—高密度脂蛋白胆固醇；TG—甘油三酯。	药物治疗者：首次服用降脂药物应在用药 4～6 周内复查血脂、肝酶和肌酸激酶，如血脂达标且无药物不良反应，逐步改为每 3～6 个月复查 1 次。如治疗 1～3 个月后血脂仍未达标，需及时调整降脂药物剂量或种类或联合应用不同作用机制的降脂药物。每当调整降脂药物方案时，都应在治疗 4～6 周内复查。
冠心病 　　冠心病控制情况：是否有严重再发心血管事件、胸闷胸痛症状发作频率和程度、活动耐力变化等情况。 　　症状控制指标：减少胸痛频率或允许患者在没有胸痛情况下进行特定活动。 　　血脂：ASCVD 极高危人群，主要治疗目标为 LDL-C<1.8mmol/L，次要治疗目标为非 HDL-C<2.6mmol/L；ASCVD 超高危人群，主要治疗目标为 LDL-C 降至 1.4mmol/L 以下且较基线降幅超过 50%，次要治疗目标为非 HDL-C<2.2mmol/L。 　　血压：降压目标为<140/90mmHg，若能耐受，可降至<130/80mmHg，舒张压不宜降至<60mmHg。 　　心率：静息心率控制在 55～60 次/分，对于合并心力衰竭、心房颤动等疾病的患者应按照相关指南或患者病情将心率控制至目标心率。 　　血糖和糖化血红蛋白：空腹血糖 4.4～7.0mmol/L；非空腹血糖<10mmol/L；糖化血红蛋白<7.0%。对急性冠脉综合征（ACS）急性期、严重心血管疾病、老年患者、低血糖高风险、合并症多、预期寿命较短、有严重合并症或并发症的患者可适当放宽，应考虑非严格的血糖控制。 　　体重指数：18.5～24.9kg/m²，减重治疗的起始目标为体重较基线下降 5%～10%，如成功，可尝试进一步减重。	**随访计划** 　　当患者为起始药物治疗或进行了药物治疗方案的调整，应 2～4 周后随访； 　　当达到血压控制目标且病情稳定后，若无急性靶器官损害，应每隔 3～6 个月随访； 　　对病情不稳定、合并症较多、既往血压控制不佳、依从性差、进行性靶器官损害或出现药品不良反应的患者可增加随访频次。 **定期随访内容** 　　冠心病患者随诊时，需了解上次的药物治疗问题是否解决，评估目前血压、心率、血脂、血糖等是否稳定达标，有无药物不良反应，冠心病发作情况以及服药依从性。并记录重要的指标，如肝肾功能变化情况。
脑卒中 　　卒中的治疗目标：卒中发生后，遵守循证治疗可减少残疾、防止并发症、减低死亡率，并防止卒中复发。除药物治疗外，卒中后改变风险因素对于改善卒中预后是必要的。 　　主要分为缺血性脑卒中和出血性脑卒中。用药前，根据脑 CT/MRI 检查排除非血管性疾病和出血脑卒中。然后判断患者是否符合溶栓适应证，能否进行溶栓或血管内机械取栓治疗，核对适应证和禁忌证，再开展药物的特异性治疗。 　　（1）改善脑血液循环（静脉溶栓、抗血小板、抗凝、降纤等） 　　①静脉溶栓　静脉溶栓是实现血管再通的重要方法，静脉溶栓应尽快进行，尽可能减少时间延误。 　　②抗血小板治疗　未行溶栓的急性脑梗死患者在 24 小时内尽早服用抗血小板药物。 　　③抗凝治疗　不推荐无选择的早期抗凝治疗。血管栓塞风险较高的患者评估后谨慎使用。溶栓后仍需要抗凝治疗患者在 24h 后启动。	**静脉溶栓** 　　发病 3～4.5h 内，阿替普酶：其中 10% 在最初 1min 内静脉注射，其余以 0.9mg/kg 持续静脉滴注 1h。 　　发病 6h 内，尿激酶：100 万～150 万 IU+100～200mL 0.9%氯化钠溶液持续静脉滴注 30min。 　　轻度神经功能缺损且不伴有颅内大血管闭塞：静脉团注替奈普酶 0.4mg/kg。 **抗血小板治疗** 　　不能溶栓或取栓且无禁忌，24h 内尽早口服阿司匹林 150～300mg/d。急性期后可改为预防剂量 50～300mg/d。 　　轻型卒中 NIHSS 评分≤3 分，24h 内尽早双抗：阿司匹林 50～300mg/d+氯吡格雷 75mg/d，并维持 21d 有益于降低发病 90d 内卒中复发风险。 　　阿司匹林禁忌证替代药物：替格瑞洛 300mg/d 或 吲哚布芬 0.1g bid。 **降纤治疗** 　　伴有高纤维蛋白血症，巴曲酶 10BU，隔日 5BU，疗程一周。或降纤酶 10 单位 qd。或蚓激酶 60 万单位 tid。

疾病及治疗目标	建议
④降纤治疗 降纤制剂可显著降低血浆纤维蛋白原,并有轻度溶栓和抑制血栓形成作用。需要注意监测纤维蛋白水平,降至 130mg/dL 以下会增加出血风险。 (2)强化降脂,保护血管内皮 推荐 LDL-C 目标值<1.8mmol/L(70mg/dL)或者至少降低 50%。他汀类药物的种类及治疗强度需个体化决定。 (3)改善侧支循环和神经保护 神经保护药物可改善神经功能缺损程度。临床根据患者具体情况个体化使用。 **危险因素管理** (1)血压控制 约 70% 缺血性卒中患者急性期血压升高,应谨慎观察,不建议积极降压处理。 • 血压持续升高至收缩压≥200mmHg 或舒张压≥110mmHg,或伴有严重心功能不全、主动脉夹层、高血压脑病,可以降压并严密观察。 • 准备溶栓及桥接血管内取栓患者,血压应该控制在收缩压<180mmHg、舒张压<100mmHg。 • 卒中病情稳定,若血压持续≥140/90mmHg,无禁忌证,可于起病数天后恢复使用发病前服用的降压药物或启用降压治疗。参见高血压部分。 (2)血糖控制 血糖超过 10mmol/L 时给予胰岛素治疗,将血糖控制在 7.8~10mmol/L。 血糖低于 3.3mmol/L 时,可给予 10%~20% 葡萄糖口服或注射治疗。目标是达到正常血糖。 (3)脑水肿与颅内压增高 严重脑水肿和颅内压增高是急性重症缺血性脑卒中的常见并发症,也是死亡主要原因之一。甘露醇可明显减轻水肿,降低脑疝发生。必要时也可选用高张盐水、甘油果糖和呋塞米。用药后病情持续加重,可请神经外科会诊考虑是否进行减压手术。	**神经保护** 改善侧支循环和代谢脑保护:丁苯酞 48h 内静脉给药 25mg bid,14d 后 0.2g tid 口服治疗,20d 为一个疗程。 清除自由基:依达拉奉 48h 内静脉给药,15mL bid 治疗 14d。 神经元细胞膜稳定剂:胞二磷胆碱 0.25~0.5g qd 静脉滴注,5~10d 为一个疗程。 **降脂治疗** 参见血脂异常部分。 **降压治疗** 参见高血压部分。 **降糖治疗** 参见糖尿病部分。 **生活方式干预** 急性期内卒中复发的风险很高,卒中后应尽早开始二级预防。控制血压、脂代谢异常、糖代谢异常和糖尿病、肥胖,建议戒烟戒酒,通过适当运动、良好膳食营养和健康生活方式,减少卒中风险。详见高血压、糖尿病、血脂异常的生活方式干预。 另外,阻塞性睡眠呼吸暂停和高同型半胱氨酸血症是脑卒中的危险因素。有条件者进行睡眠呼吸监测,首选持续正压通气治疗睡眠呼吸暂停来降低脑卒中风险。对于高同型半胱氨酸血症的患者,可以考虑通过补充叶酸或叶酸联合维生素 B_6、维生素 B_{12} 进行脑卒中的预防。
糖尿病 **治疗指标** 糖化血红蛋白(HbA1c)<7.0% 餐前血糖:4.4~7.0mmol/L 餐后血糖:<10.0mmol/L 血压:<130/80mmol/L 总胆固醇:<4.5mmol/L 高密度脂蛋白胆固醇:男性>1.0mmol/L;女性>1.3mmol/L 甘油三酯:<1.7mmol/L 低密度脂蛋白胆固醇:未合并动脉粥样硬化性心血管疾病:<2.6mmol/L;合并动脉粥样硬化性心血管疾病:<1.8mmol/L 体重指数:<24.0kg/m^2	糖尿病治疗的近期目标是通过控制高血糖和代谢紊乱来消除糖尿病症状和防止出现急性并发症,糖尿病治疗的远期目标是通过良好的代谢控制达到预防慢性并发症、提高患者生活质量和延长寿命的目的。 **定期随诊内容** HbA1c 用于评估过去 2~3 个月血糖控制情况,2 型糖尿病患者应每 6 个月检查 1 次,血糖控制不佳者应每 3 个月检查 1 次。 每年检查尿液、肝功能、肾功能、血脂、超声、心电图、动态血压监测、眼底、神经病变等,若以上检查异常则应增加该项目的检查频次。
甲状腺功能减退症 **治疗目标** 达到正常甲状腺功能,逆转生化指标异常以及缓解患者不适症状,可能包括昏睡、乏力、萎靡不振、皮肤干燥、畏寒、体重增加、便秘、头发粗糙、眶周水肿、肌肉痉挛、肌痛、月经不调、性欲减退等。 原发性甲状腺功能减退症一般甲状腺激素(TSH)升高。目标是降低 TSH 到参考值(0.4~4.5mU/L)。 若大于 60 岁的患者 TSH 水平偏低(0.1~0.4mU/L)可能增加并发骨质疏松和心房颤动的风险。	左甲状腺素的通常替代剂量是每日 1.6~1.8μg/kg。 患者年龄<50 岁且未合并心脏病,可每日服用 50~100μg 左甲状腺素,即完全替代剂量。对于年龄更大的成人,初始剂量为每日 25~50μg。 有心血管危险因素或冠心病病史的患者起始剂量为 12.5~25μg/d,每隔 4~6 周增加 12.5~25μg。 通常服用左甲状腺素 2~3 周后不适症状才开始消失。 最佳 TSH 水平(0.4~4.5mU/L)可能在 6~8 周仍无法达到。 如果需要剂量调整,应在 4~6 周内再次评估新治疗方案的疗效,可能需要 4~6 个月以达到最大疗效。

疾病及治疗目标	建议
骨质疏松 **治疗目标** 　防止骨质丢失和预防骨折。 **临床指标** 　减少疼痛和畸形，改善功能活动能力和生活质量，减少未来的摔倒和骨折风险。 　骨密度测定　正常：T值≥−1.0；骨量减少：−2.5＜T值＜−1.0；骨质疏松：T值≤−2.5；严重骨质疏松：T值≤−2.5合并脆性骨折。 　定量计算机断层扫描(QCT)：取2个腰椎椎体松质骨骨密度平均值，腰椎QCT骨密度绝对值＞120mg/cm³为骨密度正常，80～120mg/cm³为低骨量，＜80mg/cm³为骨质疏松。 　25OHD：建议在骨质疏松症药物治疗期间，血清25OHD长期维持在30ng/mL以上（注意超过150ng/mL时可能出现高钙血症）。	**定期随诊内容** 　在用药后3个月开始检测骨转换标志物(BTM)，每隔3～6个月检测1次。推荐Ⅰ型胶原N端前肽(PⅠNP)和血清Ⅰ型胶原C端交联肽(CTX)作为首选的骨形成和骨吸收标志物。 　使用双膦酸盐治疗的患者，口服双膦酸盐5年，或静脉唑来膦酸用药3年后，推荐对患者病情进行评估以确定是否继续用药。双膦酸盐药物假期期间，建议定期（停药开始第1年每6个月1次，此后每年1次）检测骨密度、每6个月检测BTM。
消化性溃疡 　消化性溃疡(peptic ulcer，PU)是指胃肠道黏膜被胃酸/胃蛋白酶消化造成的溃疡。溃疡处黏膜缺损超过黏膜肌层，不同于糜烂。 **治疗目标** 　①除去病因　根除幽门螺杆菌(HP)；尽可能停服阿司匹林或其他NSAID；戒烟等。 　②消除症状。 　③愈合溃疡。 　④防止溃疡复发和避免并发症。 **危险因素管理** 　根除HP治疗：HP阳性者均应进行根除HP治疗，推荐含铋剂的四联疗法和高剂量双联疗法。 　服用NSAID者：尽可能停服阿司匹林或其他NSAID，若病情不允许，可以联用质子泵抑制剂(PPI)和钾离子竞争性酸阻滞剂(P-CAB)用于预防PU及其相关并发症。 **药物治疗** 　(1)抑酸治疗　PPI和P-CAB均可有效抑制胃酸分泌，促进溃疡愈合。依据患者的基础疾病、溃疡的位置和相关并发症确定PPI的疗程。大多数胃溃疡在PPI治疗6～8周后可愈，十二指肠溃疡建议治疗4～6周。 　(2)根除HP　合并HP感染者均应进行HP根除治疗。推荐含铋剂的四联疗法和高剂量双联疗法。 　(3)胃黏膜保护剂　黏膜保护剂有助于提高黏膜愈合质量。	**生活方式干预** 　采取以下生活方式可促进消化性溃疡愈合、防止复发。 　①作息规律，工作宜劳逸结合，避免过度劳累和精神紧张，如有焦虑不安，应予以心理疏导和评估，必要时可给予抗焦虑药物治疗。 　②戒烟酒，进餐定时，清淡饮食，避免过于辛辣食物及刺激性饮料。 　③应尽可能停服NSAID，若病情不允许，应根据病情决定替代方案。 　④长期精神紧张、焦虑或情绪波动者，灾难性事件发生后，应自我调节心情，必要时寻求心理咨询。 **定期随诊内容** 　是否需要随访取决于：溃疡大小、位置和原因；溃疡对治疗的反应；是否有并发症。 　①十二指肠溃疡　如果溃疡很大或导致其他问题（如出血或穿孔），或者症状持续或复发，建议1年内进行内镜随访，以确保溃疡正在愈合。 　②胃溃疡　需要1年内进行内镜随访，以证实溃疡愈合，并排除恶性溃疡可能。 　③幽门螺杆菌所致溃疡　完成用药后4周行呼气试验，明确HP是否根除。若未被根除，需加一个疗程抗HP用药。
胃食管反流病 　胃食管反流病(gastroesophageal reflux disease，GERD)是临床常见病，是由胃十二指肠内容物反流至食管以及食管以外部位，引起的一系列临床综合征。 **治疗目标** 　①缓解或消除患者症状，常包括食管炎（烧心）、唾液分泌过多、嗳气、餐后反流； 　②减少胃食管反流的频率和治疗周期； 　③愈合受伤黏膜，预防复发。	**生活方式干预** 　调整生活方式是GERD的基础治疗手段，包括： 　①肥胖者需减重　大规模人群队列调查发现，减肥可明显减少GERD患者症状，提高药物治疗的成功率，疗效与BMI下降程度相关； 　②戒烟　能减少正常体重患者的反流症状； 　③抬高床头　睡眠时抬高床头可明显缩短食管酸暴露时间，有效控制反流症状；

疾病及治疗目标	建议
短期目标:烧心或反流症状的缓解。 **药物治疗** 　　在生活方式干预后病情无缓解的 GERD 患者需启动药物治疗。 　　①抑酸治疗　PPI 或 P-CAB 是治疗 GERD 的首选药物,单剂量治疗无效可改用双倍剂量,一种抑酸剂无效可尝试换用另一种。 　　②抗酸治疗　临床常用氢氧化铝、铝碳酸镁、海藻酸盐等。短期使用抗酸剂可改善患者反流、烧心症状。 　　③促动力药　联合抑酸治疗对缓解 GERD 症状可能有效。	④不吃加重症状的食物,包括咖啡、巧克力、酒精、薄荷或油脂类食物; 　　⑤睡前不进食　饱腹状态下躺卧可加重反流,睡前至少 2~3 个小时内最好不要进餐; 　　⑥避免穿着过紧　穿着舒适、不压迫胃部时症状会改善。 **定期随诊内容** 　　服药后 2 周内一般可观察到症状缓解,但需要延长治疗(8~16 周)才能实现痊愈以及减少复发。 　　①如果症状在停药后三个月内复发,或者食管有严重炎症,建议长期治疗,并行内镜检查排除其他问题。 　　②如果症状在停药三个月后复发,建议增加一个疗程的抑酸治疗。目标是服用最低有效剂量的药物来控制症状和预防并发症。
乙型肝炎 　　乙型肝炎是由乙型肝炎病毒(HBV)引起的以肝脏病变为主的一种传染病,按病程可分为急性乙型肝炎和慢性乙型肝炎。 **治疗目标** 　　慢性乙型肝炎的治疗目标是最大限度地长期抑制 HBV 复制,减轻肝细胞炎症坏死及肝脏纤维组织增生,延缓和减少肝功能衰竭、肝硬化失代偿、肝细胞癌和其他并发症的发生,改善患者生命质量,延长其生存时间。对于部分符合条件的患者,应追求临床治愈(又称功能性治愈),即停止治疗后仍保持 HBsAg 阴性(伴或不伴 HBsAb 出现)、HBV DNA 检测不到、肝脏生物化学指标正常、肝脏组织学病变改善。 **危险因素管理** 　　预防感染:接种乙型肝炎疫苗,杜绝注射毒品和无防护的高危性行为,意外暴露后紧急预防。 　　临床前预防:主动就诊、主动筛查及高危人群筛查和管理,做好早期发现、早期诊断、早期治疗。 　　临床期预防:对于肝炎、肝硬化患者通过定期检查、规范治疗,预防或减少肝硬化、肝硬化失代偿和肝癌等并发症,促进功能康复、减少疾病痛苦,延长寿命、降低病死率,提高患者的生命质量。教育患者戒酒、戒烟、减肥、合理用药、保持良好的生活习惯、合理营养、适当活动等。建议 HBV 感染者进行其他肝炎病毒的疫苗接种。 **药物治疗** 　　慢性 HBV 感染的治疗方案主要为抗病毒,部分患者需要立即接受抗病毒治疗。 　　①干扰素　皮下给药,首选 PegIFNα-2a,主用于不愿接受长期治疗的良好代偿性肝病年轻患者。 　　②核苷(酸)类似物　首选恩替卡韦、富马酸替诺福韦酯、富马酸丙酚替诺福韦,耐受良好、抗病毒活性强且不易耐药。	**定期随诊内容** 　　(1)慢性 HBV 携带和非活动性 HBsAg 携带者　建议每 6~12 个月进行血常规、生物化学、HBV 血清学标志物、甲胎蛋白(AFP)、腹部超声和肝纤维化无创诊断技术等检查,必要时进行肝活组织检查,若符合抗病毒治疗指征,及时启动治疗。 　　(2)治疗期间的监测 　　①定期监测疗效、依从性及耐药和不良反应。 　　②核苷(酸)类似物(NA)治疗者建议每 3~6 个月 1 次监测血常规、肝脏生物化学指标、HBV DNA 和 HBV 血清学标志物、肝脏硬度值;无肝硬化者每 6 个月 1 次腹部超声检查和 AFP 等检查,有肝硬化者则建议最好每 3 个月 1 次;必要时做增强 CT 或增强 MRI 以早期发现肝细胞癌(HCC)。服用富马酸替诺福韦酯者,每 6~12 个月监测 1 次血磷和肾功能。 　　(3)慢性乙肝停药后 　　①停药后 1 年内随访频次　前 3 个月每月 1 次,之后每 3 个月 1 次。 　　②停药并稳定 1 年后随访频次　每 6 个月 1 次。 　　(4)疗程　患者使用干扰素治疗的有效疗程为 48 周,但不应超过 96 周。 大多数接受核苷(酸)类似物治疗的患者都需要治疗至少 4~5 年,有些患者甚至可能需要无限期治疗。指南推荐慢性乙型肝炎停药指征如下: 　　①HBeAg 阳性者　HBV DNA 检测不到,HBeAg 血清学转换,再巩固治疗至少 3 年(每隔 6 个月复查 1 次)仍保持不变,且 HBsAg<100IU/mL; 　　②HBeAg 阴性者　一般需要更长期治疗。HBV DNA 检测不到、HBsAg 消失和(或)出现 HBsAb,并且经过巩固治疗至少 6 个月后才可考虑停药。
退行性骨关节病 　　又称骨关节炎(OA),是一种严重影响患者生活质量的关节退行性疾病,不但可以导致关节疼痛、畸形与功能障碍,还可显著升高心血管事件、下肢深静脉血栓栓塞、髋部骨折及全因死亡率的风险。 **治疗目标** 　　治疗目的是缓解疼痛,延缓疾病进展,矫正畸形,改善或恢复关节功能,提高患者生活质量。 　　考虑到临床表现的多样性、症状的严重程度、受累关节的位置和数量以及残疾程度,治疗目标必须依据具体情况进行个性化调整。	**生活方式干预** 　　无论有无合并症,基础治疗是所有 OA 患者的首选治疗方式。基础治疗主要包括健康教育、运动治疗、物理治疗和行动辅助支持治疗。 　　①改变不良生活习惯　如避免长时间跑、跳、蹲,避免爬楼梯、爬山。 　　②减轻体重　减轻关节疼痛,改善关节功能。 　　③合理的运动治疗　在医师指导下选择正确的运动方式,制订个体化运动方案,可减轻疼痛,改善关节功能,延缓疾病进程。推荐每周定期锻炼 2~3 次,逐渐养成规律运动习惯。

续表

疾病及治疗目标	建议
相关危险因素 　　OA危险因素:年龄在40岁及以上、女性、肥胖或超重、创伤史等。 　　①膝关节OA的高危人群还包括存在膝关节周围肌肉萎缩、长期从事负重劳动等特殊职业、有OA家族史、位于高风险地区或肠道菌群紊乱者。 　　②髋关节OA的高危人群还包括存在髋臼发育不良、股骨颈凸轮样畸形、长期从事负重劳动等特殊职业或有OA家族史者。 　　③手部OA的高危人群还包括存在长期从事特殊手部劳动、处于围绝经期、家族中有OA患者或肠道菌群紊乱者。 **药物治疗** 　　(1)镇痛药物 　　①局部外用非甾体抗炎药(NSAID)作为膝关节OA疼痛的一线治疗药物。 　　②疼痛持续或中重度疼痛者,选口服NSAID。 　　③不推荐强阿片类药物,谨慎使用曲马多等弱阿片类药物。 　　(2)关节腔内注射药物 　　①关节内注射糖皮质激素效果持续不长(约4周),且会加速OA进展,常规不使用。 　　②关节腔内注射透明质酸的益处尚有争议,酌情使用。 　　(3)改善病情抗风湿药物　如关节营养补充剂(硫酸氨基葡萄糖和硫酸软骨素)、双醋瑞因证据尚有争议,酌情使用。 　　(4)抗焦虑药物　长期、慢性、广泛性疼痛和(或)伴有抑郁者,可使用度洛西汀等抗焦虑药物。 　　(5)中医、中药　针灸、消痛贴膏、复方南星止痛膏具较强证据。	• 膝关节OA:推荐以有氧运动、肌肉力量锻炼和水上运动为主的运动锻炼。 　　• 髋关节OA:推荐以瑜伽、太极等身心运动和水上运动为主的运动锻炼。 　　• 手部OA:手部运动锻炼。 　　④行动辅助支持　髋、膝关节OA患者适用,减少受累关节负重来减轻疼痛,但效果因人而异。必要时可在医师指导下选择合适的行动辅助器械,如手杖、拐杖、助行器、关节支具等,也可选择平底、厚实、柔软、宽松的鞋具辅助行走。 **定期随诊内容** 　　定期随访进行临床评估,长期随访应根据患者的个人需求进行调整。最好每3个月1次。 　　评价患者症状、功能和状态,量化干预指标的客观变化,例如体重和肌力。 　　①评估骨关节炎控制水平　检查患者的症状及生活质量,如运用Lysholm膝关节评分量表评估患者膝关节功能等,评估有无并发症。 　　②评估治疗问题　评估治疗依从性及影响因素;询问对其他有效干预措施的依从性(如减肥,适当运动);检查骨关节炎运动计划,如果骨关节炎控制水平或治疗方案变化时应及时更新计划。
类风湿关节炎 　　类风湿关节炎(RA)是一种慢性、全身性自身免疫病,主要累及关节滑膜、软骨和骨质,长期慢性炎症会导致骨质破坏和关节畸形,甚至残疾,此外亦可并发肺部疾病、心血管疾病、恶性肿瘤及抑郁症等。 **治疗目标** 　　RA的治疗目标是达到疾病缓解或低病活动度,即达标治疗,最终目的为控制病情、降低致残率,改善患者的生活质量。即保持关节功能、减少关节僵硬和疼痛。 　　①临床缓解,即实现28个关节疾病活动度(DAS28评估工具)≤2.6,或临床疾病活动指数(CDAI评估工具)≤2.8,或简化疾病活动指数(SDAI评估工具)≤3.3。 　　②无法达到临床缓解者,可以低疾病活动度为替代治疗目标,即DAS28≤3.2,或SDAI≤11,或CDAI≤10。 **相关危险因素** 　　RA的具体原因尚不清楚,研究人员怀疑有以下两类因素影响RA风险。 　　①易感因素　年龄(发病风险随着年龄增长而增加,在50岁左右趋于稳定)、女性(女性发病率是男性的3倍)、遗传(RA患者的亲属感染RA的风险有所增加)。 　　②引发因素　感染、吸烟、压力。 **药物治疗** 　　RA会不可逆性损坏骨骼、软骨和其他关节结构,会影响患者日常活动能力,最终导致严重残疾。	**患者的自我管理** 　　推动患者自我管理,提高患者主动参与自身疾病管理的能力和积极性。主要内容包括: 　　①树立达标治疗的核心理念。 　　②锻炼方式　推荐轻、中度锻炼方式,如散步、游泳,尽量避免高强度负重运动及反复高冲击活动,如跑步和打球,并且以运动后不增加疼痛等疾病症状为原则。 　　③自我评估　常用的评估工具有视觉模拟量表(疼痛、疲劳)、28个关节疾病活动指数、健康评估问卷、健康问卷-9。 　　④饮食建议　戒烟限酒,避免高糖、含有反式脂肪及油炸食品。 **治疗过程中的患者教育** 　　患者教育应包括疾病知识、用药知识教育、非药物治疗教育及家庭教育。 　　①疾病知识教育　初诊患者,应强调疾病知识和治疗方案。稳定期患者,亦应知晓病情变化的标准,如出现症状加重提示疾病复发或恶化,应及时就医。 　　②用药知识教育　药物分类、用法用量、常见不良反应等;强调用药依从性对预后的影响(低依从性可能导致医疗费用增加、疾病进展、致残风险增加及额外的药物治疗,甚至手术)。 　　③非药物干预　戒烟、康复锻炼、合理饮食、心理健康管理。

续表

疾病及治疗目标	建议
一经确诊,应尽早开始传统合成改善病情抗风湿药(DMARD)治疗。首选甲氨蝶呤单用。存在甲氨蝶呤禁忌时,考虑单用来氟米特或柳氮磺吡啶。中/高疾病活动度患者可联用小剂量短疗程糖皮质激素和/或 NSAID。 单一传统合成 DMARD 治疗未达标时,建议联合另一种或两种传统合成 DMARD 进行治疗;或一种传统合成 DMARD 联合一种生物制剂 DMARD 进行治疗,如肿瘤坏死因子 α 抑制剂依那西普;或一种传统合成 DMARD 联合一种靶向合成 DMARD 进行治疗,如 JAK 抑制剂(托法替布)。 大多数患者需要终身药治疗。	④家庭教育　鼓励患者家属共同参与,让 RA 患者在身心等方面获得同伴支持。 **定期随诊内容** 达标治疗是 RA 治疗的核心策略,定期监测和随访是实现达标治疗的必要条件。《2018 中国类风湿关节炎诊疗指南》推荐,使用 DAS28,或 CDAI,或 SDAI 作为 RA 达标治疗的评价标准。 ①对 RA 治疗未达标者,建议每 1～3 个月对其疾病活动度监测 1 次。 ②对初始治疗和中/高疾病活动者监测频率为每月 1 次。 ③对治疗已达标者,建议其监测频率为每 3～6 个月 1 次。

慢性肾脏病

慢性肾脏病(CKD)治疗的主要目标应为延缓 CKD 进展,减少心血管事件发生及降低死亡风险。

评估肾功能,设定用药剂量,进行用药重整。

基于估算肾小球滤过率(eGFR)的 CKD 分期:

G_1:eGFR≥90mL·min^{-1}·$(1.73m^2)^{-1}$

G_2:60≤eGFR<90mL·min^{-1}·$(1.73m^2)^{-1}$

G_{3a}:45≤eGFR<60mL·min^{-1}·$(1.73m^2)^{-1}$

G_{3b}:30≤eGFR<45mL·min^{-1}·$(1.73m^2)^{-1}$

G_4:15≤eGFR<30mL·min^{-1}·$(1.73m^2)^{-1}$

G_5:eGFR<15mL·min^{-1}·$(1.73m^2)^{-1}$

尿蛋白排泄率目标

由于测定尿白蛋白肌酐比值(UACR)方法准确,重复性好,故推荐以 UACR 作为 CKD 筛查和随访的指标。

糖尿病 CKD 患者尿白蛋白控制目标应为 UACR<30mg/g。

非糖尿病 CKD 患者尿蛋白控制目标为 UACR<300mg/g。

危险因素管理

血压控制:非透析 CKD 患者血压控制在<130/80mmHg,如能耐受,可进一步将收缩压控制在120mmHg 以下;建议老年 CKD 患者血压控制在<140/80mmHg 以内。

血糖控制:对于未接受透析的 CKD 合并糖尿病患者,如健康状况良好、无低血糖病史,糖化血红蛋白<6.5%;如有严重低血糖事件史、预期寿命较短、合并严重大血管或微血管并发症者,糖化血红蛋白<8.0%。

血脂控制:未接受透析的 CKD 合并高脂血症患者,高危人群低密度脂蛋白胆固醇(LDL C)<1.8mmol/L,极高危人群 LDL-C<1.4mmol/L。

尿酸控制:尿酸盐肾病患者,血尿酸控制目标为<360μmol/L;对于有痛风发作的患者,血尿酸控制目标为>300μmol/L,但血尿酸不应<180μmol/L。

生活方式干预

①体育锻炼　推荐 CKD 患者在医师指导下参加能够耐受的体育锻炼(每周至少 5 次,每次 30min)。

②保持健康体重　维持 BMI 18.5～24.0kg/m^2。

③限蛋白饮食。

④低钠饮食　成人 CKD 患者钠摄入量<90mmol/d(氯化钠 5g/d)。

⑤戒烟　以减少蛋白尿并延缓进展。

⑥规律作息,避免疲劳。

⑦防止呼吸道感染的发生。

⑧放松心情,避免情绪紧张。

定期随诊内容

CKD 患者监测 eGFR 的频率:

分期	UACR/(mg/g)		
	<30	30～300	>300
G_1	≤1	1	≥1
G_2	≤1	1	≥1
G_{3a}	1	1	2
G_{3b}	1～2	2	≥2
G_4	2	2	3
G_5	4	≥4	≥4

贫血评估:G_1、G_2 期出现贫血症状时,进行评估;G_{2a}、G_{3b} 期,每 3 个月评估 1 次;G_4、G_5 期,至少 3 个月评估 1 次。

血磷、血钙:G_1、G_2、G_3 期,6～12 个月检测 1 次;G_4 期 3～6 个月检测 1 次;G_5 期 1～3 个月检测 1 次。

碱性磷酸酶:6～12 个月检测 1 次,如甲状旁腺激素(iPTH)升高可缩短。

全段甲状旁腺素:根据基线水平和 CKD 进展情况决定。

25-羟维生素 D:根据基线水平和治疗干预措施决定。

痛风

治疗的目标是缓解疼痛和红肿,促进晶体溶解和防止晶体形成,合理的综合治疗能提高其生命质量,减少并发症的发生,改善预后。

血尿酸控制目标

建议痛风患者控制血尿酸<360μmol/L。

痛风发作次数≥2 次/年、痛风石、慢性痛风性关节炎、肾结石、慢性肾脏疾病、高血压、糖尿病、血脂异常、脑卒中、

生活方式干预

建议所有高尿酸血症与痛风患者保持健康的生活方式。

①体重管理　目标 BMI<24kg/m^2;男性腰围<90cm,女性腰围<80cm。

②规律运动　低强度的有氧运动可降低痛风发病率;每周 5d 以上,每天 30min 以上中等强度体育活动,运动应循序渐进,量力而行。

疾病及治疗目标	建议
缺血性心脏病、心力衰竭和发病年龄<40岁,当患者合并上述情况之一时,应控制血尿酸水平<300μmol/L。 　　不建议将血尿酸长期控制在<180μmol/L。 　　**危险因素管理** 　　高血压:参见高血压部分;优先选择不影响或者降低血尿酸水平的降压药,如氯沙坦、硝苯地平等。 　　慢性肾脏病:参见慢性肾脏病部分;慢性肾脏病3期以上合并痛风者优选黄嘌呤氧化酶抑制剂。 　　糖尿病:参见糖尿病部分;尽可能选择不升高胰岛素水平的药物,如双胍类、噻唑烷二酮类和α-糖苷酶抑制剂等药物。 　　高脂血症:参见血脂异常部分。 　　**药物治疗** 　　建议痛风急性发作完全缓解后2~4周开始降尿酸药物治疗,正在服用降尿酸药物的痛风急性发作患者,不建议停用降尿酸药物。 　　针对特殊人群,包括频发性痛风(急性发作≥2次/年)、痛风石、肾结石、发病年龄<40岁、血尿酸水平>480μmol/L、存在合并症(肾损害、高血压、缺血性心脏病、心力衰竭)等,一经确诊即应考虑降尿酸治疗。 　　**碱化尿液** 　　定期监测晨尿pH,当pH<6.0时,建议服用枸橼酸制剂、碳酸氢钠碱化尿液,使晨尿pH维持在6.2~6.9。	③限制酒精及高嘌呤、高果糖饮食的摄入　酒精摄入及富含果糖食物均与痛风发病风险呈正相关。 　　④鼓励奶制品和新鲜蔬菜的摄入　DASH饮食(指大量摄入水果、蔬菜、坚果、豆类、低脂奶制品和全麦/杂粮,限制摄入钠、含糖甜食及饮料、红肉及加工肉类)明显降低痛风发生率。 　　⑤适量饮水　每日饮水总量为2~3L,可选择小分子弱碱性水。 　　⑥不推荐也不限制豆制品(如豆腐)的摄入　豆类食品的嘌呤含量因加工方式而异。 　　**定期随诊** 　　①非急性期痛风性关节炎患者　前3个月每月随访1次,之后每3个月随访1次。 　　②痛风/高尿酸血症合并其他慢性病/系统性疾病患者每3个月监测尿酸水平。 　　③单纯性高尿酸血症患者　尿酸>600μmol/L者,每3个月监测尿酸水平;尿酸<600μmol/L者,每6个月监测尿酸水平。
慢性阻塞性肺疾病(COPD) 　　管理目标主要基于症状和未来急性加重风险:①减轻当前症状,包括缓解呼吸系统症状如呼吸困难、咳嗽和咳痰量,改善运动耐量和健康状况;②降低未来风险,包括防止疾病进展、防治急性加重及降低病死率。 　　**肺功能评估** 　　使用GOLD分级,按照气流受限严重程度进行肺功能评估,当患者使用支气管舒张剂后$FEV_1/FVC<70\%$,以其第一秒用力呼气容积(FEV_1)占预计值%为分级标准。COPD患者根据气流受限程度分为1~4级。 　　1级:FEV_1占预计值%≥80%。 　　2级:50%≤FEV_1占预计值%<80%。 　　3级:30%≤FEV_1占预计值%<50%。 　　4级:FEV_1占预计值%<30%。 　　**危险因素管理** 　　①戒烟及控制烟草依赖　应该强烈鼓励和支持所有吸烟者戒烟。 　　②减少职业粉尘暴露和化学物质暴露　建议患者在条件许可时避免持续暴露于潜在的刺激物中。 　　③减少室外空气污染暴露。 　　④减少生物燃料接触,使用清洁燃料。 　　⑤改善厨房通风。 　　**药物治疗** 　　依据患者病情评估、药物的适应证和禁忌证、药物的可获得性以及卫生经济学评估等选择适宜的治疗药物。优先选择吸入药物,坚持长期规律治疗,个体化治疗。	**非药物治疗建议** 　　①疫苗　推荐COPD患者注射流感疫苗,所有年龄≥65岁的患者推荐注射肺炎球菌疫苗。 　　②康复　肺康复是对患者进行全面评估后为患者量身打造的全面干预,包括运动训练、教育和自我管理干预。肺康复方案最好持续6~8周,推荐每周进行2次指导下的运动训练,包括耐力训练、间歇训练、抗阻/力量训练。此外还包括合理膳食,保持营养均衡摄入,保持心态平和。 　　③氧疗　慢性呼吸衰竭的患者进行长期氧疗(每日吸氧15h以上)可以提高静息状态下严重低氧血症患者的生存率。 　　**随访和评估** 　　建议对重度以上COPD(FEV_1占预计值%<50%)患者每6个月检查1次,对轻度/中度COPD(FEV_1占预计值%≥50%)患者每年检查1次。检查内容应包括以下方面: 　　①吸烟状况(一有机会就提供戒烟疗法)。 　　②肺功能(FEV_1占预计值%)是否下降。 　　③吸入剂使用方法。 　　④患者了解其疾病以及自我管理的能力。 　　⑤急性加重频率　每年≥2次为频繁加重,考虑专科医师转诊。 　　⑥运动耐量　mMRC呼吸困难分级3级或以上,转诊进行肺疾病康复。 　　⑦BMI　过高或过低,或随时间变化,为不良预后指标,考虑饮食干预。 　　⑧血氧饱和度　如果吸入空气血氧饱和度<92%,转诊专科医师进行血氧评估。 　　⑨疾病的心理影响　采用量表工具量化焦虑或抑郁程度,并提供治疗。 　　⑩并发症　出现肺源性心脏病等并发症,为不良预后指标,应转诊专科医师。

续表

疾病及治疗目标	建议

哮喘

　　哮喘的总体控制的本质含义,在于既要达到当前控制又要降低未来风险。这构成了哮喘长期管理的目标:

　　①达到良好的症状控制,并维持正常活动水平;

　　②最大限度减少哮喘发作、肺功能不可逆损害和药物相关不良反应的风险。

　　控制指标分级

　　根据白天、夜间哮喘症状出现的频率和肺功能检查结果,将慢性持续期哮喘病情严重程度分为间歇状态、轻度持续、中度持续和重度持续 4 级。

　　①间歇状态(第 1 级)　症状<每周 1 天;短暂出现;夜间哮喘症状≤每月 2 次;FEV_1 占预计值%≥80% 或 PEF≥80% 个人最佳值,PEF 变异率<20%。

　　②轻度持续(第 2 级)　症状≥每周 1 次,但<每日 1 次;可能影响活动和睡眠;夜间哮喘症状>每月 2 次,但<每周 1 次;FEV_1 预计值%≥80% 或 PEF≥80% 个人最佳值,PEF 变异率为 20%～30%。

　　③中度持续(第 3 级)　每日有症状影响活动和睡眠;夜间哮喘症状≥每周 1 次;FEV_1 占预计值%为 60%～79% 或 PEF 为 60%～79% 个人最佳值,PEF 变异率>30%。

　　④重度持续(第 4 级)　每日有症状频繁出现;经常出现夜间哮喘症状;体力活动受限;FEV_1 占预计值%<60% 或 PEF<60% 个人最佳值,PEF 变异率>30%。

　　药物治疗

　　治疗哮喘的药物主要分为两类:

　　① 控制类药物　即需要每天使用并长时间维持应用的药物,主要通过其抗炎作用使哮喘患者维持在临床控制状态;若患者使用最低剂量控制药物达到哮喘控制 1 年,并且哮喘症状不再发作,可考虑停用药物治疗。

　　②缓解类药物　又称急救药物,急性发作时可按需使用,主要通过迅速解除支气管痉挛从而缓解患者哮喘症状。

生活方式干预

　　非药物治疗可减轻哮喘患者的症状、减少未来急性发作风险。

　　①脱离变应原　使患者立即脱离并长期避免接触变应原是防治哮喘最有效的方法。

　　②戒烟及避免香烟暴露　鼓励患者及家人戒烟。

　　③体育运动　建议哮喘患者进行规律的体育活动;为运动诱发哮喘发作的患者提供运动相关的建议。

　　④职业性哮喘　了解所有成年起病的哮喘患者的职业情况,尽可能识别和去除职业相关的哮喘。

　　⑤合用药物　使用非甾体抗炎药(NSAID)前询问患者有无哮喘,告知患者哮喘加重需停用 NSAID,只有既往服用 NSAID 药物后哮喘症状加重者才限制使用该类药物。

　　⑥健康饮食　建议哮喘患者多吃水果、蔬菜。

患者自我管理

　　患者的自我管理内容包括正确使用峰流速仪、准确记录哮喘日记、定期门诊。

　　推荐患者起始治疗期间每日早晚做 1 次 PEF 测定,获得个人 PEF 最佳值,并书以 PEF 记录表为主、附加症状和用药情况的哮喘日记。

定期随诊内容

　　医师应为哮喘患者建立健康档案,定期对患者进行随访。长程定期门诊随访:通常情况下,建议患者于初诊后 2～4 周回访,以后每 1～3 个月随访 1 次。当哮喘发作时应及时就诊,哮喘发作后 2 周～1 个月内应进行回访。

　　①评估哮喘控制水平　检查患者的症状或 PEF 日记,评估症状控制水平(ACT 评分),如有加重应帮助分析加重的诱因;评估有无并发症。

　　②评估肺功能　哮喘初始治疗 3～6 个月后应复查肺功能,随后多数患者应至少每 1～2 年复查 1 次,但对具有急性发作高危因素、肺功能下降的患者,应适当缩短肺功能检查时间。

　　③评估治疗问题　评估治疗依从性及影响因素,检查吸入装置使用情况及正确性,询问其他生活方式改善情况等

良性前列腺增生(BPH)

　　控制患者的下尿路症状,改善患者生活质量,预防并发症的发生。

　　治疗目标

　　减少排尿困难和起夜次数,改善尿后滴沥。

　　观察等待

　　了解患者的病情发展状况,是否出现临床进展以及 BPH 相关合并症和/或绝对手术指征,并根据患者的愿望转为药物治疗或外科治疗。

　　药物治疗

　　BPH 患者药物治疗的短期目标是缓解患者的下尿路症状,长期目标是延缓疾病的临床进展,预防合并症的发生。在减少药物治疗副作用的同时保持患者较高的生活质量是 BPH 药物治疗的总体目标。

　　外科治疗

　　BPH 是一种临床进展性疾病,部分患者最终需要外科治疗来解除下尿路症状及其对生活质量所致的影响和并发症。

观察等待

　　观察等待是一种非药物、非手术的治疗措施,包括患者教育、生活方式指导、随访等。轻度下尿路症状(I-PSS 评分≤7)的患者,以及中度以上症状(I-PSS 评分≥8)同时生活质量尚未受到明显影响的患者可以采用观察等待。

　　(1)患者教育　提供 BPH 疾病相关知识、前列腺癌的相关知识。

　　(2)生活方式的指导

　　①适当限制饮水可以缓解尿频症状,但每日水的摄入不应少于 1500mL。②应适当限制酒精类和含咖啡因类饮料的摄入。③指导排空膀胱的技巧。④膀胱训练。⑤合并用药的指导。

　　观察等待开始后第 6 个月进行第一次随访,以后每年进行一次随访。

药物治疗

　　α受体阻滞剂适用于有下尿路症状的 BPH 患者。

　　5α-还原酶抑制剂适用于治疗有前列腺体积增大伴下尿路症状的 BPH 患者。

　　BPH 临床进展危险较大的患者更适合联合治疗。

　　服药后 6 个月进行第一次随访,之后每年一次。开始服用 α受体阻滞剂后 1 个月内应该关注药物副作用。服用

疾病及治疗目标	建议
	5α-还原酶抑制剂,关注血清前列腺特异性抗原(PSA)的变化并了解药物对性功能的影响。 **外科治疗** 　　重度 BPH 的下尿路症状已明显影响患者生活质量时可选择外科治疗,尤其是药物治疗效果不佳或拒绝接受药物治疗的患者,可以考虑外科治疗。 　　术后 1 个月时进行第一次随访。了解患者术后总体恢复状况,术后早期可能出现的相关症状,并告知患者病理检查结果。术后 3 个月时评价治疗效果。术后随访期限建议为 1 年。 　　经尿道微波热疗和前列腺支架,建议长期随访。随访计划为接受治疗后第 6 周和第 3 个月,之后每 6 个月一次。
勃起功能障碍(ED) 　　改善阴茎勃起功能,提高性生活满意度和性伴侣双方生活质量,同时延缓 ED 进展并防治伴发疾病的进展。	某些患者口服 PDE5i 药物后 15~30min 内会起效,但大多数患者需要更长的药物起效等待期。 　　在 3 个月以内,并且至少需要 6 次尝试服用 PDE5i,仍然无效才能确定 PDE5i 治疗无效,若无效可联合应用抗氧化剂和改善微循环的药物。
抑郁症 　　抑郁症的治疗目标:及时诊断,规范治疗,提高临床缓解率及治愈率,尽可能降低自伤、自杀率及病残率,改善认知功能,促进社会功能恢复,提高生活质量,并预防疾病的复发。 　　**治疗目标** 　　减轻急性症状、缓解症状、帮助患者功能恢复以及防止复发。治疗的主要目标取决于治疗的阶段,每个患者都需要实施个性化的治疗。 　　**量表筛查** 　　贝克抑郁自评量表(BDI)　无:≤4;轻度:5~7;中度:8~15;重度:≥16 　　9 条目简易患者健康问卷(PHQ-9)　无:≤4;轻度:5~9;中度:10~19;重度:≥20 　　Zung 抑郁自评量表(SDS)　无:≤52;轻度:53~62;中度:63~72;重度:≥72 　　快速抑郁症状自评问卷(QIDS-SR)　无:≤10;轻度:11~15;中度:16~20;重度:≥21 　　汉密尔顿抑郁量表(17 项)(HAMD-17)　无:≤7;轻度:8~18;中度:18~24;重度:≥25 　　汉密尔顿抑郁量表(24 项)(HAMD-24)　无:≤8;轻度:9~20;中度:21~34;重度:≥35 　　蒙哥马利-艾斯伯格抑郁评分量表(MADRS)　无:≤11;轻度:12~21;中度:22~29;重度:≥30 　　• 心理症状:悲伤、丧失兴趣、悲观、内疚、焦虑、注意力下降、记忆力差、幻听。 　　• 生理症状:疲劳、疼痛、头痛、睡眠障碍、失眠、体重增加或降低、肠胃不适、心悸、性欲减退。	**安全风险管理** 　　抑郁症患者终身自杀率高达 6.0%,其治疗期间的全病程管理应对自杀风险和存在的暴力行为进行评估,进行相关心理健康专业知识的宣教,定期随访以动态监测。 **生活方式管理** 　　①定期锻炼,良好的运动习惯有助于增强机体免疫力及心理抗压能力;②健康的常规膳食;③压力管理策略;④睡眠卫生;⑤每天至少进行 1 次愉快的活动;⑥避免滥用物质,减少并尽量避免烟酒等物质的使用;⑦保持每日情绪的记录。 **药物管理** 　　需安排足够的随访以评估患者疗效,推荐每两周 1 次,每月至少 1 次,之后可根据个体化原则逐渐延长随访时间。 **随访和监测** 　　鉴于抗抑郁剂可能产生的副作用及对患者身体、服药依从性,甚至生命健康的影响,在治疗前后应对患者的血常规、心电图、体重指数及肝肾功能等重点指标给予必要的监测。 　　①服用单胺氧化酶抑制剂(MAOI)、TCA 后 6 个月随访体重指数。 　　②文拉法辛、TCA、MAOI 大剂量加药期及服用 3~6 个月后随访监测血压。 　　③服用 TCA、5-羟色胺去甲肾上腺素再摄取抑制剂(SNRI)、SSRI 后,当剂量发生改变时,随访心电图。 　　④服用阿戈美拉汀 3、6、12、24 周后或增加剂量时,随访肝功能。 　　⑤服用 SSRI、米氮平、SNRI、TCA 一个月后随访电解质。 　　⑥骨质疏松人群服用 SSRI,定期随访监测骨密度。 　　⑦初始服用米氮平、米安色林出现血细胞检查异常,定期随访监测全血细胞计数。
焦虑症 　　焦虑症的基本治疗原则为综合治疗、全病程治疗、个体化治疗。 　　具体目标为缓解或消除焦虑症状及伴随症状,恢复患者社会功能,提高生命质量及预防复发。 　　**量表筛查** 　　(1)GAD-7 量表(Generalized Anxiety Disorder-7)	**药物治疗** 　　药物治疗除应遵循综合治疗、全病程治疗、个体化治疗原则外,还应注意"剂量滴定给药"和"维持给药"。 　　足量(有效药物剂量上限)和足疗程(4~12 周)治疗效果仍不明显的,可换用同类另一种药物,或作用机制不同的另一类药。

续表

疾病及治疗目标	建议
• 总分 5～9 分提示轻度、可能在临床水平以下的焦虑,建议加强监测; • 总分 10～14 分提示中度、可能具有临床意义的焦虑,需进一步评估及治疗(如有需要); • 总分 15～21 分提示严重焦虑,很可能需要治疗。 (2)其他量表 焦虑自评量表(Self-Rating Anxiety Scale,SAS)、医院焦虑抑郁量表(Hospital Anxiety and Depression Scale,HAD)、状态-特质焦虑调查表(State-Trait Anxiety Inventory,STAI)、贝克焦虑量表(Beck Anxiety Inventory)以及医师评估的汉密尔顿焦虑量表(Hamilton Anxiety Scale,HAMA)等。	患者病情好转后,不调低原药物剂量,继续使用原有效剂量维持治疗 12 个月以上。 **生活方式管理** ①改善生活方式建议 减轻精神压力;减少酒、咖啡因的摄入;戒烟;戒除滥用镇静催眠药;规律运动。 ②自我调节方法 • 良好睡眠卫生行为。 • 运动锻炼:有利于缓解焦虑的有氧运动指运动强度中等、运动量适中、运动中心率不过快[低于(200－年龄)×85%]、运动后微汗和感觉舒适的运动项目。 • 保持乐观的心态。 • 幻想和憧憬未来。 • 向人倾诉,寻求社会支持。 • 拓宽兴趣、转移情绪。 • 宽以待人和知足常乐。 **随访建议** 心理治疗:认知行为治疗(CBT)16～20 h/疗程,疗效评估量表评定,若有效继续治疗和监测,若无效,第二次干预。 用药治疗:2 周内及第 4、6、12 周观察疗效和不良反应,以后每 8～12 周复查,以量表作为评估工具。若无效,换用药物或其他治疗方式;若有效则最佳剂量治疗 6 个月后复查,可适当减量,长期逐渐减量至停药。

(张学丽 邵 华)

附录2 实验室检查指标及其临床意义

说明: 本部分介绍了临床药物治疗评估过程中可能应用的实验室检查指标、其生理意义以及指标异常的临床意义。理解和掌握这些检查指标的对应问题以及指标异常的临床意义,对于判断患者药物治疗的有效性和安全性非常重要。

学习目标
- 掌握血液、尿液和粪的常规检查目的以及指标的临床意义。
- 掌握肝功能、肾功能检查的目的及指标意义。
- 掌握血糖、血脂以及糖化血红蛋白指标对于疾病管理的意义。
- 熟悉电解质各项指标的意义。
- 熟悉甲状腺素检查、骨密度检查以及类风湿检查的指标变化。
- 了解临床实验室诊断的基本概念。

实验诊断(laboratory diagnosis)是以实验室检查结果或数据为依据,结合其他临床资料,经过综合分析,应用于临床诊断、鉴别诊断、病情观察、疗效监测和预后判断的一种临床诊断方法。临床疾病的诊断目前基本是依靠医师查阅疾病史、病历以及问诊采集患者主诉信息,对患者进行查体了解患者体征,借助现代手段,如 X 线、CT、核磁共振、心电图检查以及采集人体的血液、尿液、分泌物、排泄物以及其他标志物等样本进行实验室检查,从而对患者进行疾病诊断。因此,实验诊断学是诊断学的重要组成部分,是联系基础医学和临床医学的桥梁。

实验诊断的范围包括临床血液学检查、临床生物化学检查、临床免疫学检查、临床病原学检查、体液与排泄物检查以及其他检查等。

临床血液学检查是指对血液及造血组织的原发性血液病和非造血细胞疾病所致的血液学变化的检查,包括红细胞、白细胞、血小板的数量、生成动力学、形态学和细胞化学等检查;止血及凝血功能、抗凝和纤溶功能检验;溶血检验;血型鉴定和交叉配血试验等。

临床生物化学检查是指对组成机体的生理成分、代谢功能、重要脏器的生化功能等的临床生物化学检验;血液和体液中电解质和微量元素的检验;血气和酸碱平衡的检验;临床酶学的检验;激素和内分泌功能的检验;药物和毒物浓度检查等。

临床免疫学检查是指机体免疫功能检验,感染性免疫、自身性免疫及肿瘤标志物等检验。

临床病原学检查是指感染性疾病的常见病原体、医院感染的常见病原体、性传播疾病的病原体、细菌耐药性的检查等。

体液与排泄物检查是指对尿液、脑脊液、精液、胆汁等各种体液及粪便、痰等排泄物的常规检验,以及其他包括染色体分析、基因诊断以及即时检验(POCT,指在患者旁边进行的医学检验)等检查。

实验诊断在临床工作中尽管非常重要,但是检查结果仅是静态的数据和现象,用于判断动态的复杂机体有一定的局限性。由于患者处于可变的生理或病理状态下，机体的反应性也会因为个体差异而各有不同，尽管不同患者疾病相同，但由于其健康素养、患病周期、病情严重程度和个体差异以及检验误差等因素，也可能出现不尽相同的检验结果。在医学上，通常是对群体中一定数量的正常个体进行实验检测，再用统计学方法计算出受测个体的检测结果均值和正常波动范围，并将此结果作为该项检测指标的参考区间。正常人群检测该指标的测定值应有95%以上的人在此范围内。有时，不同的疾病进行同一项目检验却可出现相似的结果。因此，评价检验结果时必须紧密结合临床情况进行具体分析，才能恰当地给出合理的结论，指导临床诊治工作。

对于药师来说，应该掌握一些常见临床实验室检查指标的临床意义，有利于药师判断患者用药后的病情变化。

（1）血常规检查

人体任何部分发生病理变化时，都可以引起血液质与量的改变，故血液一般检查有助于很多疾病的诊断。血液一般检查包括血常规检查（内容为红细胞、白细胞及血小板计数，血红蛋白等）、红细胞沉降率（血沉）等多项监测。

血液一般检查采用末梢血或抗凝静脉血。

项目	生理意义	升高	降低
中性粒细胞(N)	血液中主要的吞噬细胞，在白细胞中占比最高，其变形游走能力和吞噬活性均较强，在急性感染中起重要作用	急性感染、白血病及一些恶性实体瘤等疾病；妊娠后期及分娩时也可暂时性升高	革兰阴性杆菌感染、某些病毒感染、某些原虫感染；再生障碍性贫血、严重缺铁性贫血等血液系统疾病；系统性红斑狼疮等自身免疫性疾病；应用氯霉素、磺胺类药、抗肿瘤药、抗甲状腺药物等
嗜酸性粒细胞(E)	基本无杀菌作用，可释放多种促炎介质及主要碱性蛋白，能诱发支气管痉挛	过敏性疾病、寄生虫病、皮肤病、血液病、某些恶性肿瘤、某些传染病、风湿性疾病、肾上腺皮质功能减低症等	伤寒、副伤寒初期，烧伤、大手术等应激状态，长期使用肾上腺皮质激素后
嗜碱性粒细胞(B)	无吞噬功能，主要参与变态反应及固有免疫调节	过敏性结肠炎、红斑狼疮及类风湿关节炎等免疫性疾病，血液病，恶性肿瘤特别是转移癌，糖尿病、传染病等	无临床意义
淋巴细胞(L)	在免疫应答中起核心作用，包括T淋巴细胞、B淋巴细胞和自然杀伤(NK)细胞	感染性疾病、急性传染病的恢复期、移植术后发生排斥反应；再生障碍性贫血、粒细胞减少症可引起淋巴细胞比例相对增高	应用肾上腺皮质激素、烷化剂，放射线损伤，T淋巴细胞免疫缺陷病，丙种球蛋白缺乏症等
单核细胞(M)	进入组织后继续发育成巨噬细胞，参与对其他细胞活动的调控，在特异性免疫应答的诱导和调节中起关键作用	感染性心内膜炎、疟疾、急性感染的恢复期、活动性肺结核、某些血液病等	一般无临床意义
红细胞(RBC)、血红蛋白(Hb)	运输氧气和二氧化碳，参与对血液中的酸、碱物质的缓冲及免疫复合物的清除	慢性心、肺部疾病，异常血红蛋白病，骨髓增殖性肿瘤，胎儿及新生儿、高原地区居民；甲状腺危象、糖尿病酮症酸中毒时可相对性增多	各种贫血；婴幼儿及15岁以下儿童、部分老年人、妊娠中晚期

续表

项目	生理意义	升高	降低
血小板(PLT)	维持血管壁完整性,参与受损血管的修复,在生理止血过程中起重要作用	骨髓增殖性肿瘤、急性感染、急性溶血、某些癌症患者等	再生障碍性贫血、急性白血病、系统性红斑狼疮、淋巴瘤、上呼吸道感染、先天性血小板减少症、脾肿大、输入大量库存血或大量血浆等;应用抗菌药、抗血小板药、肝素、细胞毒性药物等

(2) 尿常规检查

尿常规检查加尿沉渣镜检对疾病的诊断、鉴别诊断以及预后判断非常重要。尿常规检查使用尿液分析仪检测多项参数。尿液分析仪检测的项目有尿隐血、尿胆红素、尿胆原、尿液酮体、尿蛋白、尿液亚硝酸盐、尿液葡萄糖、尿液酸碱度（pH 值）、尿比重、尿液白细胞等。尿沉渣镜检是通过显微镜观察尿中的沉淀物,检查项目有尿沉渣中的红细胞、白细胞、上皮细胞、管型、结晶等。

项目	正常	异常
尿液颜色	黄色或淡黄色,清澈透明	红色:泌尿生殖系统炎症、损伤、结石、出血或肿瘤等,结缔组织病,蚕豆病,肌肉组织广泛损伤、变性,先天性卟啉代谢异常等 深黄色:胆汁淤积性黄疸及肝细胞性黄疸,应用某些药物如维生素 B_2、利福平、呋喃唑酮等 白色:泌尿系统化脓性感染,磷酸盐、碳酸盐、尿酸盐、草酸盐等盐类结晶 黑褐色:重症血尿、变性血红蛋白尿、酪氨酸病、酚中毒或黑色素瘤等 淡绿色:见于铜绿假单胞菌感染,以及服用某些药物后,如吲哚美辛、亚甲蓝、阿米替林等
尿隐血	反映尿液中的血红蛋白和肌红蛋白,正常人尿液中不能测出	阳性:剧烈运动、感染、疟疾、肌肉和血管组织严重损伤;肾炎、肾结石、肿瘤等,应用阿司匹林、磺胺、伯氨喹、万古霉素、吲哚美辛、吡罗昔康、秋水仙碱等药物

(3) 便常规检查

便常规检查加潜血检测可作为诊断肠道疾病的重要依据,是常用检查的方法之一。涉及便常规检查的疾病有腹泻、肠炎以及胃溃疡等。

项目	正常	异常
粪便颜色	一般为成形软便,呈黄褐色,有少量黏液	淡黄色:婴儿,或服用大黄、山道年、番泻叶等 绿色:食用大量绿色蔬菜等 白陶土色:食用大量脂肪,或见于胆汁淤积性黄疸,服用硫酸钡、金霉素等 红色:食用大量番茄、红辣椒、西瓜等;痔疮、肛裂、直肠癌等疾病;服用利福平等药物 果酱色:食用大量咖啡、可可、樱桃、桑葚、巧克力等;阿米巴痢疾、肠套叠等 柏油色:食用动物血和内脏等;上消化道出血,服用铁剂、活性炭等
粪便隐血	通常粪便中无红细胞,结果为阴性	阳性:消化道溃疡、肿瘤、肠结核、炎症性肠病、钩虫病、伤寒、回归热等疾病

(4) 肝功能检查

常规肝功能检查涉及肝脏疾病诊断中常用的各种血清酶及肝脏功能相关检测,包括各种类型肝炎病毒感染的相关抗原和抗体的监测。肝脏疾病的相关检测需抽取空腹静脉血。

项目	生理意义	升高
胆红素	血液循环中衰老红细胞在肝、脾及骨髓的单核-巨噬细胞系统中分解和破坏的产物	红细胞破坏过多(溶血性贫血)、肝细胞胆红素转运蛋白缺陷、葡萄糖醛酸结合缺陷、胆红素排泄障碍及胆道阻塞等
血清氨基转移酶	主要检查项目为丙氨酸氨基转移酶(ALT)和天门冬氨酸氨基转移酶(AST)。 ALT 主要分布在肝脏,其次是骨骼肌、肾脏、心肌等组织中;AST 主要分布在心肌,其次在肝脏、骨骼肌和肾脏组织中	肝、胆疾病:急慢性病毒性肝炎、酒精性肝病、药源性肝炎、脂肪肝、肝癌等非病毒性肝炎,肝硬化,肝内、外胆汁淤积 急性心肌梗死:梗死后 6～8h AST 增高,18～24h 达高峰,4～5 天恢复正常 其他疾病:如骨骼肌疾病(皮肌炎)、其他脏器梗死(肺、胰梗死)、休克时可轻度增高 药物因素:某些抗菌药、抗真菌药、抗病毒药、抗结核药等,调血脂药(如他汀类)、免疫抑制药(来氟米特、吗替麦考酚酯)、组胺 H_2 受体拮抗药或质子泵抑制剂(西咪替丁、奥美拉唑、兰索拉唑等)、肝素或低分子肝素等
碱性磷酸酶(ALP)	血清中大部分 ALP 来源于肝脏与骨骼,是肝脏疾病的检查指标之一	肝胆系统疾病:各种胆汁淤积性黄疸、累及肝实质细胞的肝胆疾病(肝炎、肝硬化)等 骨骼疾病:如纤维性骨炎、佝偻病、骨软化症、成骨细胞瘤及骨折愈合期 生长发育的儿童、妊娠中晚期可有生理性增高 用药:他汀类药物的不良反应
γ-谷氨酰转移酶(GGT)	GGT 主要来自肝胆系统,在肝脏内广泛分布于肝细胞的毛细胆管和整个胆管系统	肝内、外胆汁淤积,病毒性肝炎,肝硬化,酒精性肝炎,药源性肝炎 脂肪肝、胰腺炎、胰腺肿瘤、前列腺肿瘤等 GGT 亦可轻度增高
乳酸脱氢酶(LDH)	LDH 广泛分布于机体各组织,以心肌、骨骼肌和肾脏最丰富	急性心肌梗死:梗死后 8～18h LDH 增高,24～72h 达高峰,持续 6～10 天,但缺乏特异性 肝脏疾病:急性病毒性肝炎、肝硬化、梗阻性黄疸、肝脏淤血、慢性活动性肝炎等 恶性肿瘤:恶性淋巴瘤、肺癌、结肠癌、宫颈癌均可明显增高,但特异性低 其他:贫血、肺梗死、骨骼肌损伤、休克、肾脏病等
乙型肝炎血清学检查(两对半)	包括乙肝病毒表面抗原(HBsAg)、表面抗体(HBsAb)、乙肝病毒 e 抗原(HBeAg)、e 抗体(HBeAb)、核心抗体(HBcAb)	"大三阳":HBsAg、HBeAg、HBcAb 同为阳性,说明 HBV 在人体内复制活跃,具有传染性,若同时转氨酶升高,应尽快隔离 "小三阳":HBsAg、HBeAb、HBcAb 同为阳性,说明 HBV 在人体内复制减少,传染性减小,如肝功能正常,且无症状,则为无症状携带者,传染性小,不需要隔离

(5) 肾功能检查

肾脏疾病相关检测即肾功能检查的目的是了解肾脏是否有广泛性的损伤。由于肾脏有多方面的功能,又有很强的储备能力,且受个体差异的影响,即使最敏感的检查方法也不能检查出早期和轻微的肾脏损伤。因此,不能单纯依靠某一项检测结果就做出肾功能的判断,而需要结合其他症状表现全面综合分析,得出正确的结论。

项目	生理意义	升高	降低
血尿素氮(BUN)	BUN 是蛋白质代谢的终末产物,其生成量取决于饮食中蛋白质摄入量、组织蛋白质分解代谢及肝功能状况	器质性肾功能损害,包括各种肾脏疾病导致的急、慢性肾衰竭;肾前性少尿,如严重脱水、大量腹水、心功能衰竭、肝肾综合征等导致血容量不足,肾血流量减少引起少尿;蛋白质分解或摄入过多,如高热、大手术后、甲状腺功能亢进症(甲亢)、高蛋白饮食等	较为少见,多提示严重肝病

续表

项目	生理意义	升高	降低
血清肌酐(Scr)	机体每 20g 肌肉每天代谢产生 1mg 肌酐,主要由肾小球滤过排出体外,可用于评价肾小球滤过功能	各种原因引起的肾小球滤过功能减退,Scr 增高程度与病变严重性成正比;其他疾病,如心力衰竭、肢端肥大症、巨人症;失血、脱水、剧烈体力活动等	—
尿酸(UA)	UA 是核蛋白和核酸中嘌呤的代谢产物,主要在肝脏生成,大部分从肾脏排泄	肾小球滤过功能受损;体内尿酸生成异常增多,常见于痛风;长期使用噻嗪类利尿剂及抗结核药吡嗪酰胺、慢性铅中毒、长期禁食者	各种原因导致肾小管重吸收尿酸功能损害,尿中大量丢失,肝功能严重损害引起尿酸生成减少

(6) 血糖检查

血液中的葡萄糖称为血糖。糖是生命活动中的重要能源。糖代谢异常与许多疾病密切相关,如糖尿病、心脑血管疾病和肿瘤等。糖代谢异常相关疾病的检测项目包括血清葡萄糖、葡萄糖耐量试验、胰岛素及葡萄糖-胰岛素释放试验、糖化血红蛋白、血清糖化血红蛋白及 C-肽释放试验等。

空腹血糖(FBG)

增高:餐后 1~2h、高糖饮食、剧烈运动、情绪激动等;各型糖尿病、甲亢、巨人症、胰高血糖素瘤等;颅脑损伤、中枢神经系统感染、心肌梗死、大面积烧伤等;肝脏和胰腺疾病,如严重肝病、坏死性胰腺炎、胰腺癌等;药物影响引起,如噻嗪类利尿剂、口服避孕药、泼尼松等

减低:饥饿、长期剧烈运动、妊娠期等;胰岛素过多,如胰岛素用量过大、口服降糖药、胰岛 β 细胞增生或肿瘤;肝糖原贮存缺乏,如急性肝坏死、急性肝炎、肝癌、肝淤血;急性乙醇中毒;严重营养不良、恶病质等;非降糖药物影响,如磺胺、水杨酸、吲哚美辛等

口服葡萄糖耐量试验(OGTT)

空腹血糖 6.1~7.0mmol/L 的患者可诊断为空腹血糖受损(IFG),需进一步行 OGTT 试验;OGTT 2h 血糖≥11.1mmol/L 者诊断为糖尿病,血糖 7.8~11.1mmol/L 者为糖耐量减低(IGT)

糖化血红蛋白(HbA1c)

通常检测 HbA1c,其水平取决于血糖水平及高血糖持续时间,其代谢周期与红细胞寿命基本一致,可反映近 2~3 个月的平均血糖水平

可评价糖尿病控制程度:HbA1c<7% 表示糖尿病控制良好,HbA1c 增高提示近 2~3 个月血糖控制不佳
筛检、预测糖尿病:HbA1c 在 5.7%~6.4% 为糖尿病高危人群,HbA1c≥6.5% 可作为糖尿病的诊断节点
预测血管并发症:长期 HbA1c 增高,可引起组织缺氧产生血管并发症,HbA1c>10% 提示并发症严重,预后较差
鉴别高血糖:应激性高血糖 HbA1c 正常,糖尿病高血糖 HbA1c 增高

血糖关键点/(mmol/L)	相关意义
<1.5	多数患者出现低血糖昏迷
≥1.5~3.0	低血糖,部分患者神智出现异常
≤3.0	**低血糖诊断标准。交感神经开始兴奋,出现低血糖症状,如出汗、心慌等(对于非糖尿病患者)**
3.9	健康人空腹正常血糖的下限最低值,此时体内升糖激素(胰高血糖素、糖皮质激素等)开始分泌(糖尿病患者血糖<3.9mmol/L 属于低血糖)
4.4	空腹理想控制血糖的下限最低值,此时体内胰岛素停止分泌
≥5.6	**糖尿病高危人群。美国糖尿病学会(ADA)建议的空腹血糖受损的下限,空腹血糖超过 5.6,建议做口服葡萄糖耐量试验(OGTT)。开始预防糖尿病**
6.1	健康人空腹正常血糖上限
>6.1~7.0	糖尿病早期。空腹血糖受损(糖调节受损期)
≥7.0	**糖尿病的空腹血糖诊断标准(静脉采血),确诊糖尿病(重复两次)**
7.8	餐后 2h 血糖上限

血糖关键点/(mmol/L)	相关意义
8.9	健康人的正常肾糖阈，超过此值即有尿糖出现。注意：个体有差异
>7.8~11.1	糖尿病早期。糖耐量减低（糖调节受损期）
≥11.1	**随机血糖、口服葡萄糖耐量试验（餐后2h）诊断标准（静脉采血），确诊糖尿病（重复两次）**
≥13.9	脂肪开始分解，产生少量酮体。主要用于临床参考（临床治疗输液时，盐水与葡萄糖的分界）
≥16.7	胰岛素作用微小，血糖几乎不能利用，脂肪开始大量分解，产生大量酮体，有酮症酸中毒的危险，身体明显消瘦，出现典型"三多一少"症状
≥33.3	高渗状态，有高渗性昏迷的危险

(7) 血脂检查

血脂是血浆中的脂类的总称，包括甘油三酯、胆固醇、磷脂和游离脂肪酸等。血脂检查是对血液中所含脂类进行定量测定，主要是测定血清中的总胆固醇、甘油三酯、低密度脂蛋白和高密度脂蛋白等的水平。通过检查血浆中的血脂，可以预防或诊断肥胖症、动脉硬化、高脂血症、冠心病、糖尿病、肾病综合征，以及其他一些心血管疾病。

项目	生理意义	升高	降低
总胆固醇（TC）	血清TC受年龄、家族、性别、遗传、饮食、精神等多种因素影响，且男性高于女性，脑力劳动者高于体力劳动者，是动脉粥样硬化的一种危险因素	动脉粥样硬化所致的心、脑血管疾病；各种高脂血症、胆汁淤积性黄疸、甲减、肾病综合征、糖尿病等；长期吸烟、饮酒、精神紧张、血液浓缩等；某些药物作用，如糖皮质激素、环孢素、阿司匹林、口服避孕药、β受体阻滞剂等	甲亢；严重肝脏疾病，如肝硬化、急性肝坏死；贫血、营养不良、恶性肿瘤等；服用某些药物，如甲状腺激素、雌激素、钙拮抗剂等
甘油三酯（TG）	血清TG受生活习惯、饮食和年龄影响，个体差异较大	冠心病、原发性高脂血症、动脉粥样硬化症、肥胖症、糖尿病、痛风、甲减、肾病综合征、高脂饮食和胆汁淤积性黄疸等	低β-脂蛋白血症及无β-脂蛋白血症、严重的肝脏疾病、吸收不良、甲亢、肾上腺皮质功能减退症等
高密度脂蛋白（HDL）	主要由肝脏和小肠合成，低HDL-C是ASCVD的独立危险因素	对预防冠心病有重要作用，与冠心病的发病呈负相关；还可见于慢性肝炎、原发性胆汁性胆管炎等	动脉粥样硬化、急性感染、糖尿病、肾病综合征、药物作用（雄激素、孕酮、β受体阻滞剂）
低密度脂蛋白（LDL）	是胆固醇含量最多的脂蛋白，是导致动脉粥样硬化的主要危险因素	与冠心病的发病呈正相关；还可见于遗传性高脂蛋白血症、甲减、肾病综合征、胆汁淤积性黄疸、肥胖症以及服用雄激素、β受体阻滞剂、糖皮质激素等	无β-脂蛋白血症、甲亢、吸收不良、肝硬化、低脂饮食、运动等

(8) 电解质检测

电解质是水溶液中或熔融状态下能够导电的物质，人体电解质主要由钠离子、钾离子、氯离子、钙离子、镁离子等构成。水、电解质代谢紊乱在临床上十分常见，如脱水、水肿、水中毒、低钠血症、高钠血症、低钾血症和高钾血症等。水、电解质代谢紊乱如得不到及时纠正，可使全身器官系统，特别是心血管系统、神经系统的生理功能和物质代谢发生相应的障碍，严重时会导致死亡。因此，临床上，电解质检测极为重要，一般需采集空腹静脉血。

项目	生理意义	升高	降低
钾离子（K^+）	98%的钾离子分布于细胞内，是细胞内的主要阳离子，血钾反映细胞外液钾离子的浓度	高钾饮食、静脉输注大量钾盐、输入大量库血；急慢性肾功能衰竭多尿期、肾上腺皮质功能减退；长期应用保钾利尿剂、ACEI 或 ARB 等	营养不良、吸收障碍、厌食、长期低钾饮食等；呕吐、腹泻；肾功能衰竭多尿期、肾小管性酸中毒、肾上腺皮质功能亢进症、醛固酮增多症、应用排钾利尿剂；应用大量胰岛素、碱中毒、心功能不全、肾性水肿、大量输入无钾液体等
钠离子（Na^+）	血清钠离子多以氯化钠的形式存在，主要功能为保持细胞外液容量，维持渗透压与酸碱平衡，维持神经与肌肉的正常应激性	进食过量钠盐或输注大量高渗盐水、尿崩症、大量出汗、烧伤等；如肾上腺皮质功能亢进症、原发性醛固酮增多症、肝硬化等	饥饿、营养不良、长期低钠饮食等；幽门梗阻、呕吐、腹泻；肾盂肾炎、糖尿病、应用利尿剂；慢性肾功能不全、肝硬化腹水、抗利尿激素分泌过多、精神性烦渴等；肺结核、肿瘤、肝硬化
钙离子（Ca^{2+}）	钙是人体含量最多的金属元素，人体内99%以上的钙以磷酸钙或碳酸钙的形式存在于骨骼中	静脉输入钙过多、饮用大量牛奶、大量应用维生素 D、维生素 D 中毒；甲状旁腺功能亢进症、多发性骨髓瘤、肺癌等	长期低钙饮食、乳糜泻、梗阻性黄疸、甲状旁腺功能减退症、恶性肿瘤骨转移、佝偻病、骨软化症、肾脏疾病、急性坏死性胰腺炎等
氯离子（Cl^-）	氯离子在细胞内外均有分布，是细胞外液的主要阴离子	频繁呕吐、反复腹泻、大量出汗、肾上腺皮质功能亢进症、呼吸性碱中毒、摄入大量氯化钠或氯化钙等	饥饿、营养不良、低盐饮食、严重呕吐或腹泻、肾上腺皮质功能减退症、应用噻嗪类利尿剂、呼吸性酸中毒等
磷（P）	70%～80%的磷以磷酸钙的形式沉积于骨骼，少部分存在于体液中	甲状旁腺功能减退症、肾功能不全、摄入过多维生素 D、肢端肥大症、多发性骨髓瘤、骨折愈合期等	饥饿、恶病质、吸收不良、活性维生素 D 缺乏、大量呕吐或腹泻、应用噻嗪类利尿剂等、静脉注射胰岛素或葡萄糖、糖尿病酮症酸中毒、呼吸性碱中毒、甲状旁腺功能亢进症、乙醇中毒等

(9) 甲状腺激素检测

甲状腺是人体内最大的内分泌腺体，分泌甲状腺素（T_4）和三碘甲状腺原氨酸（T_3）。甲状腺激素对人体的糖、脂肪、蛋白质、水、电解质等的代谢有重要作用，甲状腺激素水平异常会引起机体的各种代谢障碍，最常见的就是甲状腺功能亢进症（甲亢）和甲状腺功能减退症（甲减）。甲状腺功能检测对甲状腺功能疾病的诊断和治疗至关重要，一般采集静脉血。

项目	生理意义	升高	降低
甲状腺素（T_4）	含有四碘的甲状腺原氨酸，99.5%的 T_4 与甲状腺素结合球蛋白（TBG）结合，结合 T_4 无生理作用	甲亢、先天性甲状腺素结合球蛋白增多症、原发性胆汁性胆管炎；严重感染、心功能不全、肝脏疾病、肾脏疾病等；妊娠、口服避孕药或雌激素等	甲减、缺碘性甲状腺肿、慢性淋巴细胞性甲状腺炎、低甲状腺素结合球蛋白血症等；也可见于甲亢的治疗过程中、糖尿病酮症酸中毒、恶性肿瘤、心力衰竭等
游离甲状腺素（FT_4）		甲亢、甲状腺危象、甲状腺激素不敏感综合征、多结节性甲状腺肿等	甲减、肾病综合征等；应用抗甲状腺药物、糖皮质激素、苯妥英钠、多巴胺等
三碘甲状腺原氨酸（T_3）	T_4 在肝、肾中脱碘后转变为 T_3，生理活性为 T_4 的3～4倍	甲亢、功能亢进型甲状腺腺瘤、多发性甲状腺结节性肿大	肢端肥大症、肝硬化、肾病综合征、使用雌激素等
游离三碘甲状腺原氨酸（FT_3）		甲亢、甲状腺危象、甲状腺激素不敏感综合征等	低 T_3 综合征、慢性淋巴细胞性甲状腺炎晚期、应用糖皮质激素等

(10) 骨密度检测

骨密度检测是通过骨质对 X 线吸收多少来计算数值，间接反映骨质密度的一种检测。骨密度是单位面积内的骨矿物质含量，目前临床常用的检测方法为双能 X 线吸收法（DXA），可作为骨质疏松的诊断标准。骨密度检测可以分为定性、半定量及定量三大类，其中定性及半定量都不能作为早期骨密度变化观察的敏感指标，所以定量骨密度检测仍为目前的重要手段。骨密度检测在医学上具有重要意义，对骨质疏松、骨质软化、纤维性骨炎及其他影响钙磷代谢的疾病的发生、诊断、治疗、推测预后及随访观察等有重要意义。

分类	T 值	分类	T 值
正常	T 值≥−1.0	骨质疏松	T 值≤−2.5
低骨量	−2.5<T 值<−1.0	严重骨质疏松	T 值≤−2.5＋脆性骨折

(11) 风湿免疫检查（类风湿关节炎）

类风湿关节炎（RA）是一种病因未明的慢性、以炎性滑膜炎为主的系统性疾病。其特征是手、足小关节的多关节、对称性、侵袭性关节炎症，经常伴有关节外器官受累及血清类风湿因子阳性，可以导致关节畸形及功能丧失。因此，临床上，常将检测类风湿因子和抗环瓜氨酸肽抗体作为诊断的依据之一。

项目	生理意义	异常
类风湿因子(RF)	是变性 IgG 刺激机体产生的一种自身抗体,主要存在于类风湿关节炎患者的血清和关节液内	类风湿性疾病、类风湿关节炎;多发性肌炎、硬皮病、干燥综合征、系统性红斑狼疮、自身免疫性溶血、慢性活动性肝炎、某些感染性疾病等
抗环瓜氨酸肽抗体(抗 CCP 抗体)	RA 的分类诊断标准之一,有助于 RA 的早期诊断	阳性的 RA 患者骨破坏较阴性者更严重,常在发病 2 年内出现不可逆的骨关节损伤

（邵 华 杨 乐 康 震）

附录3　特殊剂型的患者用药教育

药师在药学监护过程中对患者进行有针对性的用药教育。其目的是使患者理解如何正确用药，改善患者对其用药及疾病治疗、预防和康复的认知，消除疑问和理解误区，以便培养患者的自我保健和自我管理的意识，增加对用药及治疗措施的依从性。

特殊剂型药物通常具有提高药效、减少不良反应、提高患者用药依从性的优点，但若患者未能采用正确的用法，不仅会使药物无法发挥治疗作用还会增加其不良反应。因此，指导患者在临床用药中掌握各种剂型的正确使用，尤其是特殊剂型药物的使用方法和注意事项尤为重要。目前的特殊制剂主要有肠溶制剂、缓/控释制剂、吸入剂、栓剂、舌下片剂、透皮贴剂等。下面将其分为全身用药和局部用药两大类，逐一介绍它们的使用方法及注意事项。

附3.1 全身用药物特殊剂型

(1) 肠溶制剂

肠溶制剂是在普通片剂外面包上一层肠溶包衣或者将药物制成颗粒后放入"肠溶胶囊壳"而制成的制剂。目前上市的肠溶制剂主要包括肠溶片和肠溶胶囊。例如，阿司匹林肠溶片、盐酸二甲双胍肠溶片、红霉素肠溶片、埃索美拉唑镁肠溶片、复方阿嗪米特肠溶片、奥美拉唑肠溶片、盐酸度洛西汀肠溶胶囊等。将药物制成肠溶制剂主要目的包括：

① 改善疗效　一些药物易被胃酸或胃内酶溶解破坏，在酸性环境中不稳定，制成肠溶制剂可以避免药物被胃液溶解破坏，使其在碱性肠液中溶解吸收，充分发挥药物的治疗作用。此类药物包括质子泵抑制剂、蛋白酶及多肽类药物和活菌类药物等。例如，奥美拉唑肠溶片、多酶片、胰酶肠溶片、双歧杆菌三联活菌肠溶胶囊等。

② 减少胃部刺激　一些药物对胃黏膜的刺激较大，制成肠溶制剂可以降低药物刺激性、减少其副作用。此类药物包括非甾体抗炎药和大环内酯类抗生素等。例如，阿司匹林肠溶片、双氯芬酸钠肠溶片、阿奇霉素肠溶片、红霉素肠溶片等。

③ 药物定向释放　有些药物需要在肠道内发挥治疗作用，制成肠溶制剂后药物可以定向在肠道内溶解释放。此类药物包括无水硫酸钠肠溶胶囊、复方谷氨酰胺肠溶胶囊、硫酸庆大霉素肠溶片等。

肠溶制剂溶解机制依赖于肠溶性包衣材料，破坏肠溶材料的完整性将使得药物失去肠道溶解的特性。除说明书明确规定外，服用肠溶片时应整片吞服，不可将其掰开、研成粉末或嚼碎服用。

(2) 缓/控释制剂

缓释制剂是指在规定释放介质中，按要求缓慢非恒速释放药物的制剂；控释制剂是指在规定释放介质中，按要求缓慢恒速或接近恒速释放药物的制剂。目前主要有骨架型缓/控释制剂、膜控型缓/控释制剂、渗透泵型控释片、植入式缓/控释制剂、透皮给药系统及脉冲给药系统。缓/控释制剂与其相应普通制剂相比具有以下优点：

① 延长药物在体内的作用时间，对于半衰期短或需频繁给药的药物，可降低给药频率，显著增加患者的依从性；

② 维持血药浓度平稳，避免峰谷现象，增加药物治疗稳定性，降低药物的毒副作用；

③ 减少用药的总剂量。

缓/控释制剂的服用除说明书明确规定外，均应整片吞服。将其掰开、研成粉末或嚼碎服用均会加速药物释放，导致药物无法正常发挥治疗作用且毒性增加。但有些缓/控释制剂采用特殊制剂技术，可以将其掰开服用，具体应详见药品说明书。例如琥珀酸美托洛尔缓释片（倍他乐克）为膜控型微丸片，每个微丸为独立单位，故其可以掰开服用，但不可咀嚼或压碎。此类可掰开服用的药物还有盐酸维拉帕米缓释片（缓释异搏定）、格列齐特缓释片（达美康）、曲马多缓释片（奇曼丁）、丙戊酸钠缓释片（德巴金）、单硝酸异山梨酯缓释片（依姆多）等。有些缓/控释制剂其骨架或包衣材料溶解度易受水和脂肪含量、胃肠道 pH 值的影响，故饮食会影响药物的吸收。例如非洛地平缓释片（波依定）的吸收受饮食影响较大，建议空腹或清淡早餐后服用。有些缓/控释制剂有不可吸收的外壳，其会随粪便排出体外，胃肠道严重狭窄的患者慎用。例如硝苯地平控释片（拜新同）、格列吡嗪控释片（瑞易宁）、甲磺酸多沙唑嗪缓释片（可多华）、氯化钾缓释片（补达秀）等。服药时，患者需要严格遵照医嘱用量，切忌自行增加或减少用量。

(3) 舌下片

舌下片是指药物由口腔黏膜直接吸收进入体循环，进而产生全身作用的片剂。舌下片可以避免药物首过效应的发生以及减少胃肠道 pH、相关酶对药物的影响。临床上常见的有硝酸甘油舌下片。

舌下片在使用时应在口腔舌下保留一些唾液帮助药物充分溶解，应将药片置于舌下，含服时间宜在 5 分钟左右。含服过程中不要吞咽或咀嚼，不应说话或进食等。含服后 30 分钟内不宜进食、饮水等。

(4) 咀嚼片

咀嚼片是指在口腔中咀嚼后吞服的片剂。咀嚼片经咀嚼后药物体表面积增大，加速了药物的溶解、释放与吸收。咀嚼片服用方便，且通常会添加矫味剂，患者的用药依从性较好，尤其是显著改善了儿童和老年人的用药依从性。临床上常见的咀嚼片有铝碳酸镁咀嚼片（达喜）、维 D 钙咀嚼片（迪巧）、布洛芬咀嚼片（芬必得）等。

服用咀嚼片时应该充分咀嚼，不同的咀嚼片服用时间不同，例如中和胃酸的药物，应在饭后 1~2 小时后服用。具体应详见药品说明书及遵循医嘱服药。

(5) 泡腾片

泡腾片与普通片剂不同，将其置于水中，会立刻生成大量的二氧化碳气体，发生泡腾，如沸腾一样。泡腾片具有溶解迅速、起效快、提高药物生物利用度、口感好、服用方便等优点。常见的泡腾片有维生素 C 泡腾片（力度伸）、乙酰半胱氨酸泡腾片（富露施）、阿司匹林泡腾片（巴米尔）等。

泡腾片通常用 100~150mL 温水溶解，严禁直接口含或吞服，避免由二氧化碳气体导致的口腔溃疡或胃穿孔的发生。

(6) 分散片

分散片是指在水中能迅速崩解并均匀分散的片剂。相对于普通片剂、胶囊剂等固体制剂，它具有崩解迅速、吸收快、生物利用度高和服用方便等特点。临床上常见的有恩替卡韦分散片（润众）、缬沙坦分散片（平欣）、头孢地尼分散片（希福尼）等。分散片可以直接温水送服，也可将药片溶于温开水中服用。

（7）滴丸

滴丸是用滴制法制成的丸剂，它是固体分散体的一种形式。滴丸具有高效、速效、长效的优点。临床上常用的滴丸有复方丹参滴丸、芪参益气滴丸、天舒滴丸等。

滴丸通常为舌下含服，部分滴丸剂也可用温水送服，具体应详见药品说明书。患者应严格遵照医嘱或说明书进行服药，不可随意加大剂量。

（8）糖浆剂

糖浆剂系指含有药物或芳香物质的口服浓蔗糖水溶液，其中药物可以是化学药物也可以是药材提取物。糖浆剂含糖量高，有些含有芳香剂（香料），可以掩盖某些药物的不良嗅味，改善口感，易于服用，深受患者特别是儿童的欢迎。糖浆剂易被微生物污染，易发生变质浑浊。

糖浆剂需要药物覆盖在黏膜表面，形成保护性薄膜。故服用时不要用水稀释，服用后 5 分钟内最好不要喝水。为防止糖浆剂变质，勿将糖浆瓶口直接与嘴接触，应用配备附有剂量的滴管或小杯进行服用，使用后需将滴管或小杯清洗干净且晾干。服用糖浆后，应及时将瓶盖拧紧，放置在阴凉、避光、干燥的环境中。如短时间内不再服用，可放置在冰箱中低温贮藏，冷藏以 4～15℃最佳。开启后的糖浆液一般不宜久贮，冬天不超过三个月，夏天不超过一个月。再次服用时应观察溶液是否依然澄清，如出现大量气泡、絮状混悬物、沉淀物或变色、结晶，表明糖浆液已有酸败现象，不能再服用。

（9）贴剂

贴剂是指可以粘贴在人体皮肤上，使药物发挥全身或局部作用的一种薄片状制剂。现代透皮吸收制剂是一种通过皮肤吸收，并可通过控释机制将药物快速持久地释放至全身的贴片或贴剂药物。贴剂具有避免肝脏首过效应、降低胃肠道 pH 及酶的干扰、延长药物作用时间、减少给药次数、维持平稳的血药浓度及使用方便等优点。临床常见的有芬太尼透皮贴剂（多瑞吉）、可乐定透皮贴剂及利斯的明透皮贴剂（艾斯能）等。

具体的透皮贴剂的使用应详见说明书。以芬太尼透皮贴剂（多瑞吉）为例对透皮贴剂的用法进行说明，其具体使用步骤如下。

① 药物应在躯干或上臂未受刺激及未受照射的平整皮肤表面贴用。皮肤破损、溃烂、渗出、红肿处不应贴敷。

② 如有毛发，应在使用前剪除（勿用剃须刀剃除）。在使用本品前可用清水清洗贴用部位，不能使用肥皂、油剂、洗剂或其他可能会刺激皮肤或改变皮肤形状的用品。在使用本品前皮肤应完全干燥。

③ 本品应在打开密封袋后马上使用。在使用时需用手掌用力按压 30 秒，以确保贴剂与皮肤完全接触，尤其应注意其边缘部分。

④ 本品可持续贴用 72 小时。在更换贴剂时，应更换粘贴部位。几天后可在相同的部位重复贴用。

附 3.2 局部用药物特殊制剂

（1）吸入剂

吸入剂是一种或一种以上药物，经特殊装置给药后，药物进入呼吸道深部及腔道黏膜发挥治疗作用的一种给药系统。相比全身给药，吸入给药可以直接将药物送达肺部，具有气道药物浓度高、作用快、用量小、安全性好、使用方便的优势。吸入治疗已被多国推荐为支气管哮喘、慢性阻塞性肺疾病等呼吸道疾病的首选给药方式。吸入剂主要包括气雾剂、粉雾剂与喷雾剂三种形式。吸入气雾剂是指将药物、混悬液或乳液与适宜的抛射剂共同装封于特制阀门的耐压容器中，将药物通过抛射剂运送到人体呼吸道或肺部发挥治疗作用的一种常规剂型。例如硫酸沙丁胺醇吸入气雾剂（万托林）、沙美特罗替卡松气雾剂（舒利迭）、异丙托溴铵气雾剂（爱全乐）等。吸入气雾剂具体使用步骤应详见药物说明书。传统的吸入气雾剂的使用步骤归纳如下。

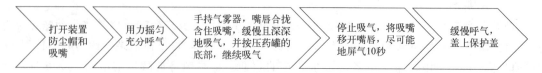

打开装置防尘帽和吸嘴 → 用力摇匀充分呼气 → 手持气雾器，嘴唇合拢含住吸嘴，缓慢且深深地吸气，并按压药罐的底部，继续吸气 → 停止吸气，将吸嘴移开嘴唇，尽可能地屏气10秒 → 缓慢呼气，盖上保护盖

　　吸入粉雾剂是指微粉化药物（或与载体）以胶囊、泡囊或多剂量贮存形式，采用特制的干粉吸入装置，由患者主动吸入雾化药物至肺部的制剂，也称为干粉吸入剂。临床上常见的有沙美特罗替卡松粉吸入剂（舒利迭）、噻托溴铵粉吸入剂（思力华）、布地奈德福莫特罗粉吸入剂（信必可都保）等。干粉吸入剂具体使用步骤各不相同，使用前应详见药物说明书。以下列举一些临床常用干粉吸入剂的使用步骤。

　　沙美特罗替卡松粉吸入剂（舒利迭）的使用步骤：

用一手握住外壳，另一手的大拇指放在拇指柄上，向外推动拇指直至完全打开 → 向外推滑动杆，直至发出咔哒声 → 尽可能充分呼气 → 将吸嘴放入口中，从准纳器深深地平稳地吸入药物 → 在停止吸气后，将吸嘴移开嘴唇，尽可能地屏气10秒，之后缓慢呼气 → 关闭滑动杆，关闭装置，用后漱口

　　布地奈德福莫特罗粉吸入剂（信必可都保）的使用步骤：

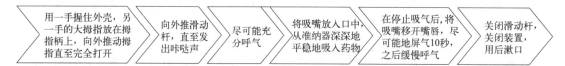

旋松并拔出瓶盖 → 拿直装置，握住底部红色旋柄部分和都保中间部分，向某一方向旋转到底，再向其反方向旋转到底，即完成一次装药，在此过程中会听到一次咔哒声 → 尽可能充分呼气 → 双唇完全包住吸嘴，用力且深长地用嘴吸气。将吸入器从嘴部移开，屏气约5秒，然后呼气 → 关闭装置，用后漱口

　　噻托溴铵粉吸入剂（思力华）的使用步骤：

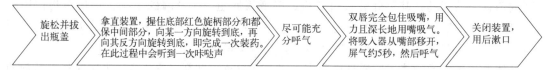

打开防尘帽，按下刺孔按钮，松开，向上拉打开防尘帽，打开吸嘴 → 从泡罩包装中取出一粒胶囊放入中央室，合上吸嘴直至听到一声咔嗒声，保持防尘帽敞开 → 吸嘴向上，按下绿色刺孔按钮后松开，充分呼气 → 拿起装置，口含吸嘴深慢吸气至听到胶囊震动，然后用力深吸气，取出吸嘴后屏气10秒后缓慢呼气 → 用清水漱口，倒出胶囊，清洁装置

　　吸入喷雾器是指不含抛射剂，借助机械作用将药液喷成细雾状的制剂。常见的吸入喷雾剂有噻托溴铵喷雾剂（思力华能倍乐），其使用步骤为：

盖上防尘帽，按下保险扣，拔出透明底座 → 药瓶细小端插入吸入器直到发出咔哒声。将药瓶抵紧，使其完全进入，重新安装透明底座 → 按红色箭头所示方向将装置底座旋转半周，直到发出咔哒声。将绿色防尘帽打开 → 装置指向地面，按下药物释放按钮，盖上绿色防尘帽，重复上一步骤，直到可以喷出水雾

手持装置，盖上绿色防尘帽，按红色箭头所示方向将透明底座旋转半周，直到发出咔哒声 → 打开防尘帽，发出咔哒声，缓慢且充分呼气后，用嘴唇含住吸嘴末端，装置指向咽喉后部 → 吸气并按下药物释放按钮，继续缓慢尽可能长时间吸气，屏住呼吸10秒，盖上防尘帽

吸入剂应贮存在常温干燥的环境中，药物吸潮后会潮解结块，失去疗效。吸入激素类药物后要正确漱口，否则会因药物沉积于口腔而引起口部及咽部念珠菌感。硫酸沙丁胺醇气雾剂（万托林），一般按需使用，每次 1～2 喷，必要时可每隔 4～8 小时吸入 1 次，但 24 小时内最多不能超过 8 喷。异丙托溴铵气雾剂（爱全乐）、噻托溴铵喷雾剂（思力华能倍乐）等不能对着眼睛喷雾，其可引发或加重青光眼。患者应严格遵循医嘱，规律用药。如果治疗后病情未见显著改善或更趋严重，不能自行增加吸入剂量，应该及时就医。每个吸入剂说明书中都有详细的用法和图解，如有不明白的地方一定要询问专业的医师或药师。

(2) 栓剂

栓剂是由药物与合适的基质制成的供人体腔道给药的具有固定形状的制剂。栓剂腔道给药后，在体温下可快速溶解或熔融并释放药物，发挥药物局部或全身的治疗作用。栓剂的形状因使用腔道不同而异，也因使用腔道不同分为肛门栓、阴道栓、尿道栓、直肠栓、喉道栓、牙用栓、鼻用栓和耳用栓等。目前，最常用的栓剂是肛门栓和阴道栓。栓剂给药具有以下优势：

- 不受胃肠道 pH 值和酶的影响，干扰因素较少；
- 降低药物对胃肠道的刺激；
- 降低药物的首过效应，同时减少药物对肝脏的影响；
- 便于不能或不愿吞服药物的患者使用。

临床上常见的栓剂有马应龙痔疮栓、普济痔疮栓、吲哚美辛栓、达克宁栓、复方甲硝唑栓等。

栓剂的硬度及形状易受温度的影响，在温度较高时栓剂易软化，故在夏天或室温较高时应将其放在阴凉处，防止其因受热受潮而变形变质。在使用栓剂前也可将其放入冰箱冷藏柜中待其变硬后再使用。栓剂给药前应充分洗净双手，有些栓剂配有相应的手套，如没有也可以自用无菌医用橡胶手套进行给药。

肛门栓需要在直肠内放置，为了减轻用药的不适感，使用前需要先排便并用温水清洗肛门处，也可在栓剂的尖端涂上少许润滑剂，如凡士林、液体石蜡等。塞入栓剂时，建议身体呈侧卧位，大腿向前屈曲，贴近腹部，放松肛门，将肛门栓的尖端向肛门插入，并用手指缓慢推入，一般宜推入 2～3 厘米。儿童可以趴在成人腿上给药。肛门栓塞入后，以防栓剂被挤出，应尽量保持侧卧姿势 15 分钟。肛门栓塞入后，患者应尽力憋住大便，且两个小时内不要排便。肛门栓在直肠内停留时间越长，吸收越完全。

阴道栓在使用时应平躺，双膝弯曲，将阴道栓尖端插入阴道口，用手指缓慢推入，一般以 3～5 厘米深度为宜。塞入阴道栓后应保持原来的姿势 15 分钟。阴道栓一般发挥局部治疗作用，应严格遵循医嘱，规律用药。一些阴道栓需要相应的给药器给药，阴道栓插入后应取出给药器并清洗干净，具体步骤详见药物说明书。

(3) 滴眼剂与眼膏剂

滴眼剂是指药物与辅料制成的外用无菌液体制剂，其一般为澄明溶液、混悬液或乳剂。其通常对眼睛起到消炎、杀菌、缩瞳、扩瞳等作用。使用滴眼剂前，应先检查其是否变色变质，混悬型滴眼剂应充分摇匀后使用，且应充分清洗双手。使用时拇指和食指将眼睑下拉，形成小囊，滴管靠近眼睑，挤出药液到此小囊，轻轻闭上眼睛 3 分钟。有全身反应的药品，如阿托品、毛果芸香碱等，点药后以食指轻压内眼角，避免滴眼剂流入鼻腔，经黏膜吸收引起全身反应。未指定必须放入冰箱保存的滴眼剂，应室温避光保存。除说明书明确规定外，滴眼剂开封后超过 1 个月不要再使用。为了避免交叉感染，勿与他人共用滴眼剂。

眼膏剂是指药物与适宜基质制成的供眼用的无菌软膏剂。使用眼膏剂前应清洁双手，使用时将头部后仰，眼向上望，用拇指和食指拉开下眼睑，形成一袋状，挤压 1 厘米长的线状眼膏剂至眼睑袋状处，轻轻按摩 2～3 分钟以增加疗效。为了使眼膏均匀分布，应眨眼数次，闭眼休息 2 分钟。除说明书明确规定外，眼膏剂开封后超过 1 个月不要再使用。

（4）滴耳剂

滴耳剂是指滴入耳腔的外用液体药物制剂，对耳腔起到消炎、清洁等作用。使用前应将滴耳剂用手焐热以使其接近体温。使用时应将头偏向一边，患耳朝上，抓住耳垂拉向后上方使耳道变直，滴入规定滴数的滴耳剂。保持耳朵侧面朝上 5～10 秒，并一直抓住耳垂。滴耳后用少许药棉塞住耳道，并观察是否有刺痛或灼烧感。滴管用完后不要冲洗或擦拭，重新放进瓶中并拧紧瓶子以防受潮。

（5）滴鼻剂

滴鼻液是指药材提取物或药物用适宜的溶剂制成的供滴入鼻腔用的液体制剂。一般制成溶液剂，但也有制成混悬剂、乳剂形式的滴鼻剂。使用滴鼻剂时应将头部向后仰，向鼻中滴入规定滴数的滴鼻剂，让药液顺着鼻孔一侧慢慢流下，让鼻腔侧壁对药液起到缓冲作用，以免使药液直接流入咽部。滴完药后，用手指轻按几下鼻翼，使药液布满鼻腔。然后，保持滴药姿势 3～5 分钟，再坐起。

（6）局部用膏剂和霜剂

膏剂指药物与基质均匀混合制成的具有一定黏稠度的半固体外用制剂。霜剂是油与水经过乳化而成的一种半固体剂型。使用时应先清洁皮肤并擦干，按照说明书涂药，将药物均匀涂抹，涂药后轻轻按摩给药部位，直到其吸收入皮肤。

（7）含漱剂

含漱剂是指用于咽喉、口腔清洗的液体制剂。针对口腔溃疡、牙龈炎、口腔炎、出血肿胀等症状。使用含漱剂不用吞下，用药后短时间不用进食、喝水，避免药物疗效降低。

（8）喉咙用含片

喉咙用含片是指在口腔内缓慢溶解的片剂，其可以对咽部及口腔发挥持久的治疗作用，经常用于局部的消毒、消炎等。喉咙用含片的优势在于直接作用于咽喉部、作用时间持久、见效快、口感好、使用方便。临床上常见有草珊瑚含片、银黄含片、西瓜霜含片等。

服用这类药物应将其在口腔中充分溶解，不可以咀嚼。在药物溶解后的一段时间内，不要进食或饮用任何液体。

（邵 华 钟 玲 阚 敏 牛一民 杨 磊 杨 乐 陶明雪）

参 考 文 献

[1] 万学红，卢雪峰. 诊断学. 9版. 北京：人民卫生出版社，2018.

[2] 王庭槐. 生理学. 9版. 北京：人民卫生出版社，2018.

[3] 葛均波，徐永健，王辰. 内科学. 9版. 北京：人民卫生出版社，2018.

[4] 王前，王建中. 临床检验医学. 北京：人民卫生出版社，2015.

[5] 罗伯特 J. 奇波利. 药学监护实践方法. 3版. 康震，金有豫，朱珠，等译. 北京：化学工业出版社，2016.

[6] F. A. 哥斯达. 药学监护实施指南. 康震，译. 北京：化学工业出版社，2021.

[7] S. H. 穆罕默德. 临床药师的患者评估技能. 康震，译. 北京：化学工业出版社，2022.

[8] 戈登·盖亚特. 循证临床实践手册. 3版. 刘晓清，吴东，费宇彤，译. 北京：中国协和医科大学出版社，2019.

[9] Rovers J P，Currie J D，Hagel H P，et al. A Practical Guide to Pharmaceutical Care. 3th ed. Washington：APhA Press，2007.

[10] Hepler C D，Segal R. Preventing Medication Errors and Improving Drug Therapy Outcomes. Boca Raton：CRC Press，2003.

[11] Elenbaas R M. Clinical Pharmacy in the United States，Transformation of a Profession. 2th ed. Lenexa：ACCP，2009.

[12] Knowlton C H，Penna R P. Pharmaceutical Care. 2th ed. Bethesda：ASHP，2003.

[13] Cipolle R J，Strand L M，Morley P C. Pharmaceutical care practice. New York：MacGraw Hill，1998.

[14] Cipolle R J，Strand L M，Morley P C. Pharmaceutical care practice. 2th ed. New York：MacGraw Hill，2004.

[15] Henderson M C，Tierney L M，Smetana G W. The Patient History，An Evidence-based Approach to Differential Diagnosis. 2th ed. New York：MacGraw Hill，2012.

[16] Whalen K，Hardin H C. Medication Therapy Management：a comprehensive approach. 2th ed. New York：MacGraw Hill，2018.

[17] Guyatt G，Rennie D，Meade M O，et al. Users'guides to the medical literature. 3th ed. New York：MacGraw Hill，2015.

[18] Rickles N M，Wertheimer A L，Smith M C. Social and Behavioral Aspects of Pharmaceutical Care. 2th ed. Boston：Jones and Bartlett Publishers，2010.

[19] Holdford D A，Brown T R. Introduction to Hospital & Health-system Pharmacy Practice. Bethesda：ASHP，2010.

[20] Herrir R，Apgar D，Boyce R，et al. Patient Assessment in Pharmacy. New York：MacGraw Hill，2015.

[21] Taylor K，Harding G. Pharmacy Practice. New York：Taylor & Francis Group，2001.

[22] Kelly W N. Pharmacy，What it is and How it work. 3th ed. Boca Raton：CRC Press，2012.

[23] Sonnedecker G. Kremers and Urdang's History of Pharmacy. 4th ed. Madison：Lippincott Company，1976.

[24] Tipton D J. Professionalism，Work，and Clinical Responsibility in Pharmacy. Burlington：Jones and Bartlett learning，2014.

[25] Truong H A，Bresette J L，Sellers J A. the Pharmacist in Public health，Education，Applications，and Opportunities. Washington：APhA，2010.

[26] Blenkinsopp A，Duerden M，Blenkinsopp J. Symptoms in the Pharmacy：A Guide to the Manage-

ment of Common Illnesses. 8th ed. Chichester：Wiley Blackwell，2018.

[27]　Stein S M. Boh's Pharmacy Practice Manual：A Guide to the Clinical Experience. 4th ed. Philadel-phia：Wolters Kluwer，2015.

[28]　Phil W. Evidence-based Pharmacy. Abingdon：Radcliffe Medical Press，2001.

[29]　李幼平，李静，陈可冀. 循证医学. 北京：高等教育出版社，2003.

[30]　张天嵩，钟文昭，李博. 实用循证医学方法学. 2版. 长沙：中南大学出版社，2014.

[31]　王家良. 循证医学. 北京：人民卫生出版社，2010

[32]　Haddad A M，Buerki R A. Ethical Dimensions of Pharmaceutical Care. New York：Pharmaceutical Products Press，1996.

[33]　Tindall W N，Beardsley R S，Kimberlin C L. Communication Skills in Pharmacy Practice：A Practi-cal Guide for Students and Practitioners. 6th ed. Philadelphia：Lippincott Williams ＆ Wilkins，2012.

[34]　Cipolle R，Strand L M，Morley P C. Pharmaceutical Care Practice. 3th ed. New York：McGraw Hill，2012.

[35]　Lipkin M L，Putnam S，Lazare A. The Medical Interview：Clinical Care，Educaiton，and Research. New York：Springer，1995.

[36]　《中国高血压防治指南》修订委员会. 中国高血压防治指南 2018 年修订版. 心脑血管病防治，2019，19（1）：1-44.

[37]　中国老年医学学会高血压分会，北京高血压防治协会，国家老年疾病临床医学研究中心，等. 中国老年高血压管理指南 2023. 中华高血压杂志，2023，31（6）：508-538.

[38]　中华医学会肾脏病学分会专家组. 中国慢性肾脏病患者高血压管理指南（2023 年版）. 中华肾脏病杂志，2023，39（1）：48-80.

[39]　国家卫生健康委员会疾病预防控制局，国家心血管病中心，中国医学科学院阜外医院，等. 中国高血压健康管理规范（2019）. 中华心血管病杂志，2020，48（1）：10-46.

[40]　中国高血压联盟《家庭血压监测指南》委员会. 2019 中国家庭血压监测指南. 中国循环杂志，2019，34（7）：635-639.

[41]　中国血脂管理指南修订联合专家委员会，李建军，赵水平，等. 中国血脂管理指南（2023 年）. 中国循环杂志，2023，38（3）：237-271.

[42]　中华医学会心血管病学分会介入心脏病学组，中华医学会心血管病学分会动脉粥样硬化与冠心病学组，中国医师协会心血管内科医师分会血栓防治专业委员会，等. 稳定性冠心病诊断与治疗指南. 中华心血管病杂志，2018，46（9）：680-694.

[43]　《冠状动脉粥样硬化性心脏病患者药物治疗管理路径专家共识》编写组，林阳，周洋. 冠状动脉粥样硬化性心脏病患者药物治疗管理路径专家共识. 临床药物治疗杂志，2023，21（6）：1-18.

[44]　国家卫生健康委员会. 中国脑卒中防治指导规范（2021 年版）. [2024-8-16]. http://www.nhc.gov.cn/yzygj/s3593/202108/50c4071a86df4bfd9666e9ac2aaac605/files/674273fa2ec049cc97ff89102c472155.pdf.

[45]　中华医学会神经病学分会，中华医学会神经病学分会脑血管病学组. 中国急性缺血性脑卒中诊治指南 2018. 中华神经科杂志，2018，51（9）：666-682.

[46]　中华医学会神经病学分会，中华医学会神经病学分会脑血管病学组. 中国缺血性脑卒中和短暂性脑缺血发作二级预防指南 2014. 中华神经科杂志，2015，48（4）：258-273.

[47]　中华医学会神经病学分会，中华医学会神经病学分会脑血管病学组. 中国缺血性卒中和短暂性脑缺血发作二级预防指南 2022. 中华神经科杂志，2022，55（10）：1071-1110.

[48]　中华医学会糖尿病学分会. 中国 2 型糖尿病防治指南（2020 年版）. 中华糖尿病杂志，2021，13（4）：315-409.

[49] 中华医学会骨质疏松和骨矿盐疾病分会. 原发性骨质疏松症诊疗指南（2022）. 中国全科医学，2023，26（14）：1671-1691.

[50] 《中国老年骨质疏松症诊疗指南 2023》工作组，中国老年学和老年医学学会骨质疏松分会，中国医疗保健国际交流促进会骨质疏松病学分会，等. 中国老年骨质疏松症诊疗指南（2023）. 中华骨与关节外科杂志，2023，16（10）：865-885.

[51] Lamont J T. Patient education：Peptic ulcer disease（Beyond the Basics）.[2024-8-16] https://www.uptodate.cn/contents/peptic-ulcer-disease-beyond-the-basics?

[52] Yegen BC. Lifestyle and peptic ulcer disease. Curr Pharm Des，2018，24（18）：2034-2040.

[53] 中华医学会，中华医学会杂志社，中华医学会消化病学分会，等. 消化性溃疡基层诊疗指南（2023 年）. 中华全科医师杂志，2023，22（11）：1108-1117.

[54] 中华消化杂志编辑委员会，邹多武，谢渭芬，等. 消化性溃疡诊断与治疗共识意见（2022 年，上海）. 中华消化杂志，2023，43（3）：176-191.

[55] Szeto C C，Sugano K，Wang J G，et al. Non-steroidal anti-inflammatory drug（NSAID）therapy in patients with hypertension，cardiovascular，renal or gastrointestinal comorbidities：joint APAGE/APLAR/APSDE/APSH/APSN/PoA recommendations. Gut，2020，69（4）：617. DOI：10.1136/gutjnl-2019-319300.

[56] Zeind C S，Carvalho M G. 实用临床药物治疗学 消化系统疾病. 韩英，译. 11 版. 北京：人民卫生出版社，2020.

[57] 中华医学会消化病学分会. 2020 年中国胃食管反流病专家共识. 中华消化杂志，2020，40（10）：649-663.

[58] 刘方旭，许乐，郑松柏，等. 老年人胃食管反流病中国专家共识（2023）. 中华老年医学杂志，2023，42（08）：883-896.

[59] Kahrilas P J. Patient education：Gastroesophageal reflux disease in adults（Beyond the Basics）.[2024-8-16]. https://www.uptodate.cn/contents/gastroesophageal-reflux-disease-in-adults-beyond-the-basics?

[60] 中华医学会，中华医学会杂志社，中华医学会全科医学分会，等. 慢性乙型肝炎基层诊疗指南（实践版·2020）. 中华全科医师杂志，2021，20（3）：281-289.

[61] Anna SF Lok. 乙型肝炎病毒感染的管理概述. [2024-8-16]. https://www.uptodate.cn/contents/zh-Hans/hepatitis-b-virus-overview-of-management?

[62] 中华医学会，中华医学会杂志社，中华医学会全科医学分会，等. 慢性乙型肝炎基层诊疗指南（2020 年）. 中华全科医师杂志，2021，20（2）：137-149.

[63] 中华医学会肝病学分会，中华医学会感染病学分会. 慢性乙型肝炎防治指南（2022 年版）. 中华传染病杂志，2023，41（1）：3-28.

[64] 中华医学会运动医疗分会，中国医师协会骨科医师分会运动医学学组，中国医师协会骨科医师分会关节镜学组. 骨关节炎临床药物治疗专家共识. 中国医学前沿杂志（电子版），2021，13（7）：32-43.

[65] 中华医学会骨科学分会关节外科学组，中国医师协会骨科医师分会骨关节炎学组，国家老年疾病临床医学研究中心（湘雅医院），等. 中国骨关节炎诊疗指南（2021 年版）. 中华骨科杂志，2021，41（18）：1291-1314.

[66] 赵彦萍，林志国，林书典，等. 骨关节炎诊疗规范. 中华内科杂志，2022，61（10）：1136-1143.

[67] Deveza L A. Bennell. K. Patient education：Osteoarthritis treatment（Beyond the Basics）.[2024-8-16]. https://www.uptodate.cn/contents/osteoarthritis-treatment-beyond-the-basics?

[68] 中华医学会风湿病学分会. 2018 中国类风湿关节炎诊疗指南. 中华内科杂志，2018，57（4）：242-251.

[69] 海峡两岸医药卫生交流协会风湿免疫病学专业委员会慢病管理学组. 类风湿关节炎慢病管理专家指

导建议. 中华内科杂志，2023，62（11）：1256-1265.

[70] Baker J F. Patient education：Rheumatoid arthritis symptoms and diagnosis（Beyond the Basics）. ［2024 8-16］. https://www. uptodate. cn/contents/rheumatoid-arthritis-symptoms-and-diagnosis-be-yond-the-basics?

[71] 中华预防医学会肾脏病预防与控制专业委员会. 中国慢性肾脏病早期评价与管理指南. 中华内科杂志，2023，62（8）：902-930.

[72] 上海市肾内科临床质量控制中心专家组. 慢性肾脏病早期筛查，诊断及防治指南（2022 年版）. 中华肾脏病杂志，2022，38（5）：453-464.

[73] 中华医学会肾脏病学分会专家组. 中国慢性肾脏病患者高血压管理指南（2023 年版）. 中华肾脏病杂志，2023，39（1）：48-80.

[74] 基层医生慢性肾脏病管理建议专家组. 基层医生慢性肾脏病管理中最常见的问题及专家建议. 肾脏病与透析肾移植杂志，2022，31（3）：296-300.

[75] 中华医学会内分泌学分会. 中国高尿酸血症与痛风诊疗指南（2019）. 中华内分泌代谢杂志，2020，36（1）：1-13.

[76] 黄叶飞，杨克虎，陈澍洪，等. 高尿酸血症/痛风患者实践指南. 中华内科杂志，2020，59（7）：519-527.

[77] 中华医学会，中华医学会杂志社，中华医学会全科医学分会，等. 痛风及高尿酸血症基层诊疗指南（2019 年）. 中华全科医师杂志，2020，19（4）：293-303.

[78] 徐东，朱小霞，曾学军，等. 痛风诊疗规范. 中华内科杂志，2023，62（9）：1068-1076.

[79] 中华医学会呼吸病学分会慢性阻塞性肺疾病学组，中国医师协会呼吸医师分会慢性阻塞性肺疾病工作委员会. 慢性阻塞性肺疾病诊治指南（2021 年修订版）. 中华结核和呼吸杂志，2021，44（3）：170-205.

[80] 中华医学会，中华医学会杂志社，中华医学会全科医学分会，等. 慢性阻塞性肺疾病基层诊疗指南（实践版·2018）. 中华全科医师杂志，2018，17（11）：871-877.

[81] 中华医学会，中华医学会杂志社，中华医学会全科医学分会，等. 支气管哮喘基层诊疗指南（2018 年）. 中华全科医师杂志，2018，17（10）：751-762.

[82] 中华医学会呼吸病学会哮喘学. 支气管哮喘防治指南（2020 年版）. 中华结核和呼吸杂志，2020，43（12）：1023-1048.

[83] GOLD. Global strategy for prevention，diagnosis and management of COPD：2023 Report. ［2024-8-16］. https://goldcopd. org/2024-gold-report/.

[84] GINA. 2019 GINA Report，Global Strategy for Asthma Management and Prevention. ［2024-8-16］. https://ginasthma. org/reports/2019-gina-report-global-strategy-for-asthma-management-and-prevention/.

[85] 中华医学会男科学分会，良性前列腺增生诊疗及健康管理指南编写组. 良性前列腺增生诊疗及健康管理指南. 中华男科学杂志，2022，28（4）：356-365.

[86] 中华医学会男科学分会，勃起功能障碍诊断与治疗指南编写组. 勃起功能障碍诊断与治疗指南. 中华男科学杂志，2022，28（8）：722-755.

[87] 中华医学会行为医学分会. 中华医学会行为医学分会认知应对治疗学组. 抑郁症治疗与管理的专家推荐意见（2022 年）. 中华行为医学与脑科学杂志，2023，32（3）：193-202.

[88] 国家健康卫生委员会. 精神障碍诊疗规范（2020 年版）. ［2024-8-16］. http://www. nhc. gov. cn/yzygj/s7653p/202012/a1c4397dbf504e1393b3d2f6c263d782/files/9944cdd142574ea59c541d552fe345a9. pdf.

[89] 中华医学会，中华医学会杂志社，中华医学会全科医学分会，等. 广泛性焦虑障碍基层诊疗指南（2021 年）. 中华全科医师杂志，2021，20（12）：1232-1241.

[90] Strand L M，Morley P C，Cipolle R J，et al. Drug-related problems：their structure and function. DICP：Ann Pharmacother，1990，24（11）：1093-1097.

[91] Strand L M, Cipolle R J, Morley P C. Documenting the clinical pharmacist's activities: back to basics. Drug Intell Clin Pharm, 1988, 22 (1): 63-67.

[92] Strand L M, Cipolle R J, Morley P C, et al. The impact of pharmaceutical care practice on the practitioner and the patient in the ambulatory practice setting: twenty-five years of experience. Curr Pharm Des, 2004, 10 (31): 3987-4001.

[93] Johnson J A, Bootman J L. Drug-related morbidity and mortality. A cost-of-illness model. Arch Intern Med, 1995, 155 (18): 1949-1956.

[94] Johnson J A, Bootman J L. Drug-related morbidity and mortality and the economic impact of pharmaceutical care. Am J Health System Pharm, 1997, 54 (5): 554-558.

[95] Ernst F R, Grizzle A J. Drug-related morbidity and mortality: updating the cost-of-illness model. J Am Pharma Assoc, 2001, 41 (2): 192-199.

[96] Field T S, Gilman B H, Subramanian S, et al. The costs associated with adverse drug events among older adults in the ambulatory setting. Med Care, 2005, 43 (12): 1171-1176.

[97] Cranor C W, Christensen D B. The Asheville Project: factors associated with outcomes of a community pharmacy diabetes care program. J Am Pharm Assoc, 2003, 43 (2): 160-172.

[98] Fera T, Bluml B M, Ellis W M. Diabetes Ten City Challenge: final economic and clinical results. J Am Pharm Assoc, 2009, 49 (3): 383-391.

[99] Ramalho de Oliveira D, Brummel A R, Miller D B. Medication therapy management: 10 years of experience in a large integrated health care system. J Manag Care Pharm, 2010, 16 (3): 185-195.

[100] Isetts B J. Evaluating Effectiveness of the Minnesota Medication Therapy Management Care Program. St. Paul, MN: DHS, 2009.

[101] Hepler C D, Strand L M. Opportunities and responsibilities in pharmaceutical care. Am J Hosp Pharm, 1990, 47 (3): 533-543.

[102] Cipolle R J. Drugs don't have doses-people have doses! A clinical educator's philosophy. Drug Intell Clin Pharm, 1986, 20 (11): 881-882.

[103] Brodie D C, Harvey A K, Lecture W. Need for a theoretical base for pharmacy practice. Am J Hosp Pharm, 1981, 38 (1): 49-54.

[104] Ramalho de Oliveira D R, Shoemaker S J. Achieving patient centeredness in pharmacy practice: openness and the pharmacist's natural attitude. J Am Pharm Assoc, 2006, 46 (1): 56-64.

[105] Shoemaker S J, Ramalho de Oliveira D. Understanding the meaning of medications for patients: the medication experience. Pharm World Sci, 2008, 30 (1): 86-91.

[106] Wertheimer A I, Santella T M. Medication compliance research: still so far to go. J Appl Res Clin Exp Ther, 2003, 3 (3): 254-261.

[107] Kohn L T, Janet C, Donaldson M S. To Err is Human: Building a Safer Health System. Washington, DC: National Academy Press, 2000.

[108] Tuneu Valls L. Drug-related problems in patients who visit an emergency room. Pharm Care Espana, 2000, 2 (3): 177-192.

[109] Isetts B J. Evaluaiton of pharmacy students' abilities to provide pharmaceutical care. Am J Pharm Education, 1999, 63 (4): 371-376.

[110] McInnis T, Strand L M, Webb C E, et al. The Patient Centered Medical Home: Integrating Comprehensive Medication Management to Optimize Patient Outcomes. Patient-Centered Primary Care Collaborative, 2010.

[111] Barnett M J, Frank J, Wehring H, et al. Analysis of pharmacist-provided medication therapy management (MTM) services in community pharmacies over 7 years. J Manag Care Pharm, 2009, 15

(1)：18-31.

[112] Shoemaker S J，de Oliveira D R. Understanding the meaning of medications for patients：The medi-cation experience. Pharm World Sci，2008，30：86-91.

[113] Dalton K，Byrne S. Role of the pharmacist in reducing healthcare costs. current insights，Integrated Pharmacy Research and Practice，2017，6：37-46.

[114] Garfinkel D，Zur S，Ben-Israel J. The war against polypharmacy：a new cost-effective geriatric-pal-liative approach for improving drug therapy in disabled elderly people. IMAJ，2007，9（6）：430-433.

[115] Scott I A，Hilmer S N，Reeve E，et al. Reducing inappropriate polypharmacy：the process of deprescribing. JAMA Intern Med，2015，175（5）：827-834.

[116] 曾英彤，杨敏，伍俊妍，等. 药学服务新模式——处方精简（Deprescribing）. 今日药学，2017，27（6）：390-393.